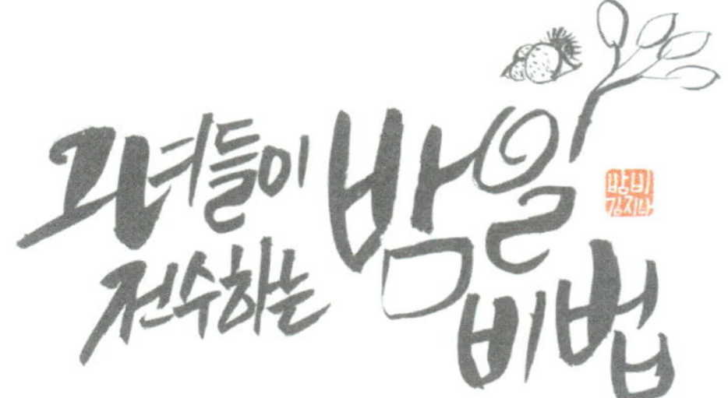
까져들이 전수하는 밤을 비법

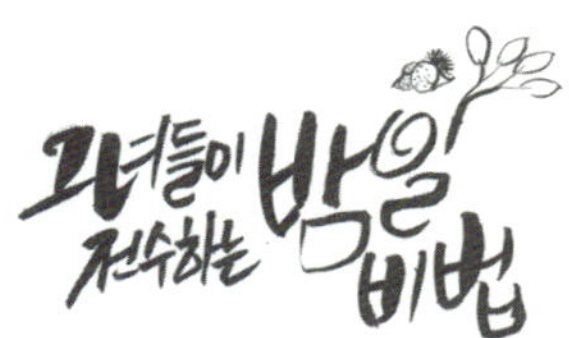

2014. 10. 22. 1판 1쇄 인쇄
2014. 10. 28. 1판 1쇄 발행

지은이 │ 김지나
펴낸이 │ 이종춘
펴낸곳 │ **BM** 케미북스
주소 │ 121-838 서울시 마포구 양화로 127 첨단빌딩 5층(출판기획 R&D 센터)
│ 413-120 경기도 파주시 문발로 112(제작 및 물류)
전화 │ 02)3142-0036
│ 031)955-0511
팩스 │ 031)955-0510
등록 │ 1973.2.1 제13-12호
출판사 홈페이지 │ www.cyber.co.kr
ISBN │ 978-89-315-7757-0 (13330)
정가 │ 16,000원

저자와의
협의하에
인지생략

이 책을 만든 사람들

기획 │ 최옥현
진행·교정 │ 최동진
표지·본문디자인 │ 想 company
일러스트 │ The Appchestra Team
캘리그라피 │ 곽유범
홍보 │ 전지혜
마케팅 │ 구본철, 차정욱, 나진호, 이동후, 강호묵
제작 │ 김유석

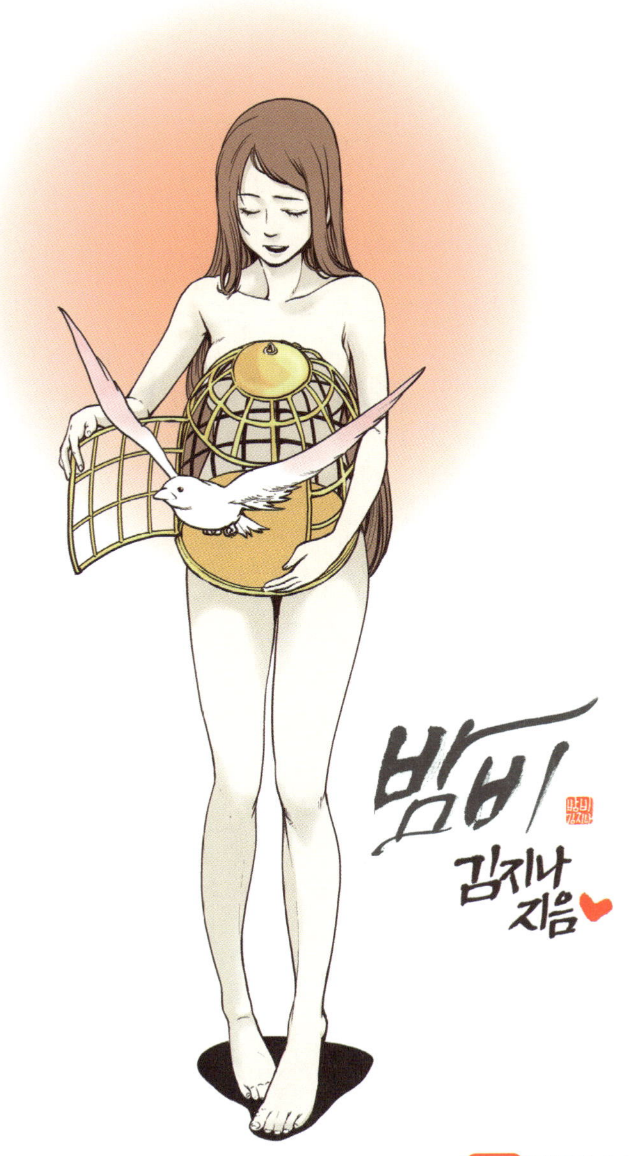

BM 케미북스

두근두근,
그녀의 속마음?

'호모 헌드레드(homo-hundred)' 시대가 다가오고 있습니다. 100세 수명 보편화에 근접한 시대라는 의미입니다. 이러한 시대에도 여전히 '성'을 드러내놓고 말하지는 않지만, 성이 삶에서 큰 비중을 차지한다는 사실은 그 누구도 부인하기 어려울 것입니다. 언어의 한계를 뛰어넘어 애틋함을 표현하는 바디 커뮤니케이션, 정서교감의 역할, 정신의 휴식, 오르가슴이라는 천연 엑스터시의 발원지, 생물학적 목적. 이러한 면면들이, '성'이 수행하고 있는 긍정적 역할들입니다. 아마도 우리는 인생의 최소 30여 년을 성에 관한 직간접적 고민과 더불어 살아가고 있지 않을까요?

그럼에도 불구하고 '성 문제'는 양지에서 언급하기가 어딘지 불편합니다. 지식과 교양이 고상한 행세를 하기 때문일까요? 문란한 성문화의 그늘 때문일까요? 국가가 개인들의 삶을 통제하기 때문일까요? 마지막 후자의 경우 파급력이 크기는 합니다. 적절한 통제가 없다면 '성범죄, 인간의 상품화, 무책임한 생명의 잉태와 낙태'가 만연할 테니 말입니다.

섹스는 일반화에 신중을 기해야 할 주제이기도 합니다. 벌거벗음, 수치심을 내보이는 지극히 은밀하고 사적인 경험이며, 경우의 수가 많습니다. 상처받는 약자가 생길 수도 있습니다. 그렇기에 섹스는 '객관성'을 정의하거나 단정하는 과정에서 '정치적으로 올바른' 태도를 갖추어야 합니다. 고등생물인 인간의 섹스는, 본능 그 이상의 양면적이며 복잡한 속성도 가지고 있습니다. 그러므로 이 책은 '주관과 객관(공통, 보편), 미시(micro)와 거시(macro)'를 적절히 배치하는 흐름으로 콘텐츠를 설계했습니다.

성 지식의 과잉, 혹은 기아의 시대

성적 혼돈의 시대입니다. 우리는 어쩌면 끝없는 우주를 떠도는 미아들인지도 모릅니다. 정보가 넘쳐나면서 동시에 우리는 '진실한 성 지식'에 목마릅니다. 특히, 왜곡된 정보와 상업적 정보가 극도로 혼재된 현대사회에서는 정보를 걸러내기가 어렵습니다. 학문을 등에 업은 경우도 많기에 더더욱 눈치를 봐야 합니다. 정보의 배후에 따라 그 정보가 주장하는 핵심이 달라지거나 진실이 왜곡될 소지는 언제나 다분하고, 그러므로 분별력을 기르지 못한 채 성 지식의 과잉에 노출되는 것은 위험합니다.

정력식품·제약·의료 광고의 홍수, 포르노물과 성교육 콘텐츠의 난립, 인터넷에 난무하는 성차별과 대립 양상, 섹스산업으로부터 흘러나오는 정보, 쏟아지는 뉴스 기사들. 과연 그중에 누가 진실을 말하고 있는지 간파하기도, 나에게 맞는 정보를 선별하기도 쉽지 않습니다.

우리는 과학과 의학, 통계와 근거의 '논리적 객관'을 신뢰하지만, 그러한 요소들을 맹신해서도 곤란합니다. 시대에 따라 학문이란 한없이 무지하거나 편파적일 수 있으며, 연구의 결과라는 것들도 '자금을 지원하는 이익 집단의 이해관계와 자본의 논리, 시대적 요청과 정치적 헤게모니'에 따라 얼마든지 달라질 수 있기 때문입니다. 일례로 프로이트 같은 대석학도 여성들에게 역사적으로 큰 무례를 범한 동시에 자신의 이론에 치명적 오점을 남겼고, 저명한 수많은 이들 또한 비슷한 사례들을 무책임하게 남기고 떠났습니다(아마 그 역사적 기록들을 연결한다면 만리장성 쌓기는 일도 아닐 겁니다). 이는 21세기라고 해서 크게 다르지도 않습니다. 다만 노골적이지 않게 더 은근하고 정교해졌을 뿐이지요. 그러므로 분별력과 판단능력을 키워나가는 일이 개개인의 행복을 위해 그 어느 때보다 중요해진 시대입니다.

집필 목표

일반인인 필자가 성에 관해 집필하겠다고 선언하자, 주변인들의 반응이 성별에 따라 차이를 보이는 재미있는 사실을 발견했습니다. 여자들은 "맞아. 여자들 입장을 제대로 담은 성 지식이 절실해."라며 공감부터 하는 반면, 남자들은 "뭐? 여자가 그런 주제를 쓴다고? 근거 있게 쓸 수 있는 거야? 객관적인 거야? 주관만 담는 거 아니야?"라며, 갑자기 '논리학, 통계학 분야의 박사 코스'라도 밟은 고학력 참새들마냥 참견을 시작합니다. 그들은, '원고를 보여 달라. 경험 많은 내가 수정해 주겠다.' 식의 귀여운 허세를 부리는가 하면, 자료랍시고 명작(?) 및 신작 포르노를 보내오기도 했습니다. (섹스에 있어 그들의 근거와 객관이란 주로 이런 것이죠.ㅋ)

이 책이 추구하는 성 지식은 그러한 것들이(남자들의 화려한 성 경험, 포르노물) 그다지 참고가 되지 않는 정체성을 지닙니다. 여자들의 '직접 경험, 시선과 느낌, 가치관, 적나라하게 처한 현실과 요구사항'을 담아내는 것이 애초의 집필 목표였기 때문입니다. 또한, 그녀들이 과학적 근거를 모르면 오르가슴을 못 느낄까요? 남성과의 성 경험이 없으면 자신의 오르가슴이 무엇인지 과연 모르고 있을까요?
'여성의 몸'을 소유한 여자들이 자신의 '욕망, 심리, 몸의 오르가슴'과 같은 '직접 경험'을 스스로 설명하지 못할 이유는 전혀 없습니다(학자들이나 남성의 보조 없이 말이죠). 따라서 필요하다고 판단한 학계 연구 등 자료의 참조는, 선 집필 완료 후 적정선에서 진행했습니다.

성 지식을 얻는 좋은 방법의 하나는, 신뢰할만한 지인들의 의견을 듣는 것입니다. 아쉽게도 현실의 여자들은 경험과 마음을 표현하지 '않거나, 못하는' 경우가 많습니다. 그래서 세상에 떠도는 왜곡된 정보들에는 여자들의 책임도 분명 존재합니다. 그녀들이 이런저런 이유로 말하지 않으니 '이렇게 하면 여자들이 뿅 간다.' 식의 '간접 관찰'에 의존한 '남성적 가르침'만 난립합니다. 이러한 현실의 책임감 또한 이 책에 담았습니다.

「그녀들이 전수하는 밤일비법」을 통해 남성들은 '섹스에 관해 그녀들이 처한 현실, 그녀들의 몸과 감정'을 이해할 수 있을 것입니다. 그리고 자신의 성적 태도와 가치관을 점검할 기회를 얻을 것입니다. 만약 당신이 여성이라면

'자신의 몸과 마음, 파트너의 생각, 섹스 문제'에 관해 폭넓은 이해도를 얻게 될 것입니다. 아울러 파트너를 선택하는 안목을 기르게 될 것입니다. 섹스는 건강과 밀접하며, '적나라한 본능, 깊은 심연, 사생활'을 있는 그대로 드러내 보여야 하는 행위입니다. 사랑과는 무관하게 생명이 잉태될 수도 있습니다. 그러므로 인간의 그 어떤 관계 행위보다도 가장 신뢰할만한 파트너를 필요로 한다는 사실을 잊지 마세요.

우리는 영혼 없는 섹스머신이 아닙니다. 인간입니다. 그렇기에 철학적이고 관념적일 내용도 실었습니다. 성에서 추구하는 목표들을 위해 무엇을 어떻게 실천하면 좋을지에 대해서도 점검합니다. 그리하여 '현실적인 성 지식, 좋은 성적 태도'를 갖출 수 있도록 하는 데 궁극적인 목표를 두었습니다.

여성의 성, 이론과 실제

엄밀히 말하면, 여성의 오르가슴은 남성에게는 평생 〈이론〉입니다. '여성의 몸이 느끼는 성적 감각, 여성의 마음이 느끼는 성적 심리'는 당연하게도 여성 자신이 가장 현실에 근접하게 표현 가능합니다. '근거'에 있어서 직접경험은 간접경험을 앞섭니다. 그러므로 여성의 섹스에 대해서, 이론이 아닌 〈실제·Reality〉는 오직 생물학적 여성만이 최소한의 오류로 내레이션 할 수 있습니다. 이러한 이유로 이 책은, 남성의 관점으로 여성의 오르가슴과 심리가 설명되고 섹스법의 방향성이 유도되는 시중의 흔한 성 지식과 다릅니다.

이 책은, 정상적인 남성들을 '능력남 콤플렉스'에 사로잡히게 하고 멀쩡한 여성들을 '불감증'인가 고민하게 하는 '질 내 스팟과 항문 내 스팟, 여성 사정, 자궁경부오르가슴(포르치오)' 가설에 대해 정면으로 반박합니다. 도가 지나치게 신비화되곤 하는 그 신화적인 주제와 질문의 오남용이 우리의 섹스 라이프를 〈미로〉처럼 만들고 있는 것은 아닌지, 그 세태를 독자들과 함께 짚어봅니다. 또한, 〈클리토리스 지리학〉이라 명명하는 테마의 탐험을 통해, 최고의 '성스팟 왕좌'인 클리토리스에 대한 이해와 통찰을 제시합니다.

주제 배치

이 책은 '섹스라는 만찬'을 파트너와 즐긴다는 콘셉트 아래 큰 줄기의 테마
들을 배치했습니다. 첫 단계로 그녀들의 마음을 탐험해봅니다. 두 번째 단
계로는, 취향을 알아내고 그에 어울리는 레스토랑과 메뉴를 예약하기 위해
그녀들의 몸에 대해 이해해봅니다. 다음 단계로는 만찬의 기쁨을 주제로
한 환영사, 애피타이저 및 메인코스 메뉴들이 등장합니다. 마지막 단계로는
관계(relationship)의 지속을 위한 '디저트 메뉴'를 준비했습니다. 아울러
이 책은 섹스에 관한 교양에 대해서도 폭넓게 다뤄봅니다.

양해의 말씀

이 책의 모든 주제는 〈여성의 몸·여성의 심리〉 관점으로 집필했습니다. 그
리고 편의상 '이성애 섹스' 위주로 설명합니다. 집필한 초고의 모니터링 단계
에서, 다양한 '성적 지향(sexual orientation)'을 가진 사람들이 상처받지
않도록 노력해 달라는 부탁을 받았습니다. 그 의견을 반영하려면 다루는
범위가 넓어지므로, 부분적이나마 포용하고자 노력했습니다. 이러한 노력
의 하나로 본문에 '파트너'라는 용어가 등장합니다. 또렷한 성별 강조가 교
육적으로 도움이 되는 문장을 제외하고는, '여성·남성, 여자·남자, 그녀·
그, 여자친구·남자친구, 애인·연인, 반려자, 아내·남편'의 의미를 포괄하는
〈파트너〉라는 용어를 적용했습니다. 간과했을 부분을 다른 시선으로 돌아
보게 도와주신 P박사님께 존경의 마음을 전합니다.

삽화에는 다양한 모델을 등장시켰습니다. 중성적 분위기의 알밤 캐릭터, 짧
은 머리의 여성과 남성, 머리카락이 긴 남성과 여성, 여러 피부색과 몸매를
등장시켰습니다. 이와 같은 이유로, '남자가 긴 머리칼이라 여자 같다. 그래
서, 여자와 여자의 섹스로 보인다. 그러니 헤어스타일을 짧게 수정하라.' 와

같은 특정 모니터링 의견은 반영하지 않았습니다. 좋은 책을 만들고자 노력을 기울였지만, 집필 시 반영하지 못하였거나 의도하지 않은 '차별·편견·비하'의 표현이 있다면 부디 독자 여러분의 너그러운 양해를 부탁드립니다.

또한, 이 콘텐츠는 한국인이 집필하였습니다. 그러므로 한국의 성 문화가 반영되었을 수 있습니다. 그러나 대부분 내용은 전 세계적으로 공감 가능할 것입니다. 동서양을 불문하고, 우리가 고민하는 섹스의 테마들과 그 수준이 '의외로' 다르지 않기 때문입니다.

감사의 말씀

일관된 중심으로 이 책을 집필할 수 있었던 기본바탕은, 젊은 날의 소중한 시간을 공유하며 마음과 몸의 경험을 성장시켜주었던 파트너들의 사랑 덕분입니다. 끊이지 않는 성범죄와 왜곡된 성문화로 세상이 그늘져 있지만, 여전히 '사람과 사람 사이의 섬'을 신뢰하고 사랑의 가치를 믿으며 '성은 행복한 것'이라는 가치관을 간직하고 살아갈 수 있는 이유는, '좋은 파트너와의 관계(relationship) 경험'이 남겨준 긍정적 기억들 덕분입니다. 조건 없는 진심과 열정을 준 이들의 앞날에 축복이 있기를 기원합니다.

이 책은 독자들이 친근하고 편안하게 성을 접하기 바라는 마음에서 〈코믹한 알밤 캐릭터〉와 〈진지한 순정 만화풍〉 삽화를 개발하였습니다. 이 두 스타일의 일러스트는 150여 주제별로 세심하게 저자가 직접 디렉팅했습니다. 까다로운 제작과정 내내 잘 따라와 준 센스 있는 파트너 새미에게도 신뢰의 마음을 전합니다. 앞으로도 한 배를 타고 멋진 항해를!

집필 기간 근사한 휴식을 안겨준 천재작가 '아멜리 노통브'의 소설들, 현대 철학자 '알랭 드 보통'의 책들, '꽃보다 누나' 프로그램에도 감사드립니다. 존재만으로도 오아시스가 되어준 '블랙홀', 하이텔 시절의 오랜 멘토들(어쩌면 존경하는 당신들께 헌정하는 책입니다.), 밤비의 콘텐츠가 의학적으로도 나무랄 데 없다는 격려를 전해주신 친구 남편, 애플 앱스토어에 선보였던 어플 개발에 애써주셨던 성실한 프로그래머, 이 책의 이름을 작명해준 친구 녀석, 모니터링에 참여해준 각계각층의 지원군들, 십년 쯤 지나 이 책을 읽을 나의 가장 어린 벗 준이와 귀염둥이 빈이에게도 고마운 마음 전합니다.

마지막으로, 글 쓰는 능력을 물려주신 부모님, 밤비로 소중한 첫 인연을 맺은 출판사 케미북스 직원분들, 매력적인 화술을 갖추신 미소훈남 최국장님과 프로페셔널 최차장님, 멋진 책을 탄생시켜 주신 편집 디자이너분들께도 감사의 말씀을 드립니다.

서울의 품 안에서   Kim Jina

Contents

 **밤일 교양**

밤일
잘하는 법

사랑과 신뢰를 얻는 법, 교감하는 법, 오르가슴(orgasm, ecstasy)을 얻는 법, 섹슈얼한 관계 유지를 포함해 안정된 관계를 얻는 법까지 폭넓게 다룬다. 특히, 여성의 몸과 오르가슴에 대해서는 여성 자신의 시각에서 중점적으로 다룬다. 우리는 주로 '사랑하니까 섹스를 원한다'는 말로 예쁘게 포장된 섹스를 나눈다. 사실 섹스의 목적과 우선순위는 구분되는 것이 좋다. 그에 대한 탐험도 떠나본다.

01
그녀의
마음 빼앗기

우리의 첫 목표는 그녀의 마음을 '잘' 헤아리는 것이다. 인간에게 섹스는 본능이자, 타인과 지적으로 커뮤니케이션하는 한 방법이라는 점을 인지하고 겸손하게 받아들일 때, 성은 비로소 생물학적 목적 그 이상의 가치를 달성한다. 인간에게 몸과 마음은 분리될 수 없다는 점도 알아야 한다. 아니, 분리하지 않아야 한다는 편이 맞다. 파트너와 함께할 집을 모래 위에 짓고 싶지 않다면? 당신은 이번 테마를 가슴에 담아 기초를 탄탄히 쌓을 수 있다.

01

침대 위의 남자들

자신의 리비도*에 충실한 보헤미안의 아들들

남자들은 대체로 '자신의 몸'을 '있는 모습 그대로' 사랑한다. 자신의 신체와 성적인 느낌을 자연스러운 것으로 여기며, 언어 표현에서든 몸의 표현에서든 그들의 영혼은 자유롭다. 자기 검열을 잘 하지 않는다. 흥미롭게도 얼굴, 몸매, 키, 페니스 크기 등 자신의 신체 조건과 나이 및 성 경험 여부와 관계없이, 침대에서 보이는 그들의 비슷한 행동 양상이 있다.

보편적으로 남자들은, 이성(여자) 파트너 앞에서

① 벗은 몸을 부끄러워하거나 자신의 페니스 크기를 의식하는 일이 별로 없다.

② 자신의 몸 구석구석을 파트너에게 보여주는 것조차 거부감이 없고, 장난기가 발동해 그녀가 자신의 은밀한 부위들을 여기저기 탐색하

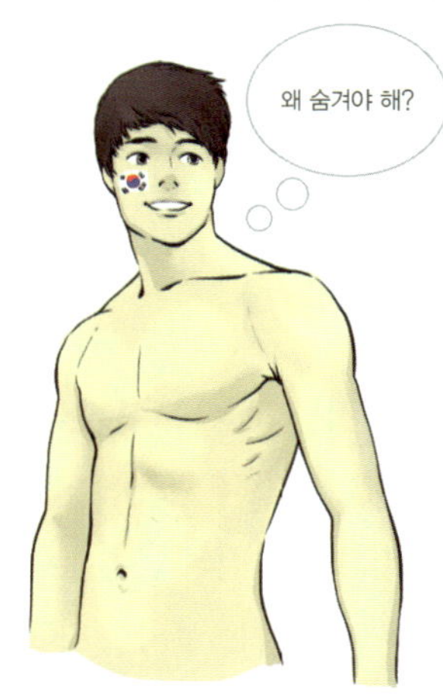

리비도 libido* 인간의 본능적인 성충동을 말한다.

면 '오, 그녀가 이번에는 어떤 애무를 해주려나?' 기대하는 설렘의 태도를 보이기까지 한다. 말하자면 '성적 상상력'을 가두지 않는다.

③ **마스터베이션하는지 물어도 남자들은 대부분 당당하게 대답한다.** 적어도 거짓말은 잘 하지 않는다. 심지어, 파트너가 보여달라고 조르면 진지하게 시연해 주기도 한다.

이러한 그들의 행동 패턴은 남자들이 보편적으로 자신의 몸과 성적인 느낌(감각, 기분)을 자연스럽게 받아들이고 있다는 것을 시사한다. 이는, 세상의 잣대를 크게 의식하지 않고 자신의 육체와 성적인 느낌을 스스로 존중하고 사랑해야만 나올 수 있는 태도이다. 사우나, 화장실같이 남자들끼리 벗은 공간에서는 무언의 비교를 하기도 하겠지만, 그들은 여자와 일대일로 침대 위에 있을 때, 속마음은 어찌 되었든 적어도 겉으로는 자신의 육체를 자신 있게 내보이는 경향이 있다. 또한, 자신이 원하는 성적인 요구나 성적 느낌을, 파트너에게 솔직하게 표현할 줄 안다. 이러한 면들은, 남자들이 싫든 좋든 섹스를 리드해야 하는 능동적 입장에 자주 서기 때문에 자연스럽게 배인 태도일 수도 있다. 그리고 근원적으로 거슬러 올라가면, '환경에 의해 보호되는 측면'이 있다.

아기 때부터 남자들은?

그들의 심벌을 달랑거리며 온 집안을 휘젓고 다녀도 그들이 속한 첫 인간 사회(가족과 친지)로부터 귀여움과 격려(?)를 받으며 성장한다. **'그래도 된다는, 그래도 사랑스럽다는'** 무언의 보호 울타리다.

'세상이 그들의 성을 당당히 여겨준다'는 의미.

그러므로 자신의 몸 있는 그대로를 자연스럽게 인식하고 사랑하게 되며, 굳이 가려야 한다는 무의식 자체가 남자들에겐 거의 없다.

이 무의식은 성인 남성이 되어도 의식을 지배한다.

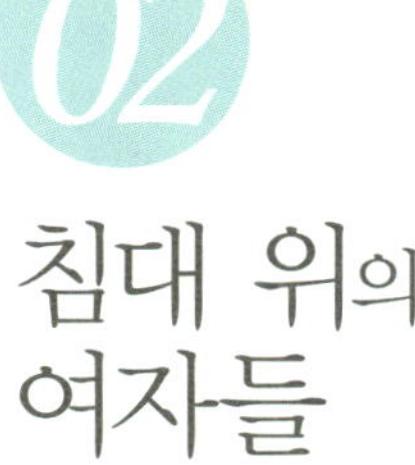

02

침대 위의
여자들

'넌 나의 리비도를 자극해. 그렇지만…'

여자들은 대체로 '자신의 몸'을 '있는 모습 그대로' 사랑하기가 어렵다.
남자들과 달리, 여자는 침대에서 생각이 많다. 자연미인이든 렛미인*이든, 통통하든 늘씬하든, 나이가 30대든 20대든, 대졸이든 고졸이든, 아시아 대륙에 살든 뉴요커로 살든, 나름의 백만 가지 생각에 사로잡힌다.

자신의 성적인 느낌과 욕구. 심지어 오르가슴처럼 자신의 몸에 기분 좋은 황홀감을 주는 환희까지도, '가치 있는 것'으로 받아들이는 데 심리적 장애와 수치심을 느낀다.

나의 몸과 성적인 느낌을 사랑하려고 해도, 세상이 '그래도 된다.'고 가르치지 않는다. 심지어 성에 대한 이중적인 태도를 갖추고 살

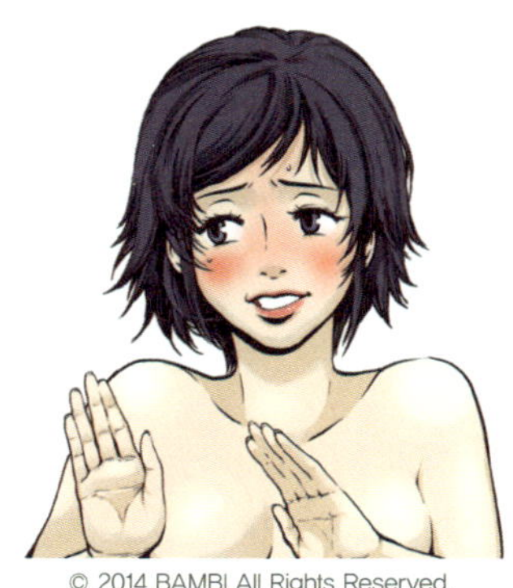

렛미인* TV 프로그램 「Let 美人」. 이 책에서는 '성형과 스타일링'의 힘을 빌린 외모를 의미한다.

아갈 것을 여자들은 요구받고 살아간다.

누구도 타인의 비난에 즐거울 사람은 없으며 타인의 평가로부터 자유롭기도 쉬운 일은 아니다. **인생을 당당하게 살기 위해서는 자신의 노력뿐 아니라 세상의 보호 울타리도 필요하다.**

여자들에게는 '세상에 존재하는 각종 터부(금기)와 편견, 관계(relationship, sex)에 관한 생각, 자신의 몸, 취해야 할 태도와 행동'에 대해 가혹할 만큼 깊이 검열하는 습관이 있다. 건강과 안전을 지키기 위해 고려할 것도 남자에 비해 많다. **정도의 차가 있을 뿐, 침대에 들기 전과 후 그렇게 그녀들의 생각은 지배된다.** 의식 무의식이 모두.

여자들이라고 이렇게 복잡하게 살고 싶을까?
그래서 가끔은 자기검열 없이 성에 몰입해도 괜찮은 남자들의 삶이 부럽다. 그들이 '남성, 남자'라서 부러운 것이 아니다. '내 몸의 주인은 나 자신', 그것이 자연스러운 인간의 삶이기 때문이다.

여자가 침대 밖에서
생각하는 것들(섹스를 앞두고)

침대에 들기 전 여자들의 마음속에는 '긍정적 생각'과 '부정적 생각'이 복잡하게 공존한다. 파트너와의 잠자리를 앞두고 설레지만, 한편으로는 부정적 생각의 비율도 높다. 따라서 파트너의 센스와 배려가 중요하다. 다음은 일반적으로 그녀들이 섹스를 하기 전에 마음속으로 생각하는 것들이다.

긍정적인 생각

♥ (밤새) 함께 있고 싶다….
♥ 당신과의 진한 스킨십을 원해.
♥ 키스하고 싶다.
♥ 안아보고 싶다(안고 싶다).
♥ 폭 안기고 싶다.
♥ 만져보고 싶어(만지고 싶어).
♥ 설렌다.

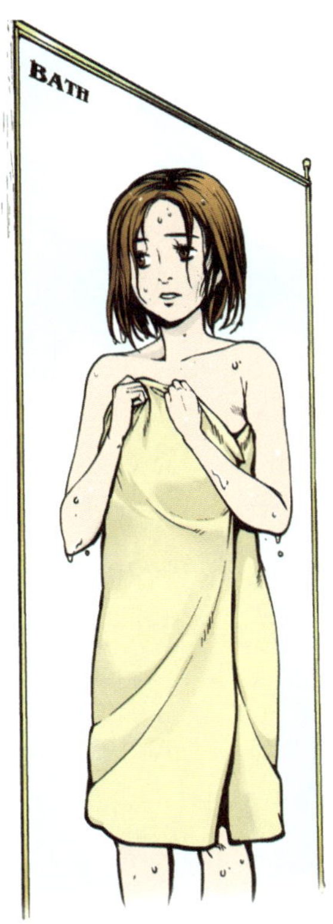

♥ 사랑하니까 믿고 허락해도 괜찮을 거야….

♥ (당신 살결의) 촉감이 궁금해.

♥ (당신의 벗은 몸을) 보고 싶어.

♥ (섹스의) 느낌이 어떨까?

♥ (지난번에도 좋았잖아.) 기대된다. 두근두근….

부정적인 생각

♥ 허락해도 될까?

♥ 순결을 지켜야 하는 것 아닌지.

♥ 오늘, 거절하면 상처받을까?

♥ 쉬운(헤픈) 여자로 보이면 어쩌지?

♥ 밝히는 여자로 보이기는 싫은데.

♥ 아프지는 않을까?

♥ 섹스 안 해도 우리 관계 난 좋은데….

♥ 부모님께(하나님께) 왠지 죄짓는 기분이야.

♥ 피임은 어떻게 하지?

♥ 생리가 끝난 날이 언제더라?

♥ 격렬한 삽입섹스는 부담스러워….

♥ 늦게 들어가면 혼나는데….

♥ 맨 얼굴을 보여야 하는구나.

♥ 샤워할 때 세수는 하지 말까?

♥ 나 오늘 속옷 뭐 입었더라? 짝은 맞게 입었던가?

이 외에도 기혼인 여성이라서 일상의 산적한 일들에 치여 살고 있다거나, 부모님과 한집에 살거나 자녀들이 있다면 여자들의 부정적 생각은 더 복잡한 양상을 띠기도 한다. 한 마디로 섹스를 앞두고 마음이 편하지 않은 것이다.

04

여자가 침대 위에서
생각하는 것들(섹스를 하면서)

여자들은 섹스하는 동안 긍정적 생각과 부정적 생각을 하게 되는데 후자의 지배가 좀 더 큰 탓에, 자신의 성감에 몰입하기가 힘들다.

긍정적 생각

♥ 아, 기분 좋아.

♥ 부드러워.

♥ 따뜻해.

♥ 감미롭고 황홀해.

♥ 행복하다.

♥ 평화로워.

♥ 섹시해.

♥ 하나가 된 것 같아.

♥ 자기, 좀 더 빨리!

♥ 멈추지 말아줘.

♥ 조금 천천히….

♥ 아, 조금만 더 하면 느낄 것 같아.

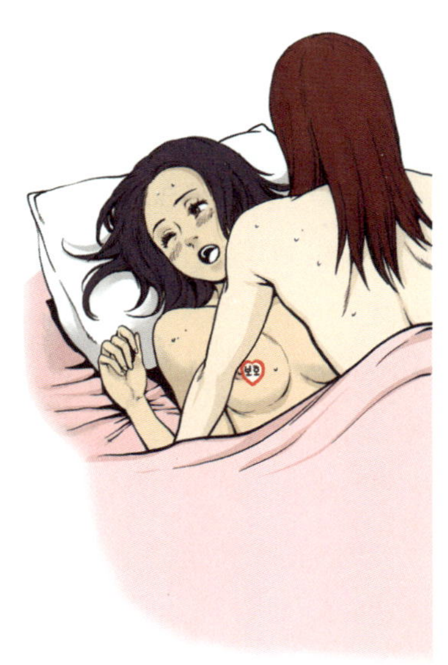

♥ 키스를 더 해줘요.

♥ 제발, 밀착해줘….

♥ (콘돔 씌우고 하니) 마음 편하다.

부정적 생각

♥ 안 돼. 거긴 안 된다고….

♥ (몸매가) 날씬하게 보일까?

♥ (가슴은) 봉긋하게, 예쁘게 보일까?

♥ 각선미는?

♥ 다리의 털은? 겨드랑이는?

♥ 화장 지운 내 얼굴, 지금 괜찮게 보일까?

♥ (일부러 내긴 싫지만) 신음을 내야 하나?

♥ 자세가 부끄러워….

♥ (V존) 냄새는 괜찮을까?

♥ (파트너의) 손톱은 단정했던가?

♥ 내가 먼저, 콘돔 쓰자고 이야기할까?

♥ (안에) 사정하면 안 돼.

♥ (머릿속으로) 최근 생리 끝난 날짜 스캐닝

♥ (머릿속으로) 다가올 생리 시작일 스캐닝

♥ 이 체위 너무 힘들다.

♥ (거친 삽입 또는 오랜 피스톤) 아파….

♥ 참아보면 좋아질까?

♥ 느끼는 척 해야 하나……?

♥ 빨리 끝내. (피곤하니까…. / 내일 출근해야지. / 어차피 당신만 느낄 거 -_-;.)

05

여자가 섹스 후에
생각하는 것들

섹스 후, 그녀 마음의 방에는 여전히 긍정적 생각과 부정적 생각이 아웅다웅 함께 산다. 만약, 오르가슴에 가까웠거나 느끼고 끝났다면? 긍정적 생각 비율이 비교적 높아진다.

그리고 '몸의 오르가슴'에 도달하지 못했더라도
① 사랑받는 기분을 충분히 느꼈거나
② 파트너의 태도가 마음에 들었거나
③ 파트너와의 일체감에 만족했거나
④ 섹시한 분위기 자체에 황홀함을 느꼈다면
'심리적 오르가슴'을 통해 긍정적 생각의 비율이 마찬가지로 높아지게 된다.

긍정적인 생각

♥ 오, 끝났다….
♥ (긴 피스톤에서) 해방! ㅎㅎ

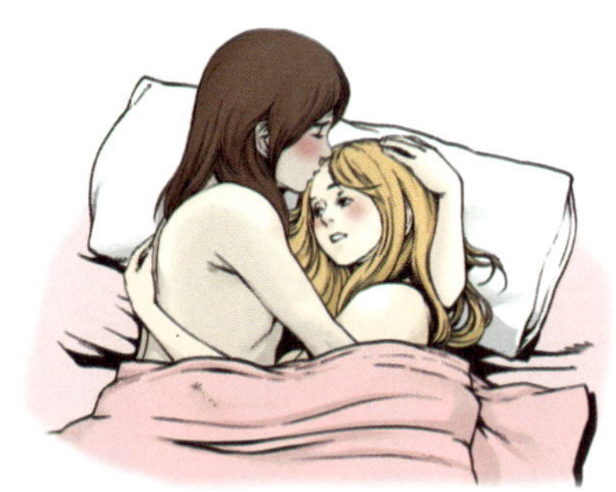

♥ 당신을 사랑해.

♥ 따뜻해.

♥ 기분 좋아.

♥ 행복해.

♥ 수고했어요.

♥ 사랑받는 느낌이야.

♥ 함께 있으니 천국 같아.

♥ 콘돔 사용하길 잘 했다.

♥ (오르가슴을) 느끼고 나니 개운해.

♥ 푹 잠들고 싶어..

부정적인 생각

♥ 콘돔을 사용할 걸.

♥ 너무 거칠었어.

(오르가슴을) 못 느꼈다면?

♥ 아, 조금만 더 하지….

♥ 뭐야, 자기만 느끼고 끝나다니….

♥ 이런 섹스 싫어.

♥ 어딘가 개운치 않아.

♥ (그래도 이 정도면 휴….) 괜찮았어.

♥ 느낄 뻔한 게 어디야. (자기위로)

♥ (좋았냐고 물으면) 좋았다고 대답해야겠지……?

(오르가슴을) 느꼈다면?

♥ (좋긴 했지만) 부끄러워.

♥ (자신도 이유를 잘 모르는 약간의 죄의식.)

06

성 자아존중감이란?

성 자아존중감(self-esteem for one's own sexuality)이란 무엇일까? 이는 ==한 인간이 '자신의 성별과 성 정체성'을 인지하고 '자신의 신체와 성적 느낌'을 스스로 '귀하게 여기며 존중하는 긍정적 태도'를 의미한다.==

성적(性的)인 자아존중감은 언제부터 존재하고 어떻게 형성될까?

생물학적 성별을 떠나 잉태한 생명을 감사하게 받아들이는 것은 숭고한 일이다. 이 당연할 것만 같은 '이상(理想)'이 오늘날의 현실에서는 잘 지켜지고 있을까?

태어난(혹은 태어날) 아이의 성별을 엄마·아빠, 할아버지·할머니가 알고 기뻐하는지? 혹은 원하는 성별이 아니어서 아쉬워하는지? 어쩌면 그 순간부터 한 인간의 자아 존중감은 형성되기 시작한다고 볼 수 있다. 스스로 자신의 성을 존중하고 사랑할 수 있게 되는(긍정적 자기애와 건강한

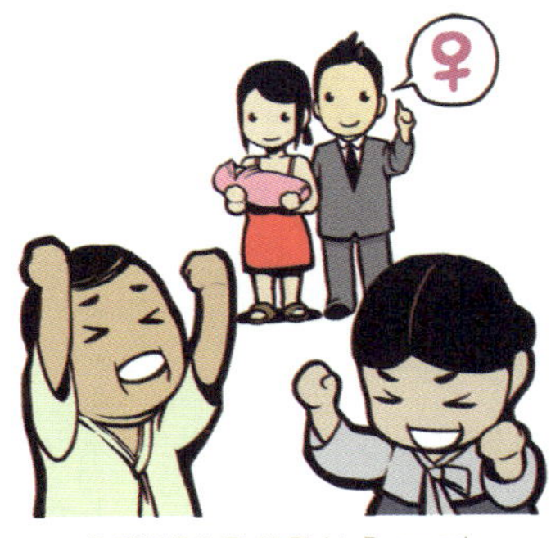

애착) 시기 이전에는, 그들의 탄생에 영향을 끼친 부모가(가족) 대리인 자격으로서 아끼고 존중해 주게 되기 때문이다.

아이가 성장하면서 가정에서 확장되어 '사교육과 공교육, 이웃과 사회, 종교, 문화와 예술, 국가와 역사적 배경'이 개인의 성 자아존중감에 개입하여 의식적 무

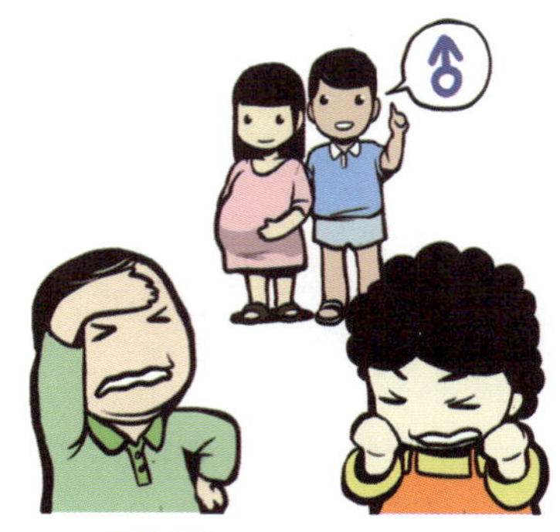

의식적 영향을 미친다. 우정과 연애 등 다양한 인간관계 경험 역시 직·간접적인 영향을 미친다. 즉, 성 자아 존중감은 혼자 형성해내는 것이 아니라는 의미이다.

요즘 시대는 딸도 귀하게 여긴다. 옛날과 다르기는 하다. 어떠한 이유로 이렇게 변화된 것일까? '애교, 양육의 편리성, 경제적 부담, 노후의 섬세한 부모봉양 가능성' 때문에 딸을 원하는 이들이 많다고 하니, 성 평등의식에 기반을 두고 딸도 귀하게 여긴다고 보기에는 어딘가 애매하다. 그보다는 '이유가 있어 선호한다.'고 보는 편이 정확한 관점일 것이다. 그러니 어쩌면 〈쇼윈도 평등사회〉일지도 모르겠다. 최근 10여 년간 성범죄 증가율이 83.9%에 이를 정도로(한국 기준) 여자아이와 성인 여자를 가리지 않는 성범죄 사건들을 보면 **'여자라는 성별'이 '인간 그 자체로 존중받는'** 시대가 맞는지? 회의가 들 때가 있다.

오랜 세월에 걸쳐 대단히 복잡한 영향을 받아 형성되는 성 자아존중감은, '침대 위 문화', '성 문제'와 긴밀한 관계를 맺고 있다.

몸은 타고나지만, 마음은 길러진다.

남녀의 성 자아존중감은 다르다. **여자의 성 자아존중감은 남자의 그것보다 불안정하다.** 그렇게 태어난 것이 아니라 그렇게 길러져 왔다. 이러한 객관적 차이

귀찮고 어려운 이야기들일 것이다. 그렇다고 해서 섹스를 포르노 같은 말초 자극적인 매체로 배우는 등 '생각의 노력'과는 거리가 먼 게으른 방법에만 치중한다면, '그녀'라는 배는 멀리멀리 캄캄한 바다로 떠나 버릴 것이다.

 **밤비의 추천 러브송 ♥로맨틱**

She – Elvis Costello (엘비스 코스텔로)

남녀의 '성 자아존중감'은 출발 선상부터 다르다

그녀는 자신의 몸을 얼마나 사랑할까? 성적인 느낌과 욕구를 어떻게 표현하는 사람인가? 그녀의 성적 콤플렉스는 무엇일까?

섹스를 몸으로만 해서는 어긋나기 쉽다. 잘 관찰하고, 가능한 한 솔직하게 대화를 나누자. 그녀가 말을 안 한다고? 대화를 이끌어내는 것도 능력이다. 파트너의 성 자아존중감 수준을 파악하려는 마음탐험은 서로를 더욱 잘 이해해 커플관계를 그린라이트로 이끄는 비법이다. 백날 포르노만 들여다볼 것이 아니라 그녀를 들여다보아야 한다. 남녀의 성 자아존중감에 영향을 미치는 요소와 그 개인적 사례들은, 별도의 대 전집을 출판할 수 있을 정도로 경우의 수가 많다.

남성의 성 자아존중감 형성의 기초를 보여주는 사례 (남자는 드러내도 된다.)

어린이대공원 근처 사진관 앞을 걷던 어느 봄 날. "어머~ 저 사진 좀 봐, 너무 귀엽다!" 앞을 걸어가던 커플이 깔깔대는 바람에 사진관 쪽으로 눈길이 머물게 되었다.

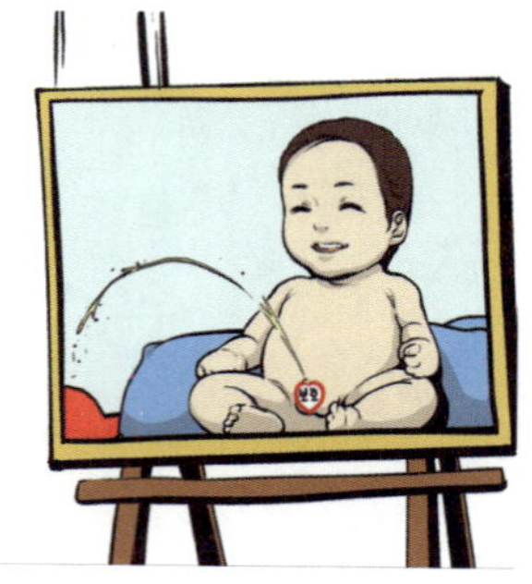

대형 액자가 이젤에 놓인 채 사진관 앞 거리에 전시되고 있었는데, 돌 즈음의 남자 아기가 누드로 활짝 웃고 있었다. 젖살 통통한 다리를 벌리고 앉은 포즈에 투명한 오줌 줄기가 포물선을 그리는 순간을 포착해 낸 그 사진을 보는 순간 싱긋~ 미소가 머금어졌다. 아기의 천진한 모습이 귀여웠으니까.

여성의 성 자아존중감 형성의 기초를 보여주는 사례 (여자는 드러내면 안 된다.)

친구 집에 모여 수다를 떨다가 친구 딸아이의 사진을 구경하게 되었다. 목욕을 시키자마자 머리에 귀엽게 수건만 둘러준 사진이었는데, 사진을 우리에게 보여주던 친구는 해맑게 행복해했다. 그때 한 친구가 정색하며 말했다. "야, 이게 뭐냐?!" 친구들이 일제히 그녀의 손가락으로 시선을 모으자 그녀가 일장연설을 늘어놓기 시작했다.

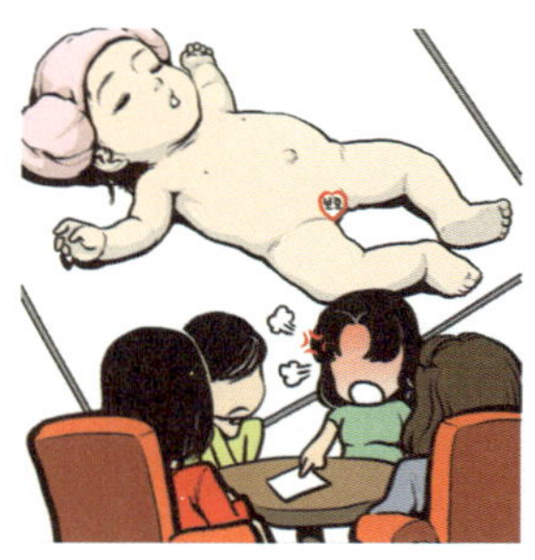

훈계인즉슨 '아들도 아니고 딸인데 이렇게 옷을 하나도 안 입혀 사진으로 남기는 것은 부모로서 잘못하는 것이며, 나중에 너의 딸이 자라서 이 사진을 보더라도 창피해 할 거'라는 내용이었다. 그리고는, 그 사진은 없애라고 조언했다. 그녀가 지적하기 전까지 우리는 아무도 그런 생각을 하지 않았다. 하나같이 즐거워하던 분위기에서 친구들은 잠시 당황스러웠다. 근심 어린 표정으로 우리는 각자 생각지도 않았던 자기검열에 빠졌다.

남녀에게 다르게 부여되기 시작하는 성 자아존중감

두 사례는 사뭇 대조적이다. 남자아기는 누드에 심볼까지 드러내고 한술 더 떠서 쉬야까지 포물선을 그리고 있는데도 '거리에 전시'되고 사람들이 귀엽다며 난리인데, 여자아기는 '집 안'의 사진 한 장에 심볼을 드러냈다고 해서 왜 그렇게 어른들에게 비난을 받고(그녀의 엄마가 대신 비난 받았지만) 주의를 들어야만 했던 것일까?

 우리는 '아들은 차게, 딸은 따뜻하게' 키워야 한다는 근거를 들거나 세상이 험해 그렇다고 이해하며 넘어간다.

여자들은 아기 때부터(어쩌면 엄마 뱃속 시절부터) 남녀를 대하는 대조적인 분위기에서 태어나 몸과 마음이 길러진다. 여자는 항상 가릴 것. 숨길 것. 부끄러워할 것. 수동적일 것. 수치스러워 할 것. 당당하지 말 것. 조심할 것. 똑같이 귀하다면서도 '다르다'는 심플한 변명으로 손쉽게 '차이'가 '차별'이 되고, '세상은 여자에게 위험하다.'는 엄포로, '남자는 본능을 억제하지 못한다.'는 억지로, 남녀를 대하는 세상의 태도는 일관되지 않으며 그 이중적 태도는 우리 일상 곳곳에 스며있다.

남자를 화성에, 여자를 금성에 떨어뜨려 놓은 것은 조물주가 아니다. 인간인 우리가 그렇게 해 왔다. 생물학적 남성 여성으로서가 아니라 '인간으로서' 살아가는 것이 좀 더 행복할 테지만, 우리는 '남자는 이래야 한다. vs. 여자는 이래야 한다.'는 이분법적 룰 안에서 자신의 몸과 태도를 관리하는 법을 배우며 성장한다. 이러한 배경이 성 자아존중감의 가장 기초적인 토대가 된다.

통상, 남자의 성 자아존중감은 평균보다 다소 높은 경향이 있고, 여자의 성 자아존중감은 낮은 경향이 있다. 또한, 남자의 성적 자기결정권은 이 사회에서 과하게 보호되는 경향이 있다.
이처럼 **출발 선상부터가 다른(정반대인) 이 성적 자아는 생애에 걸쳐 섹스라이프에 지배적 영향을 끼친다.** 눈에 보이는 것이 아니기에 어렵고, 어찌 보면 우리에게 성 문제가 생기는 것은 지극히 당연한 결과다. 아울러 성 자아존중감은 ① 자기 자신의 '몸·마음·관계'에 대한 '성적 자기결정권'을 행사하고 ② 타인의 '성적 자기결정권'을 존중하는 태도에도 영향을 미친다.

첫경험 코치 1.
인생 첫 섹스

첫 기억은 소중하게 다뤄져야 한다. 이 파트는 그녀에게 좋은 '첫 성경험'을 선사해줄 수 있는 성적 태도에 관해 다룬다.

편의상, 첫 성경험을 두 상황으로 나누자.
♥ 인생 첫 섹스 ♥ 연애 첫 섹스

하나. 말 그대로 생애 첫 섹스를 치르는 그녀에게 좋은 파트너가 되는 법.
둘. 연애 과정에서의 첫 섹스 시 그녀에게 좋은 파트너가 되는 법.

인생 첫 섹스

남자에게도 첫 경험의 추억이 있을 것이다. 여자에게 역시 인생 첫 섹스의 추억이 있다.

사람들은 생애 첫 섹스의 기억을 의식하든 의식하지 않든, 삶의 특별했던 경험으로 간직하고 살아간다. 다행스럽게도 좋았다면 '추억'이 될 것이고, 유감스럽게도 좋지 않았다면 '외면하고 싶은 트라우마*'로 남기도 할 것이다.

여기서 '좋았다, 좋지 않았다'란, 육체적 오르가슴이 아니라 '사랑, 존중, 배려' 등 심리에 관한 이야기이다.

알다시피 기억은 잊고 싶다고 해서 지워지는 성질의 것이 아니다. 보란 듯이, 이성의 지배를 제멋대로 벗어난다. 자신의 의지와는 상관없이 자연스럽게 의식의 수면 위로 떠오르기도 하는 것이 기억이다.

대부분 인간은 자신의 경험과 기억을 토대로 분별력과 판단력을 성숙시키며 살아간다. 따라서 **긍정적인 경험은 성숙한 선택 능력과 행복한 삶의 기초가 된다.** 경험의 핵심은 ① '경험이 있는가, 없는가?', ② '경험이 적은가, 많은가?'가 아닌 '경험이 양질의 것이었는가?'이다.

성적 자기결정권은 평등하게 존중되어야 한다. 그러나 사회와 문화는 아직도, 그녀들 몸과 마음의 독립성 그리고 성경험을 관대하게 대하지 못하는 미성숙을 보인다(심지어 폭력적으로 대한다). 그 이유만으로도 여자는 남자보다 자신의 육체와 성경험에 예민하며, 자기검열과 자기보호 의식이 많든 적든 불안정한 심리로 살아가게 된다. 그렇기에 첫 경험을 어떻게 치르는가는 여자의 인생과 가치관 전반에 깊은 영향을 지속해서 미치게 된다.

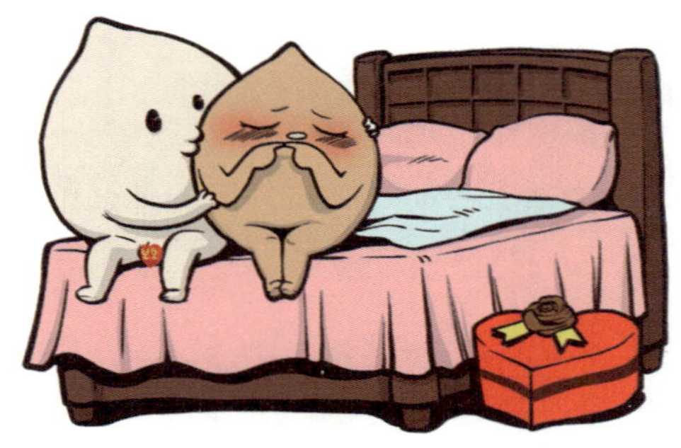

트라우마 trauma * 정신적 외상(영구적으로 정신 장애를 남기는 충격)

첫 경험이 배려 받는다는 느낌과 사랑 받는다는 만족감이 충만한 섹스였다면
여자는
① 성에 대해 긍정적 가치관
② 자신의 몸에 대한 존중감
③ 타인(혹은 이성)에 대한 신뢰감과 친밀함을 갖추고 살아가게 된다.
그렇기에, 첫 경험의 순간은 소중히 다뤄져야 한다.

한 여자의 첫 경험을 리드하는 입장에 서게 된다면 **그녀를 배려하고 있고 진심으로 사랑하고 있음**을 ① **몸으로** ② **언어로도 표현하는 것이 좋다.** 이는 ==환경적 요소보다는 정서적 요소를 우선시하라는 의미다.==

당연한 이야기겠지만, 화려한 특급호텔에서의 '원치 않았던 경험'보다는 수수한 공간에서 '자신이 선택한 파트너에게, 진심으로 사랑받았던 기억'이 값질 것이다.

보편적으로 첫 경험이 삽입섹스 형태일 경우, 여자의 첫 경험은 피할 수 없는 물리적 아픔을 동반하게 된다. 파트너가 그 통증을 대신해줄 수는 없다. 만약, 사랑받는다는 느낌이 있다면 그녀는 덜 아플 수 있다. 실제 호르몬의 영향이기도 하고, 심리적인 영향이기도 하다.

한 여인의 일생, 단 한 번뿐인 첫 경험은
==① 최대한 편안하게 리드해야 하며,==
==② 좋은 추억과 고운 미래를 만들어 주려고 노력해야 한다.==
이는 파트너로서의 당연한 의무이자 책임이다.

따라서 그녀의 마음과 몸의 긴장을 풀어주기 위해서는
♥ 편안한 조명

♥ 로맨틱한 분위기

♥ 깨끗한 장소

♥ 여유로운 시간

♥ 청결한 당신의 몸

♥ 당신의 사랑과 진심

♥ 자상한 목소리

♥ 따스한 체온

♥ 당신의 침착함과 인내심

♥ 부드러운 태도

이 모든 박자를 갖추는 것이 좋다.

'그 모든 걸 어떻게 갖춰?'라고 생각하는 게으름뱅이라면, 파트너의 자격이 없다. 몸과 마음의 이완을 위해서는 따뜻한 목욕과 와인 한 잔도 도움이 될 것이다. 단, 과음은 면역력을 약화하므로 삼가야 한다.

당신이 그녀에게 선사한 좋은 첫 경험은
가깝게는 ① 현재의 관계나 연애를 지속하는 동안 직접적인 영향을 미칠 것이고. 멀게는 ② 십 년이 지나도 당신을 훌륭한 남자로 기억하게 할 것이다.

첫경험 코치 2.
연애 첫 섹스

관계 지속의 숨은 힘

연애 첫 섹스라 했으나 상황의 스펙트럼은 다양할 수도 있다.

연애 과정에서 파트너와 첫 섹스를 '어떻게 시도하고 치르는가?' 역시 **지금의 관계가 순탄하게 지속될 지에 보이고 보이지 않는 영향을 미치게 된다. '관계 지속'의 숨은 힘이랄까?**

당신의 살결과 입술의 감촉은 물론 첫 섹스를 유도하는 태도나, 첫 섹스에서 보인 당신의 태도, 배려, 말솜씨, 섹스 스타일과 같은 것들을 그녀는 기억하게 된다.

보통, 정열적인 섹스와 거친 섹스의 경계를 혼동하기가 쉽다. ==무엇보다 거친 섹스는 하지 말아야 한다.== 심리적인 것을 떠나, 몸에 통증을 주는 행위를 자주하고 싶은 여자는 없을 것이기 때문이다. 아픔을 피하는 것은 본능이다. (당신의 그녀는 '소설'인 「**그레이의 50가지 그림자**」 여주인공인 아나스타샤가 가진 피학 성향을 갖고 있지 않을 확률이 압도적으로 높다.) 거칠지 않게 진행되는, 부드러운 섹스라야 성적 감흥이 고조되기 시작할 수 있는 몸의 준비가 여자의 마음에 싹튼다. 삽입섹스를 한다면, 페니스를 질 입구에 삽입하는 순간이 특히 침착하고 부드러워야 한다. (그렇게 해도 삽입 순간에는, 찰나일지언정 아프다.) 입술과 혀, 손의 유희도 거칠지 않아야 한다.

처음 섹스를 나눌 때 당신의 배려와 부드러움을 충분히 느꼈었다면, 그녀는 당신과의 섹스를 다음에도 다시 허락할 용기를 낼 것이다. 게다가, 오르가슴과 가까웠거나 절정을 느낀 '몸이 기쁜 섹스'였다면, 그녀는 수줍지만 당신과의 섹스를 다음에도 기대할 것이다.

잠자리에 관한 한 여자는 입 밖으로 잘 말하지 못하고 태도나 행동으로 말한다. 당신과 처음 나눈 섹스에서, 배려도 사랑도 느끼지 못하고 오르가슴도 없었으며 심지어 아프고 거친 섹스였다면? (놀랍게도, 이런 섹스는 흔하고 빈번하다.) 그녀는 혼자 속으로 다음 섹스를 걱정하거나 슬슬 섹스를 피하거나 어쩌면, 어색한 다른 이유들을 대고 조용히 이별을 고할지도 모를 일이다.

여자들은 대체로, 부드러운 스킨십으로 차분히 진행하는 섹스 리드 능력에 점수를 준다.

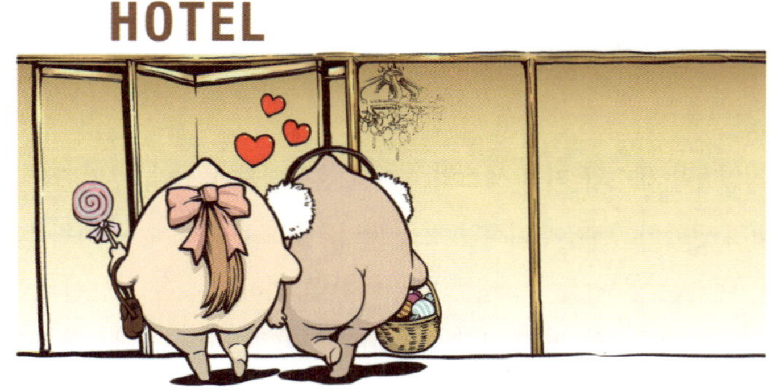

① 굵고 긴 페니스, ② 피스톤에 전력투구하는 정력, ③ 카마수트라 체위 구사 능력과 같은 것들에 (오히려 감점요소가 되기 쉽다) 포인트를 두고 파트너에게 점수를 주지는 않는다. ①, ②, ③이 중요하다는 주장의 배후는 대개 성 산업이지, 우리 여자들이 아니다.

터프하고 거친 섹스의 느낌보다는, 부드럽고 침착한 섹스가 '이제 막 시작하는 관계'의 섹스에 어울림을 우리 남자 분들은 명심하자. 파트너와 섹스를 나눴는데 그 다음부터 그녀가 섹스를 요리조리 피한다면, 침대에서 자신의 태도와 배려가 어떠했는지를 먼저 돌아봐야 한다. 남자들이 평생의 숙제처럼 고민하는 성기 크기나 삽입섹스 지속 시간에는 의외로 여자들이 관대하다.

특히나, 연애 중이 아닌 결혼 후에 첫 섹스를 나누게 된다면, 더욱 잘 해야 한다. 성적으로 맞지 않는 심각한 부분을 발견하면 연애 시에는 이별을 고려할 수도 있겠지만, 묵직한 결혼서약 후 가볍게 이혼을 한다거나 평생을 섹스리스로 지낼 수는 없는 노릇 아닌가? (무성애자 모드가 편하다는 분들도 있긴 하다. ^^)

그러므로 좋은 첫 경험 기억으로 다음 경험에 대한 설렘을 가질 수 있게 충분한 노력을 기울이자. 이 파트의 앞 테마인 〈인생 첫 섹스〉를 마음에 새기어 **'모든 섹스는 생애 첫 섹스'** 라는 마음가짐으로 살아간다면 더욱 좋을 것이다.

그녀의 마음을 여는 비법

지금까지 여자마음 탐험을 중심으로 섹스를 대하는 우리들 마음을 여행했다. **섹스에 관한 한 여자의 마음을 한 문장으로 표현하자면, '그녀는 부끄럽다'고 말할 수 있다.**
♥ 그러니, 그녀의 자존감을 높여주자.
섹스를 나누기 시작한 사이라면, **그녀가 부끄러움을 느낄 수 있는 신체부위를 자연스럽게 칭찬하는 화법도 좋다.** 그녀는 심지어, 종아리 제모를 하지 않은 것 가지고도 파트너 앞에서 부끄러워할 수 있다.

그녀가 당신을 사랑해도 심연의 문제들이 있는 한, 침대에서 여자는 행복하지만은 않다. **마음이 편해야 몸도 편안해져 좋은 섹스가 된다.** 여자 자신의 노력도 중요하지만 아직까지는 섹스에 있어 남자가 적극적일 수 있는(적극적이어도 '되는') 심리적 리더의 위치에 있기 때문에, **이성 간 섹스는 남자의 역할과 노력이 무엇보다 가치 있고 중요하다.**

왜 가치 있다고 까지 표현할까?
그것은, 당신이 한 남자로서 한 여자의 자아존중감을 행복하고 긍정적인 것으로 유도해낼 수 있기 때문이다. 그 반대가 될 수도 있고 말이다. **한 여자의 인생 역사에 당신은 성군으로 남을 수도, 폭군으로 남을 수도 있다. 당신이 섹스의 파트너로서 행하는 역할은 한 인간의 인생 '과거, 현재, 미래' 전반에 큰 영향력을 미치는 소중한 일이다. 그 힘을 좋은 방향으로 이끌자.**

그녀의 마음을 여는 비법은 명품 백이나 각종 체위와 기술연마에 있지 않다.
♥ 그 비법은 그녀 마음에 눈높이를 맞추려는 당신의 태도에서 생겨난다(아래 ①～⑥).

① 진실하고 일관성 있는 행동
② 솔직한 대화를 통해 서로가 원하는 것을 구체적으로 알아가는 일
③ 여자의 소극적 입장에 대한 이해
④ 당신에게 기댈 수 있도록 신뢰감 주기
⑤ 불편한 성경험을 조장하지 않는 당신의 건강한 성적 태도(sexual attitudes)
⑥ 그녀의 마음이 열릴 때까지 기다려주는 배려와 인내심

기다림은 곧 사랑이다. 사랑 없는 파트너는 기다리지도 않는다.

함께 섹스하고 싶어질 때, "당신과 함께 있고 싶다"고 터프하게 말한다는 것은 멋진 용기다. 그러나 ♥실제 섹스에서의 언행만큼은 터프하지 않고 부드러운 편이 그녀의 몸과 마음을 열기에는 효과적이다.

진부해 보일 수 있겠지만, '마음가짐이 실제 태도로 이어진다'는 것을 많은 사람들이 간과한다. 생각 없는 사람이 실제로 생각 없는 행동도 실행하는 경우가 많다. 그러므로 귀찮더라도 우리는 좋은 마음을 가지는 훈련을 해야 한다.

인생은 단 한번이고, 세상에 하나뿐인 그녀와 사귈 수 있는 이 아름다운 순간들은 다시 오지 않을 것이다. 기회를 소중히 여겨라.

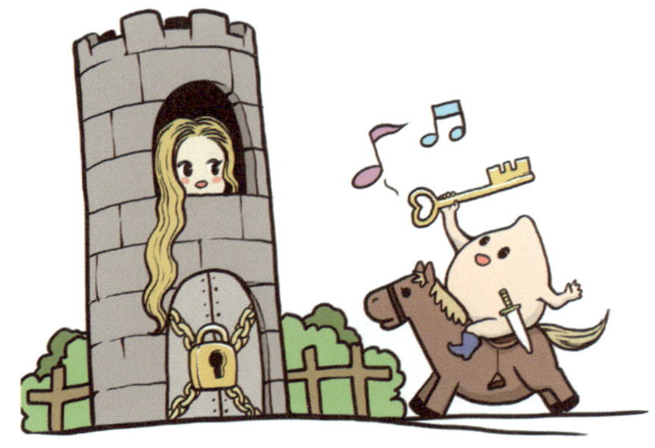

02

오르가슴
성공 예약법

당신은 이 테마를 읽습니다. 그리고 행운아가 됩니다. 당신은 이제 세상에 흔하지 않은 정직한 섹스 이야기를 만나게 될 것입니다. 특히 '여성이라는 성'에 대해서라면 말이죠. 축하합니다! 남녀의 다른 면면을 인정하는 일은 필요하다. 여기서 중요한 핵심은, 그 다른 면이 타고난 것인지, 길러진 것인지, 억압된 것인지, 왜곡되지는 않았는지를 구분하는 것이다. 이제 그 분별력을 키우기 위한 탐험 길에 오르자.

01

성 기관의
발생학적 이해

'여성의 클리토리스와 남성의 페니스는 발생학적으로 배아의 동일한 부위로부터 발달한 기관이다.' –Stephen Jay Gould(하버드대 고생물학자, 진화생물학자)

우리 모두의 성별은 자궁 안에서 여성으로서 출발하게 되며, 임신 5주를 기점으로 세포가 안드로겐(androgenic hormone)의 신호를 받는 경우에만 남성 성기로 바뀌게 된다. 이때, 클리토리스는 음경으로, 음순은 음낭으로 변화하게 된다.

그러므로 남녀 성기(생식기)의 발생학적 기원은 같다.

이러한 발생학적인 면으로서도 물

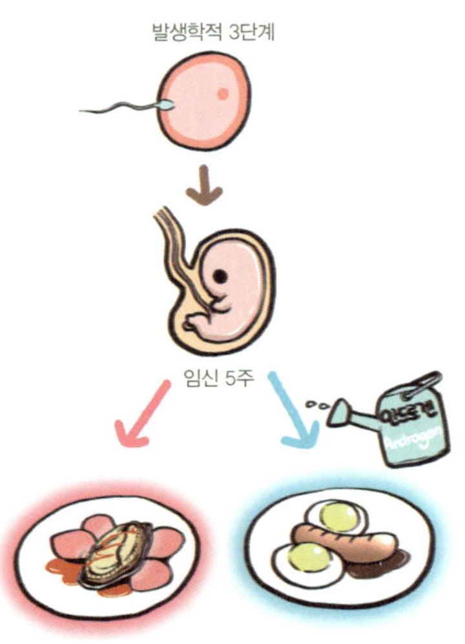

론이거니와 진화론적으로도, 남성 페니스에 상응하는 클리토리스 외의, 오르가슴을 발생할 또 다른 지점을 여성이 가져야 할 이유는 없다. 이것이 학자들의 최신 연구 추세다. (미국 예일대 연구팀, 킬체브스키, 「Journal of Sexual Medicine」 2012년 1월호)

남성과 여성이 상대방(이성)의 오르가슴을 경험해 볼 수는 없다. 이론적으로는, 페니스(음경)에서 느끼는 남성의 오르가슴을 여성은 클리토리스에서 느낀다고 상상해보면 된다. 단, 클리토리스에 대한 구조적 이해를 이론적으로나마 정확하게 해 두어야 한다. 그래야 여성의 성적감각 고조와 오르가슴에 대해 최대한 이해의 폭이 넓어진다. 또한, 엄밀히 말해 여성에게 있어 '클리토리스는 성기*'에 속하고 '질은 생식기*'에 속한다. 물론 이 둘은 비교적 친밀한 관계다. 이 핵심 주제들에 관해서는 다음 파트에서 다룬다.

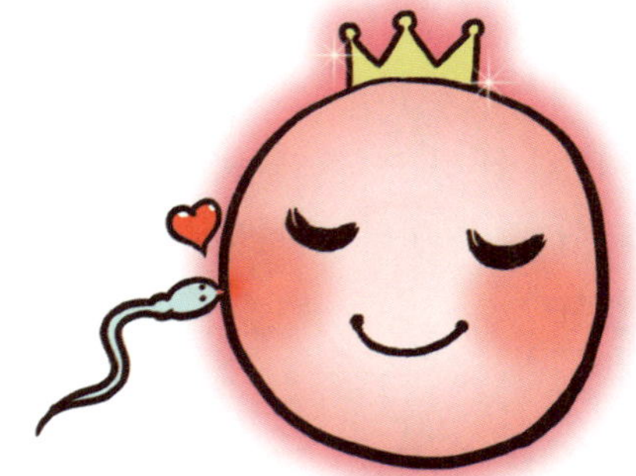

여성과 남성의 성 기관이 발생학적 측면에서 같다는 사실로, 성기의 크기 자체가 오르가슴과는 크게 연관이 없으리라는 점 또한 추측할 수 있다. 육안으로 보았을 때 클리토리스는 작고(심지어 있는지도 식별이 어려울 정도다.) 페니스는 커 보이지만, 태생적으로 갖추고 있을 것은 양성이 동등하게 갖추고 있다.

성기(性器) sexual organs, genitals * 오르가슴(성적 극치감)을 관장하는 기관, 생식(임신)을 관장하는 기관을 모두 포괄한다. 이 용어는 일상에서 전자의 의미로 사용되는 경우가 많다. 이는, 임신을 목적으로 하는 섹스의 횟수가 (정서적) 교감 또는 (육체적) 쾌감을 목적으로 하는 섹스에 비해 훨씬 빈도수가 적기 때문이다.
생식기(生殖器) reproductive organs, genital organs * 생식(임신)을 관장하는 기관에 한정하는 의미로 사용하는 용어. 남성의 몸은 성기와 생식기가 분리되어 있지 않다(성기=생식기). 여성의 몸은 분리되어 있다(성기〉생식기).

클리토리스 지리학,
해부학적 이해

겉과 안 모습 이해

여성 성기(V존) 외부에는 '클리토리스의 머리, 대음순과 소음순, 요도구, 질 입구'가 있다. 내부(몸 안)에는 '클리토리스의 몸, 질'이 있다(여성의 내부 성기는, 생식기인 '질, 자궁경부·자궁·난소' 그리고 비뇨기인 '방광·요도' 등을 포함한다. 이 파트는 오르가슴의 이해를 돕는 것이 핵심이므로 축소해 언급하였다). **클리토리스는 몸 밖에 일부 돌출되어 있고 크기 대부분은 몸 안으로 뻗어있다.**

클리토리스. 무엇이 떠오르는가?

보통 사람들에게 클리토리스를 표현해 보라고 하자. 그러면 '완두콩이나 도토리를 닮은 동그랗고 콩알 만한 지점(spot)의 무엇'쯤으로 설명한다. 그리고 슬쩍 눈치를 본다.

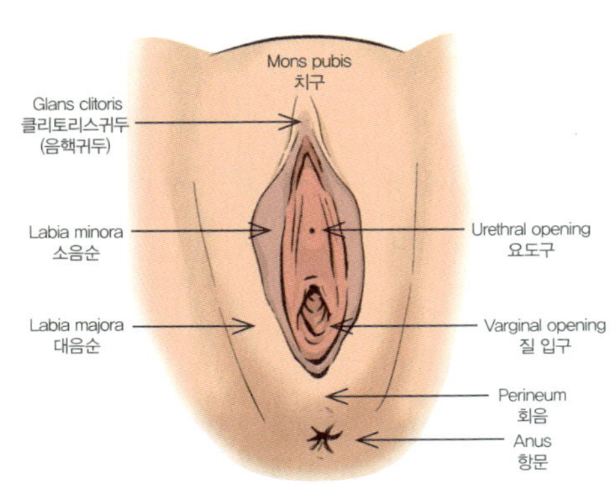

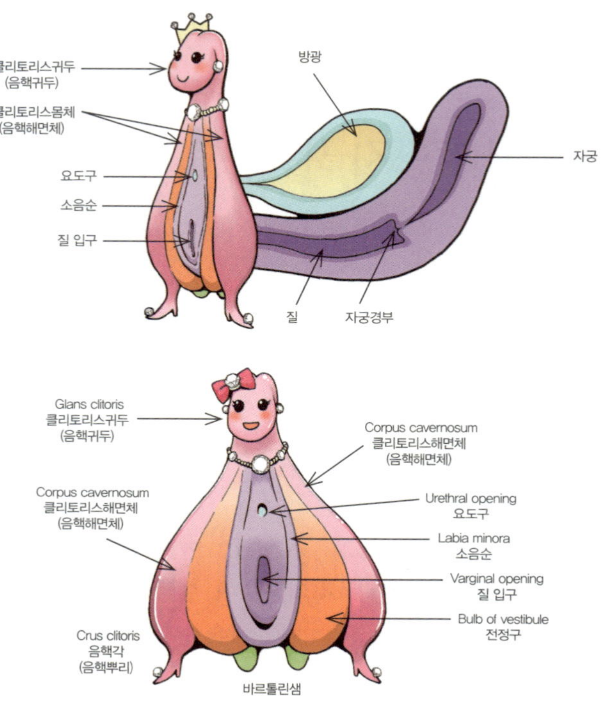

'몸 바깥의 클리토리스'는 여성 오르가슴 '폭풍의 핵'

오르가슴을 지휘하는 총사령관이자 '클리토리스의 머리(두뇌)'다. '클리토리스 귀두(glans clitoris), 음핵귀두'라고도 부른다. '클리토리스'라고 말할 때에는 보통 몸 밖의 클리토리스 '머리'를 의미한다. 그래서 콩처럼 작은 모양에 비교한다. 하지만 모양이 닮았다고 하면 이해에 혼란을 겪기 쉽다. 그보다는 **클리토리스의 가장 민감한 부분이 콩·도토리 크기 정도의 면적이라(1.5~2cm 전후) 정의하는 편이 좋다.**

클리토리스귀두의 좌우로 꽃잎이 펼쳐진다. 그 잎(음순)의 시작 지점에, 약간 봉긋 솟아 작고 길쭉한 힘줄처럼 만져지는 부위가 클리토리스귀두다. 동글동글한 콩보다는 '도톰한 원통형 줄기 형태'에 가깝고, 살살 만져 자극을 주면 민감하게(기분 좋게, 감미롭게) 느껴지는 영역이 존재한다. 클리토리스귀두는 몸 안으로 이어지므로 클리토리스의 '전신'을 모두 만져보는 일은 불가능하다. 클리토리스귀두는, 육안으로 명확한 식별이 어려운 케이스가 대부분이다. 다행인 것은 '손가락, 혀의 촉각'으로는 비교적 명확하게 감지된다는 점이다. 여성은 자신의 클리토리스귀두 위치와 촉감을 파트너가 경험해보게 해 주는 것이 좋다.

포피를 젖히고 클리토리스를 애무하라?

포피와 클리토리스를 육안으로 구분하기에는 경계가 또렷하지 않다. **딱히 '젖힐 수 있는 포피'가 있다기보다, 클리토리스 위에 '점막 피부(=포피)'가 붙어있는 정도에 불과하다.** 그렇다 보니 포피를 젖힌다는 말은 상당히 모호해서 '음핵 포피를 젖혀서 클리토리스를 애무하라'는 식으로 가르치면 실전에서 헤매게 된다. 따라서 포피라는 용어 없이 '음순을 살짝 벌려 클리토리스를 애무하라'는 표현이, 일반인들에게 이해하기 편하고 현실적이다.

음핵노출 수술이 필요할까?

클리토리스귀두는 경미한 자극에도 민감하다. 그러므로 '적절한 자극 완충' 또는 '보호'를 위해 그 위에 점막피부가 덮여 있는 편이 낫다. (클리토리스가 머리에 얇은 '비니'를 쓰고 있는 것은 다 이유가 있다니까?) 개인차를 감안한다 하더라도, 수술이 필요할 만큼 '포피라고 부르는 점막 피부'가 두껍지도 않다. 불감증일까 고민된다면, 섹스방법에 문제가 없는지를 살펴야 한다. 또한, 마음을 돌봐야 한다. 소중한 곳에 '날카로운 메스'를 들이대는 조치로, 아무 죄 없는 포피를 마녀사냥 하지 말자.

몸 안쪽으로 확장된 '클리토리스 몸체' (음핵 체부, clitoral extensions)

약 8~10cm 길이의 한 쌍. 헬렌 오코넬 박사에 의해 1990년대 말 학계에 보고되었다. 이 기관은 혈관조직이 풍부한 해면체 구조로, 페니스의 몸통과 해부학적 측면에서 유사하다(앞 파트에서 언급했지만, 발생학적 기원이 어차피 같다).

클리토리스 몸체는 클리토리스귀두 아래에서 한 갈래로 시작하여, V존 안쪽을 향해 두 갈래로 분기된다. 이 두 갈래의 끝·음핵뿌리는 요도해면체(혈액을 머금어 팽창해 요도를 충격으로부터 보호하는 쿠션 역할) 좌우 부근으로 각각 뻗어있다. 요도를 감싼 요도해면체 아래로는 질이 위치한다.

클리토리스귀두의 농밀한 성감 신경조직

무려 '8,000여 개의 신경스팟(성감 관련 신경줄기 말단)'이 클리토리스귀두에 핵심 분포한다. 이는 페니스 귀두와 몸통 전체에 분포하는 수의 약 2배에 달한다. 앙증맞은 면적에 비해 '클리토리스귀두'가 얼마나 '능력자(?)'인 것인지는 상상에 맡긴다. 신경줄기의 극히 일부는 V존 내부의 클리토리스 몸체에도 분포한다. 이 소수의 신경스팟은, 인접한 질(근육과 점막)에 가해지는 자극을 흡수해 클리토리스귀두로 전달하는 유기적 역할로서 보조한다.

요약하면, 클리토리스귀두에는 성감신경종말이 다발로 밀집해 있고, 클리토리스 몸체에는 성감신경종말보다는 해면체조직이 훨씬 많이 밀집해 있다.

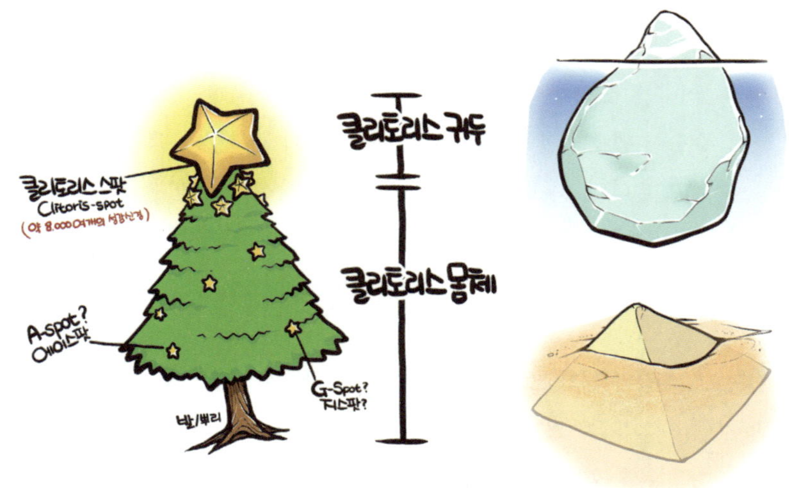

03

여성 오르가슴
발생 과정

여성 오르가슴 발생 원리의 이해

질에 페니스를 삽입하고 앞뒤로(또는 상하좌우로도) 왕복운동을 반복한다. 그리하여 ① 남성의 사정을 이끌어내어 임신 가능성을 높인다. ② 오르가슴을 얻는다. 이러한 섹스방법을 삽입섹스라 정의해보자.

남녀 모두, 삽입섹스를 통해서도 삽입섹스를 생략하고도 오르가슴에 도달할 수 있다. '마찰로 성감을 상승시키는 것'은 남녀가 동일하다. 다만 자극을 주는 스타일에는 남녀 차이가 관찰된다. 이는 마스터베이션이나 오럴섹스 방식을

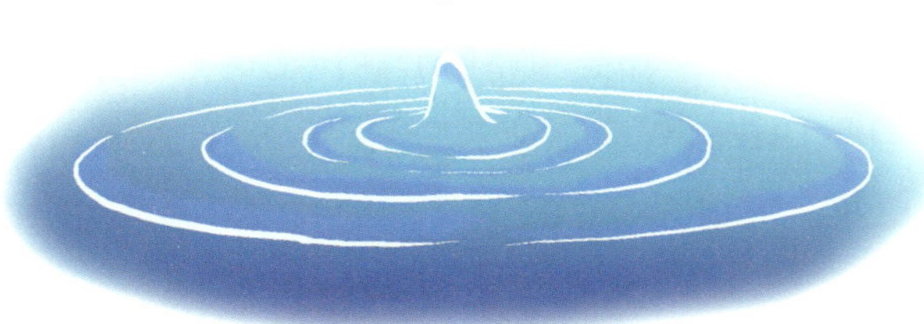

관찰하면 알 수 있는데, 남성의 오르가슴은 어찌 되었든 '삽입섹스 유사방식'을 통해서만 얻어진다. 반면 여성은 그 방식이 필수가 아니어도 된다. 여성의 물리적 오르가슴은 질 내부보다 '몸 밖의 클리토리스귀두' 자극이 필수이기 때문이다.

클리토리스 오르가슴과 질 오르가슴은 '섹스 방식의 차이, 자극 방법의 차이'로 그 느낌이 다를 뿐이다. 여성이 느끼는 절정감은 '동일한 하나의 오르가슴'이다. 말하자면 질 오르가슴은 클리토리스 오르가슴에 귀속된다.
학계의 보고에 의하면, 질이 없는 여성도 클리토리스가 있으면 오르가슴을 느끼는 데 지장이 없다. 반면 클리토리스가 없다면 질만으로는 오르가슴을 결코 경험할 수 없다.

여성들이 오르가슴을 느낄 때의 신경 충동은 '어디를 자극했는가?, 어떤 자극을 받았는가?'와 관계없이 같다(미국 럿거스뉴저지주립대 연구팀. Rutgers, The State University of New Jersey). 대부분의 성숙한 여자들은 이 사실을 알고 있다. 단지 성적느낌을 잘 표현하지 않을 뿐이다. 여자들은, 답답해하는 남자들과 의학자들 또는 섹스와 관련한 이익집단들이 자꾸만 여성 오르가슴을 대신 설명해주기(그러니 이해의 오류가 빈번하게 발생한다.) 전에, 자신의 성적 느낌을 설명하고 의사표현 하는 훈련을 하는 편이 좋다. 여성인 자신과 파트너 모두를 위해.

클리토리스 오르가슴, 그 강렬함

여성의 몸은 심지어, 질 입구와 질 내벽에 전혀 자극을 주지 않아도 '몸 밖 클리토리스귀두' 터치만으로 강렬한 절정에 도달할 수 있다. 실로 클리토리스는 'Joy Button'이라 부를만하다. (이를 한국말로는 '기쁨연주버튼' 정도로 불러보면 어떨까?)

그러므로 남자들은, 속된 말로 페니스를 질에 '꽂아 줘야만' 그녀가 황홀할 거라는 고정관념을 버려야 한다. '장시간 피스톤이 정력의 상징'이라는 고정관념도 버려야 한다. 이러한 관점을 갖춰야만 파트너를 충분히 만족하게 할 수 있다. 이는 임신의 목표가 아닌 한, 그녀의 오르가슴을 충족시키기 위해 삽입섹스가 필수코스는 아니어도 된다는 의미이기도 하다. 그러나 인간은 '반복 학습된 고정관념'에 취약하다. 그러므로 삽입섹스를 생략하면 그녀의 입장에서도 허전할 수 있다. 순전히 심리적으로든, 몸의 느낌이 진짜 그렇든 말이다. 삽입섹스로 자신이 오르가슴을 얻는지 못 얻는지와 상관없이 질 안이 '꽉 채워진' 그 느낌 자체에 충족감을 느끼는 여자들도 있다. 내 파트너가 어떤 성향인지는? 그때그때 그녀와 다정하게 대화하는 것이 현명하다.

질 오르가슴, 그 은은함

삽입섹스는, 질에 삽입한 페니스의 움직임에 따른 '진동'으로 몸 밖 클리토리스귀두를 '간접' 자극하는 방식으로 여성 성감을 고조시킨다. ① 질 안을 채운 페니스의 움직임이 ② 질 주위까지 뻗어있는 클리토리스 몸체에 일부 분포하는 성감 신경을 자극하고 ③ 그 자극이 클리토리스귀두까지 유기적으로 전달되어 쌓이면서, 서서히 절정에 도달되는 원리다. ④이때, 치골을 밀착하고 삽입섹스 해야 절정 도달률이 높아진다.

별도의 질 내부 오르가슴 스팟이 있는 것은 아니지만, 클리토리스귀두를 직접 자극하는 것에 비해 은은하게 성감이 올라가므로 '그 특유의 시간과 느낌'을 음미하며 즐기는 여성들도 많다. 그러나 앞에서 말했듯, 이 오르가슴도 궁극적으로는 클리토리스 오르가슴이다.

04

그녀의 오르가슴은
추상화가 아니다

'미확인 비행물체'도 아니다.

여성의 오르가슴은 종종, UFO나 추상화처럼 구체적이지 않은 느낌으로 신비화되어 묘사되곤 한다. 결론부터 말하자면, 여성 오르가슴은 〈구상화〉다. 예술 작품처럼 상상력과 창조성을 발휘해 표현하는 난해한 추상화 분야는 적어도 아니라는 의미.

오르가슴을 향해 그녀가 달아오르는 것은, 클리토리스 조직에 혈액이 유입되면서→해면체가 충혈 및 팽창되어 →성감 신경이 자극받기 때문이다. 이 메커니즘을 뒤집어, 성감 신경이 자극받아 → 클리토리스 조직에 혈액이 유입되어도 그녀는 달아오른다. 이는 일종의 발기현상이다. 단, 남성의 발기처럼 클리토리스가 크고 단단해져 육안으로 '드라마틱한 변화'를 보인다거나 음순이 부풀어 오르는 상황은 기대하지 않

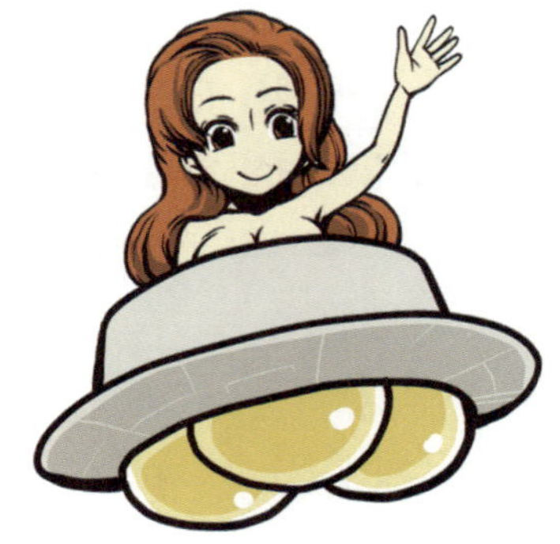

는 편이 좋다. (격렬하고 거친 섹스로 인해 음순이 '부은' 것이라면 모를까….) 음순은 해면체조직이 아닌 도톰한 피부조직이라 보아야 한다. 그러므로 흥분했다고 해서 크게 팽창하지는 않는 것이 정상이다.

달아오르는 속도는 빠를 수도 느릴 수도 있다. '심리적 흥분'과 '물리적 자극' 그리고 '환경 요소'에 영향받으며 일정수준에 이르기까지 클리토리스가 달아오르고 내려가기를 반복하게 되는데, 자신의 감각에 예민하게 집중하는 훈련을 하면 혈액이 클리토리스 내부로 몰리는 것을 여성자신이 구체적으로 느낄 수 있다.

오르가슴은, 성적 쾌감의 상승세가 99.9까지 쌓이다가 역치점* 100을 넘어서는 순간 폭발하듯 활성화되는 매우 구체적인 쾌감이다.

보통 '99.9'까지는 활성화되지 않다가 '100을 넘어서는 순간' 반응이 활성화된다. 이것이 섹스에서라면 ♥~99.9까지는 '느낌이 점점 올라가 좋은' 것이고(= '느낄 것 같다') ♥100~을 넘어서는 순간부터는 '오르가슴을 경험하는' 것이다. 단, 99.9까지 도달했어도 ① 거친 자극이나 ② 어떤 분위기 식는 상황이 발생하면, 순식간에 0으로 빠르게 하강할 수도 있다. 절정지점(역치점 100)을 넘어서면서 여성이 오르가슴을 경험할 때 스스로 통제할 수 없는 박동(수축과 이완)

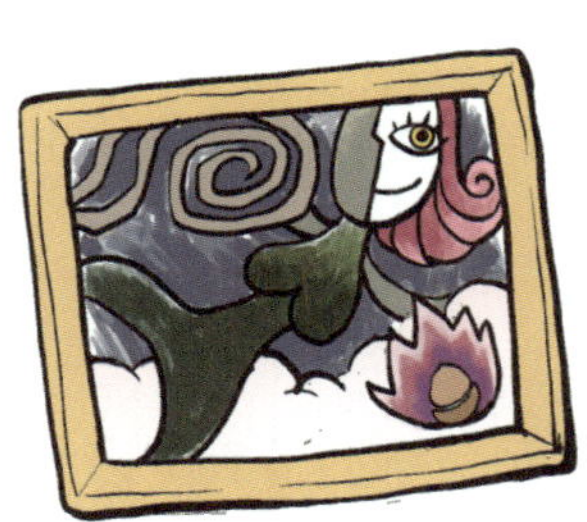

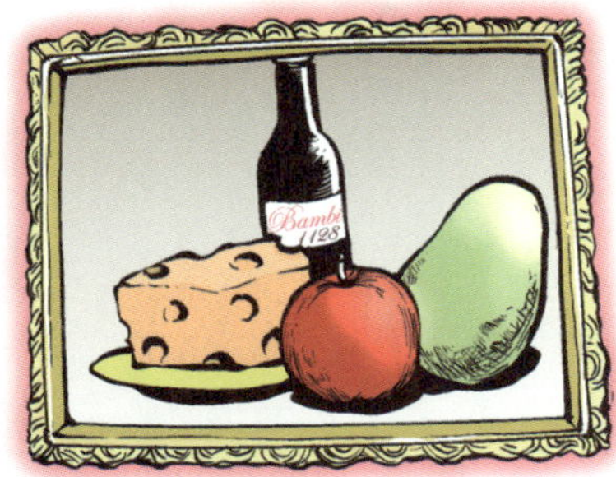

역치점* '생물이 외부 자극에 반응하는 지점'을 '100'이라 할 때, 이 '100'이 역치점이다.

 '강하게 3~5회, 약하게 3~10회'의 식으로. 남성도 오르가슴 시에 음경 전체에 비슷한 박동현상이 있다.

항간에 떠도는 말처럼, 여성 절정이 몇십 분간 지속하기도 한다는 것은 적절한 표현이 아니다. 성감 상승은(1~99.9) 몇 분에서 몇십 분까지도 그 기분 좋은 감각이 이어질 수 있지만, 극치감의 절정인 오르가슴은 10초 전후를 넘기지 않는다. 단, 시간 간격을 두고 오르가슴을 다시 느낄 수는 있다. 이 오르가슴 박동은, 클리토리스귀두를 발생의 '핵'으로 하고 클리토리스 몸체를 발생 전달의 '축'으로 하여 골반 내부에 넓게 메아리처럼 퍼지는 짜릿한 쾌감이다. 지극히 개인적인 영역인 '컨디션이나 섹스방법'에 따라 이 오르가슴의 강도는 편차가 크다.

여성 오르가슴은 유독 '구름 위에 떠 있는 느낌'이라는 식의 '추상적 미화'로 표현되는 경우가 많다. 그 이유는, ① 여성 오르가슴을 금기시하고 은밀히 다루어 온 역사의 영향과 ② 대다수 여자가 자신의 성적 느낌을 구체적으로 직시하거나 표현하는 훈련이 되어있지 않다 보니 ③ 그에 따른 '신뢰할만한 정보'가 적어서다(전 세계 어느 나라에 가도 말이다).

그녀들이 느끼는 몸의 오르가슴은 결코 추상적이지 않다. 남성들의 그것처럼 매우 구체적이고 명료하며 단순하다.

오님과 데이트

05

오르가슴의 아찔한 '천연 엑스터시'는 그녀의 골반 내부 전체를 강타한다. 몸의 극치감이 일어나는 매혹의 순간에는, 단 몇 초간이나마 의식이 희미해지는 '몽환'을 경험하게 된다. **만족스러운 오르가슴 뒤에는, 전신마사지를 받은 후처럼 평온이 그녀에게 인사를 건넨다. 그리고 성욕이 잔잔히 잦아들며 심신의 개운함이 찾아온다.**

럿거스대학 연구팀의 학계 보고를 들어보자. 이들은 '오르가슴을 느낄 때의 여성 뇌 변화'를 기능성 자기공명 영상 촬영(FMRI) 장치로 연속촬영 하는 데 성공했다. 이 연구결과에 의하면, 절정 시 거의 전 영역의 뇌가(회백질의 30여 영역) 흥분하는 결과가 나타났다고 한다. 또한, 오르가슴이 임박해서는 음식을 먹을 때에도 활성화되는 보상중추가 반짝반짝 활성화되고, 오르가슴 직후에는 고통을 느끼는 감각에 관여하는 뇌의 신경계가 잠재워지는 기현상이 발견되었다.

여성 클리토리스귀두에 밀집한 성감 신경종말의 수가 남성의 약 2배수라는 근거로 여성 오르가슴이 남성의 그것보다 몇 배 강렬할 것이라는 가설이 있다.

그렇지만 남성 오르가슴이 강렬한가 여성의 그것이 훨씬 강렬한가는 비교 자체가 어쩌면 무의미하다. 성별 문제를 떠나, 지적생물인 인간 오르가슴의 강도에 영향을 미치는 요소에는 워낙 복잡한 변수들이 있다. 또한, 우리가 양 성을 한 몸에 지니고 있지 않은 다음에야, 자신의 생물학적 성이 지니고 태어난 육체의 오르가슴만을 구체적으로 느낄 수 있고, 오류 없이 설명할 수 있기 때문이다.

'이런 날이 있으면 저런 날도 있다.'는 마음가짐

그녀의 오르가슴은 특히 ① 신체적·정서적 컨디션 ② 섹스방법에 따라, 오르가슴 강도의 편차와 기복이 대단히 클 수 있다. '연애의 데이트'도 그날그날의 색깔이 있듯 '오르가슴과의 데이트'도 마찬가지인 것.

데이트가 '알콩달콩했던 날. 달달한 날. 에로틱했던 날. 무미건조 담백한 날. 먹구름 같았던 날. 초대형 태풍이 몰아친 날' 등 다양한 그래프와 색채가 있는 것처럼, 오르가슴도 '느낀 날. 느끼고 또 느낀 날. 느낄 뻔 했던 날. 너만 느껴 미운 날. 못 느꼈어도 행복했던 날' 등 다양한 색채가 있는 것이다.

No,
멀티 오르가슴

애매한 용어의 숨바꼭질

'멀티오르가슴'이란 말이 있다. 주로 인터넷이나 잡지 등을 통해 글로서 경험한다. 멀티오르가슴을 경험했다고 말하는 현실의 여자는 거의 없다. 솔직히, 성인여성도 성인남성도, 그게 무엇인지 잘 모른다. 여러 번 오르가슴을 느낀다는 말인지. 오르가슴을 느끼는 스팟이 여러 군데라는 말인지. 여러 스팟에서 동시에 오르가슴이 화려한 불꽃놀이처럼 뽕뽕뽕 터진다는 건지. 이 모든 현상이 합쳐진, 초특급 매직오르가슴 퍼레이드라는 것인지……. 전문가라는 분들의 용어 정의도 제각각이다.

"멀티오르가슴이 뭔지 알아?"
"느껴 봤어?"
"느끼게 만들어 봤어?"
"그런 게 있다던데? 느끼는 사람들도 있나 봐."
그런 식의 발언에 우리는 머뭇대며 속으로 슬쩍 생각한다.
'그게 뭐지? 나는 불감증인가?'

‘음, 나의 섹스 스킬이 부족한가?’

그리고는, 어떠한 방법을 불사해서라도 개발을 시도해야 나와 파트너에 대한 예의가 아닐까 고민한다. 혹은 미로 속으로 출발한다. 책, 잡지, 블로그, 커뮤니티, 의학뉴스와 병원 웹사이트, 스마트폰 앱, 포르노 등등.

이는 존재할 확률이 비현실적이고, 그러니 몰라도 그만인 ‘허수아비’ 정보다. 그럼에도 불구하고 유사용어들이 끈질기게 등장하는 이유는, 상업적인 매체들이 ‘선정성, 호기심 유발, 혼선’을 단골무기로 이목을 끌기 때문이다. 또한, 남성이 여성의 섹스를 함부로 단정 지어 설명하고 가르치는 사례가 잦기 때문이다.

‘멀티(multi)’는 ‘다수의·복수의(more than one), 다중의(multiple)’라는 의미를 지니며 ‘동시 발생적 의미’가 강하다.

멀티오르가슴 신화는 여성이 물리적인 오르가슴을 느끼는 스팟이 여러 지점 존재한다는 주장을 기반으로 한다. 지스팟이 대표적이고, 자궁경부나 항문 내부에도 존재한다는 식이다. 이 신화는 ‘클리토리스 오르가슴’보다 한 수 위인 ‘훨씬 강렬한 다른 오르가슴’ 또는 ‘동시다발적 복합오르가슴’이 여성의 몸에 존재한다고 애써 주장함으로써, 여자들의 섹스라이프를 힘겹게 하는 온갖 섹스 행위들을 정당화하는 역할을 하게 된다.

멀티오르가슴에의 관심은 전무한 것이 평범한 여자들 마음이다. 자신이 경험한 실체와 다르니 ‘그게 뭐지?’ 잠시 호기심을 가질 뿐이다. 보통 그런 용어에는 ‘과학이라는 무기’가 데코레이션으로 따라다니기 마련이라 그럴싸해 보이거나, 학문(이라는 포장) 앞에서 은근한 주눅도 든다.

자, 여기서 속지 말아야 한다. 과학이 무슨 소용인가? 만약 당신이 ‘여성’이라면 누구나 ‘클리토리스 오르가슴’을 ‘직접 경험’할 수 있고 비교 추측할 수 있을 것이다. ‘멀티 오르가슴’의 근거로 회자되는 ‘각종 스팟’은 인류역사 이래 죽 〈미스터리물〉에 가깝다. 마치 어설픈 목격자만 줄을 잇고 추측과 공방이 난무하지만, 실체는 수백 년간 베일에 가려진 '유에프'나, 네스호 전설의 괴물 '네시 · Nessie'와도 같다고나 할까? 차라리 유에프오가 현실적이고 믿을만하다.

<멀티오르가슴>처럼 정의와 실체가 불분명한 느낌은, 존재하지 않는다고 보는 편이 현명하다. 우리에게 주어진 한정된 시간을 허비하지 않고, 하나인 몸을 소중히 다루기 위해서다.

여자들은 ① '클리토리스 오르가슴'의 강렬한 정도나 ② 한 번의 섹스에서 때에 따라서는 '1회 이상의 오르가슴*'을 느낄 수도 있다는, 현실적으로 실현 가능한 가치에 더 관심이 있다. 아니, 파트너와의 잠자리에서 '단 한 번이라도 제대로 느껴봤으면…' 하는 절박한 속마음을 가진 그녀들이 압도적으로 많을 것이다.

1회 이상의 오르가슴* 이것을 '멀티오르가슴'이라 부르는 것은 적절치 않다. '롤러코스터 오르가슴'이란 새로운 정의로 다음 파트에서 소개한다.

Yes,
롤러코스터 오르가슴

'연속적 오르가슴'을 '롤러코스터 오르가슴'이라 정의하자. '롤코오르가슴'은, 멀티오르가슴과 같은 용어도 불분명한 허상보다 훨씬 '현실적인 섹스유토피아'다. 이 연속적으로 가능한 여성의 반복오르가슴은, 역사적으로 유명한 마스터스와 존슨 부부의 연구에서도 이미 밝혀진 바 있다. (1996년에)

여자들은, 한 번의 섹스 기회에서 1회 이상의 클리토리스 오르가슴을 느낄 수 있다. 이는 클리토리스 마스터베이션으로 충분히 그녀들에게 가능한 현상이므로, 이론상 파트너와의 섹스에서도 가능해야 맞다.

남성과 달리 '여성의 몸'은 오르가슴 후에도 일정 시간 동안 클리토리스의 민감함이 유지되기도 한다. 그래서

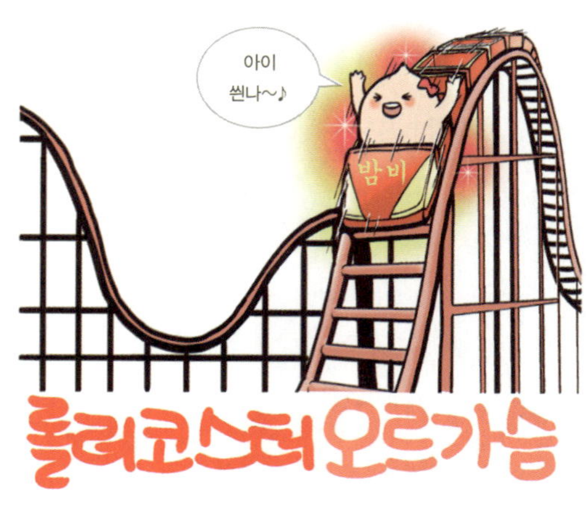

반복오르가슴이 가능하다. (재미있는 사실은, 아무런 물리적 자극을 주지 않아도, 야한 생각을 하지 않았는데도, 클리토리스가 자기 맘대로 저절로 달궈지는 수가 가끔 있다는 것. 말하자면 클리토리스는, 배란기든 아니든 시도 때도 없이 셀프로 똘똘하게 부릉부릉 시동을 걸기도 한다.)

그러므로 마치 놀이공원 롤러코스터에 탄 것처럼, 성감 상승과 클라이막스를 몇 차례 반복시킬 수도 있다.

예 상승 → 하강 → 상승 → 첫 절정 → 하강 → 시간 텀 → …
　　천천히 다시 달아오름 → 상승 → 작은 절정 → 하강 → 시간 텀 → …

그녀를 위한 롤러코스터 유희에는 파트너의 센스와 리드 능력이 필요하다.
♥ 커뮤니케이션 ♥ 침착함 ♥ 테크닉 ♥ 섬세하게 상대방을 읽는 능력
오르가슴 직후에는 터치를 중지하고 몇 초~몇 분의 시간 휴식을 두는 것이 좋다. 이것이 가장 중요한 성공포인트다. 그래야 그녀의 몸이 또다시 느낄 준비를 할 수 있다.

여러 번 느끼게 해야 한다는 압박감을 가질 필요는 없다. 롤러코스터 오르가슴에서는 첫 오르가슴이 가장 농도가 진하니까. 게다가 여자들 대부분은, 이 성과의 섹스가(특히 삽입섹스) 큰 체력 소모와 성가심(?)을 필요로 한다는 것을 잘 안다. 그러므로 보통은 진한 첫 오르가슴 한 번으로 끝내고 싶어 한다(강한 한방을 원한다). 말하자면, 부담스러워서 롤러코스터 같은 건 타고 싶지 않은 입장이랄까? 그리고 만약 첫 오르가슴이 '제대로' 있었다면 사정 후 성욕이 사라지는 남성처럼 여자의 성욕도 썰물처럼 빠져나간다. 성욕 자체가 순식간에 잔잔해진다는 말. (은어로 일명 '현자타임'의 도래). 그러니 파트너와 대화를 시도하자.
"예쁜 자기야, 내가 야한 롤러코스터 태워줄까?"

스팟 찾아
삼만리

득보다 실이 많은 '미로'여행

여자들은 파트너와 성적 관계가 오래되고 안정되어도 "내 몸에 지스팟 티스팟이 있대. 발굴해 줘!"라고 침대에서 조르지 않는다. 이는 성에 무지하거나 수동적이어서가 아니다. **딱히 필요성을 느끼지 않아서다.** (오르가슴을 경험해본 여성이라면 더욱 그렇다.)

각종 스팟은 보통, 남자들이 탐색하느라 애쓴다. 아마 그들도 때로는 피곤할 것이다. 〈스팟 미로상자〉의 그럴싸한 포장지를 발가벗겨보면 그 '실체의 창조주'는 대개 성 콘텐츠 사업자들과 연결고리를 가진다.

남자들은 질 안에 손가락 삽입하기를 좋아한다. 단순히 그 감촉을 손가락으로 느껴보고 싶거나, 애무의 목적으로 넣기도 한다. 그 행위는 자연스러운 터치일 때도 있지만, 인터

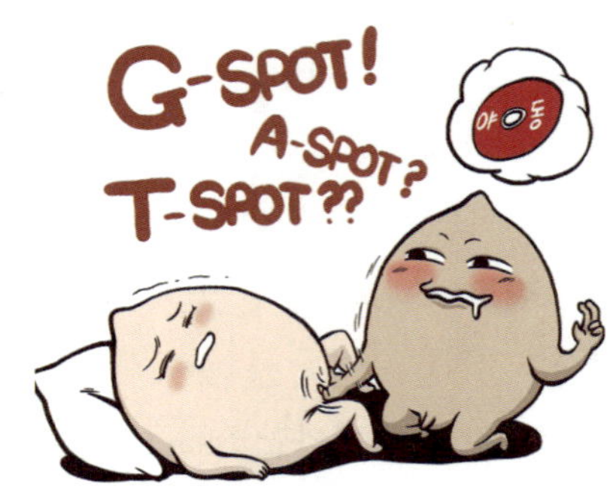

© 2014 BAMBI All Rights Reserved.

넷이나 포르노 등지에 흘러다니는 정보를 떠올리고 실천해보려는 의도도 있다.

여기서 '인터넷과 포르노에 흘러다니는 정보'란? 일명 '지(G)스팟'으로 대표되는, 여성쾌락 흥분 지점을 말한다. 질 입구 약 2.5~5센티 안쪽 11시 방향 천장에 콩알처럼 만져진다는. 그곳을 '제대로' 자극하기만 한다면 ① 폭포수처럼 시트가 흥건히 적셔지는 분비액이 뿜어져 나오며(이것을 여성의 사정현상이라 주장한다.) 동시에 여성이 ② 클리토리스 오르가슴을 능가하는 극치감을 느낀다고 주장한다. 그렇게 여자들을 만족하게 했다는 무용담도 종종 등장한다. 거기에는 'G-spot을 발견했다는 그뢰펜베르그(Ernst Grafenberg)'와 '지스팟 정보 대중화에 기여한 베벌리 휘플(Beverly Whipple)'의 이름도 붙어 다닌다. 그러나 이 가설과 사례들은 조금만 유심히 살펴보면 그 근거와 이론적 토대가 우스울 정도로 빈약하다는 것을 알게 된다. '유의미한' 학계 연구와 자료도 없다.

전 세계에는 〈클리토리스 스팟 절대주의〉를 지지하는 전문가가 압도적인 수로 포진해 있다. '클리토리스 스팟' 이외의 '다른 질 내 스팟'을 찾기 위한 연구를 거듭한 후, 회의를 느껴 자신의 기존 연구를 철회한 학자들도 있다.

지스팟이 존재한다면 그것은, 클리토리스라는 큰 크리스마스트리 아래 매달린 작은 전구 하나에 불과하다. 이는 나무 꼭대기에 '빛나는 별'로 포스를 뿜는 '오르가슴 능력종결자'와는 애초부터 경쟁 상대가 되지 않는다.

'여성은 오직 클리토리스로 오르가슴을 얻는다.'
질 내부에서는? 오르가슴이 일어나지 않는다.

'클리토리스 절대주의' 및 G스팟 회의론에 동의하는 대표적 학자들을 아래에 일부 요약하였다. 진실을 위해 애써 오신 양심 있는 학자들의 역사에 경의를 표한다.

◆ **헬렌 오코넬**(Helen O'Connel, 호주 멜버른대학교 의학박사. Royal Melbourne Hospital 비뇨기과 전문의)

여성 클리토리스의 실체에 대해 21세기에 이르는 시점에도 체계적인 의학적 접근과 연구가 없던 척박한 풍토에서, 1990년대 말, 여성 클리토리스의 숨은 면적과 크기를 상세히 밝혀내는 대단히 선구적인 업적을 남겼다. 2004년, 여성골반 해부학 방면 의학박사 학위를 취득했다.

공식 홈페이지 : http://www.helenoconnell.org

◆ **아마차이 킬체브스키**(Amichai D. Kilchevsky, 비뇨기과 의사)

미국 뉴헤이번 예일대 부속병원 연구팀을 이끈 그는, 지난 60년간(1950~2011) 발간된 의학 및 과학문헌을 토대로 100건의 연구를 정밀하게 검토하고 통계 내어 '지스팟이 존재한다는 증거가 전혀 없다는 요지의 논문'을 「성의학저널, Journal of Sexual Medicine」 2012년 1월호에 발표했다. 이 연구결과는 미국방송 CBS, MSNBC, 텔레그래프 등의 매체에 보도되었다.

◆ **알프레드 킨제이**(Alfred Charles Kinsey, 1894~1956, 하버드대 생물학 박사, 동물학자)

1953년, 여성 5,940명을 조사한 결과의 통계를 두 번째 킨제이보고서 「여성의 성적 행동, Sexual Behavior in the Human Female」으로 펴냈다. 당시 록펠러재단은, 여성의 성을 적나라하게 연구한 것에 심기가 불편해진 미국의회 압력으로 '킨제이 성 연구소에 자금지원을 중단'하기도 했다.

◆ **수잔 고든 라이든**(Susan Gordon Lydon, 1943~2005, 미국의 작가, 여성운동가, 잡지 「롤링스톤」과 「오클랜드 트리뷴」의 창립 편집자 역임)

1970년 발표한 저서 「오르가슴의 정치, The Politics of Orgasm」는 미국 일부 대학의 교과과정에 현재도 쓰이고 있다.

◆ **셰어 하이트**(Shere Hite, 1942~, 미국 태생의 독일어 성 교육자)

그녀가 1976년 발표한 「하이트 보고서, The Hite Report: A National Study of Female Sexuality」는 여성의 성욕에 대한 유명한 보고서로, 성의학계를 뒤흔든 메가톤급 베스트셀러였다.

공식 홈페이지 : http://www.hiteresearchfoundation.org

◆ **윌리엄 마스터스와 버지니아 존슨, 부부학자**(William H. Masters and Virginia E. Johnson, 산부인과의사, 임상심리학자)

1996년, 1만 번이 넘는 대규모의 인간 성 접촉 행태를 직접 관찰하여 연구결과를 저술로 남겼다. 이 연구에서는 여성 고유의 성적 능력인 반복오르가슴*을 발견하기도 했다.

◆ **알리스 슈바르처**(Alice Schwarzer, 1942~, 독일의 대표적 여성운동가)

1975년 「아주 작은 차이」라는 명 저서를 발표해 전 유럽을 뒤흔들었다. 이 책은 수십 년 전 이미, 여성의 불감증에 대해 진실을 꿰뚫는 통찰과 여성 오르가슴에 대한 정확한 설명을 남겼다. 그녀는 독일정부로부터 무공훈장, 2004년 프랑스의 레지옹 도뇌르 훈장을 받았다.

공식 홈페이지 : http://www.aliceschwarzer.de

◆ **메리 제인 셔피**(Mary Jane Sherfey, 1918~1983, 미국 정신분석의)

「여성의 섹스, The nature and evolution of Female Sexuality」를 저술하였다.

◆ **헬레네 도이치**(Helene Deutsch, 1884~1982, 프로이트의 직계 학자)

'성숙한 단계의 성인여성은 오직 질로만 오르가슴을 느껴야 한다.'고 주장한 프

반복오르가슴* 그녀들이 전수하는 밤일비법에서는 '롤러코스터 오르가슴'으로 정의하였다.

로이트 전통과 신화의 신봉자였다. 그러나 불감증 여성들을 치료한 임상 경험들을 통해 '이론'과 '현실(실제)'의 차이를 인정하게 되고 결국 기존의 프로이트적 신념을 포기하였다.

◆ **마리에 보나파르테**(Marie Bonaparte, 1882~1962, 프랑스 정신분석의)
나폴레옹 황제의 후손으로 프로이트의 여성 제자 중 한 명이었다. 그녀는 삽입 섹스에 의한 질 오르가슴만을 '정상'으로 인정하려고 한 프로이트의 이론에 회의를 느꼈다.

◆ **코벨트**(Kobelt) 박사는 1851년, 클리토리스가 '극소수의 감각신경 종말'만이 영향을 미치는 질 내부에 비해서 절대적으로 비교우위라 발표했다. 1853년경 **드바이**(Debey) 박사, 1882년 **기요**(Guyot) 박사도 유사한 발표를 했다. **19세기 말의 해부학자들**도 여성의 클리토리스가 매우 치밀한 신경조직에 연결되어 있으므로, 여성의 유일무이한 최고 성감대라 결론 내렸다.

◆ **헬렌 싱어 카플란**(Helen Singer Kaplan, 1929~1995, 정신분석의)
그녀는 오스트리아 태생의 '20세기를 대표하는 4대 성의학자' 중 하나로, '음핵(클리토리스) 자극'을 받아야 오르가슴을 느끼는 여성의 비율에 대해 체계적으로 연구했다.

각종 스팟은 '섹스 산업의 광기'가 낳은 비현실적 판타지다.
만약 있다고 해도 잊어주기를 희망한다. 60여 년 이상을 답보 상태인 그 에너지 소모적인 허구이론 때문에, 남자들은 물론 여자들의 몸과 마음은 더더욱 혹사당하고 있다. 그 누구도 섹스가 스트레스가 되기를 원하지는 않는다.

여성 오르가슴의 명품엔진인 '클리토리스 스팟'조차 제대로 자극하지 못하면서 다른 스팟들을 찾는 것이 무슨 의미가 있을까?

여기에 좋은 비교가 있다. 남성 자신의 몸과 마음에 물어보라. 당신은 페니스 오르가슴 외의 다른 오르가슴을 느껴본 적이 있는가? 있었다면, 페니스 오르가슴보다 쾌감이 강렬하던가? 그 차이를 명확히 구별할 수 있는가? 여성 오르가슴도 같은 비교가 가능하다. 성별 불문하고 인간의 오르가슴은 명료하므로.

많은 남성이, 행여 있을지 모르는 지스팟 등을 자극하려는 목적에서 하나 내지 두 개, 세네 개의 손가락을 질 안으로 밀어 넣는다. 이 때문에 페니스는 물론 손가락을 질 깊숙이 넣어 자궁경부까지 자극하려는 시도도 한다. 이 행위들은 위험하다. 스스로 건강 균형을 유지하는 질과 자궁경부에 균을 유입시키고 점막에 상처를 남기기 때문이다. 미세한 스크래치들은 인체를 취약하게 한다. 바이러스는 피부층을 잘 통과하지 못하므로, 주로 성기처럼 점막으로 이루어진 신체 부위를 통해 몸에 침투한다. 산부인과 전문의에 의하면, 삽입섹스 파트너를 두고 있는 여성은 경미하던 심각하던 자궁경부에 일상적 염증이 있는 경우가 많다고 한다.

미지의 스팟을 찾겠다는 파트너의 진한 손가락 행위들로, 놀러 오려던 오르가슴이 도망가기도 한다. 여자는 자신의 질에 파트너가 손가락 피스톤을 할 때 그만하라고 하고 싶어도 "자기야, 이거... 내 오르가슴에 도움이 안 되는 것 같아." 의사표현을 할 수 있게 되기까지는 오랜 세월이 걸린다. 어쩌면 그러한 말들은 영원히 가슴 속에 묻힐지도 모른다.

질 내부에 여러 쾌감 스팟과 그에 따른 독립적 오르가슴이 있다는 주장은 ① 삽입섹스를 과도하게 신성시·절대시하는 남성적 성문화의 영향. 그리고 ② 섹스산업이 그 배후다. 섹스산업의 경우, 관련 서비스와 상품들을 개발하고 팔기 위해 다음과 같은 전략을 취한다. 정력제를 팔기 위해, 길게 삽입섹스 하는 것이 중요하다는 정보를 확산시킨다. 성인용품과 포르노의 충성 구매자를 양산하기 위해, 여러 스팟을 찾아내야 능력남이라고 독려한다. 이와 동시에, 다양한 스팟 정보와 영웅담을 날조하는 식으로 성 지식을 가공한다. 그리고 클리토리스 이외의 다른 스팟들로도 오르가슴을 느껴야 성감이 발달한 여성인 것처럼, 보통여성들을 불감증으로 매도하기 쉬운 것이다. 우리는 더는 이러한 정보들에 속아서는 안 된다.

아듀, 지스팟!

1982년 '베벌리 휘플'이 지스팟에 관한 책을 펴냈다. 이후로 이 가설은, 전 세계의 수많은 남녀를 비현실적인 섹스 여정으로 등 떠밀어 왔다. 또한, 여성의 성적 진실에 관한 프로이트의 왜곡된 이상을 부활시켰다는 거센 비판을 받아왔다.

그러한 G-spot을 다각도의 의학적 시도로 검증해보려는 연구자들의 모든 노력도 그동안 참패를 거듭했다. 해부학적 증명과 조직학적 접근의 연구, 현존하는 최첨단 의학 장치들로 그 구조를 확인하고자 했던 시도, 생물학적 유전적 증명도 모두 실패했다.

핫한 논란의 중심이어 온 지스팟에 대한 수십 년간의 연구결과가 이 모양이니, 언제부턴가 슬며시 등장해 유령처럼 떠도는 질 내부(혹은 항문 내부) '티스팟, 에이스팟, 피스팟' 등의 존재 여부야 더 말해봐야 에너지 낭비다. 그럼에도 불구하고 어리석은 미련을 떨치지 못하는 사람은 이렇게 말할 것이다. '극소수에게만 주어진 축복이라서 그렇다.'(대개 마땅한 근거를 더 대지 못할 때 이런 식으로 신비화된다.)

여담으로 재미난 의구심을 하나 제기하자면, '지스팟이 콩알처럼, 동전처럼 만져진다고? 그 실체는, 질 내벽에 생긴 앙증맞은 양성의 혹일 수 있지 않을까?' 우리 몸 창자에도(질 벽도 창자벽처럼 점막이고, 감각 세포가 거의 없는 구조다.) 양성 혹이 생기거나 부분적으로 붓는 현상이 있을 수 있다. 질 안이라고 이러한 현상이 생기지 않으리라는 법은 없으니 말이다. 물론 없어야 정상이지만, 우연히 생겼다 사라졌다 할 수 있는 '뾰루지'와 같은 것을 지스팟이라고 착각할 수도 있다는 의미다.

반복해 설명하지만, 여러 가지 스팟들의 정체를 굳이 인정해주자면, 그 영역들은 여성의 몸 안에 뻗어있는 클리토리스 몸체에 드문드문 분포하는 성감 신경일 뿐이다. 그곳이 자극되면 클리토리스 오르가슴에 간접도움이 되며, 다른 독립적 오르가슴은 존재하지 않는다. 맹점은 '다른 스팟들이 있다, 없다'가 아니라, 있더라도 그 스팟들은 '클리토리스의 일부'라는 사실이다. 또한, 자궁경부 자극이나 항문 삽입섹스로 극치감을 느낄 수 있는 스팟 따위는 존재하지 않는다. 클리토리스 몸체가 여성 몸 안에 존재하고 거기에 성감 신경이 있지만, 이 사실이 엉뚱한 스팟들의 창조와 신비화에 천착하게 하는 논리적 근거로 남용되어서는 안 된다.

대부분의 여자가 스스로 있다고 말하지도 믿지도 않는 스팟들이 정말 존재할까? 궁금해할 시간에, 파트너와 주말에 뭘 해야 즐거울까? 연구하는 편이 현명하다. 존재 가능성이 희박한 가설들 때문에 여자들은 자신이 불감증이 아닌지 살아가며 몇 번은 고민하게 되고, 남자들은 생애에 걸쳐 능력남 콤플렉스에 사로잡히게 된다. 이쯤 되면 누구도 행복하지 않은 섹스다.

클리토리스 스팟 하나로 여성들은 최고의 절정을 경험한다. 복잡하게 생각하지 말자. 클리토리스 이외의 최고 성스팟 왕좌는 그녀들의 몸에 존재하지 않는다.

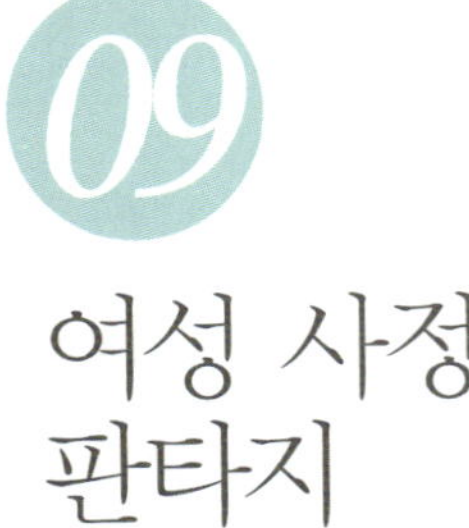

09

여성 사정
판타지

복잡한 몸속 세상과 달리, 겉으로 보이는 신체 반응은 비교적 단순하다. 더우면 땀이 나고, 상처가 생기면 피가 나며, 슬프면 눈물이 난다. 맛있는 음식을 보면 입안에 침이 고인다. 이러한 예를 드는 이유는 섹스 시 '여성 사정'의 빈도는 현실에서 극히 적고, 이를 묘사하기도 모호하며, 그 누구도 정확하게 설명하지 못하고, 오랜 세월 동안 이렇듯 불명확한 신체 외부 반응은 존재하지 않는다는 비교를 하기 위해서다.

'여성 사정이 있을까?'라는 선정적인 질문과 답변의 배후에는 각종 스팟 오르가슴 신화들을 탄생시킨 섹스 산업이 존재한다. 자칭 밤의 황제들이 남기고 다니는 영웅담에도 이 주제는 단골로 등장한다. 물론 그들은 '있다'라고 주장한다.

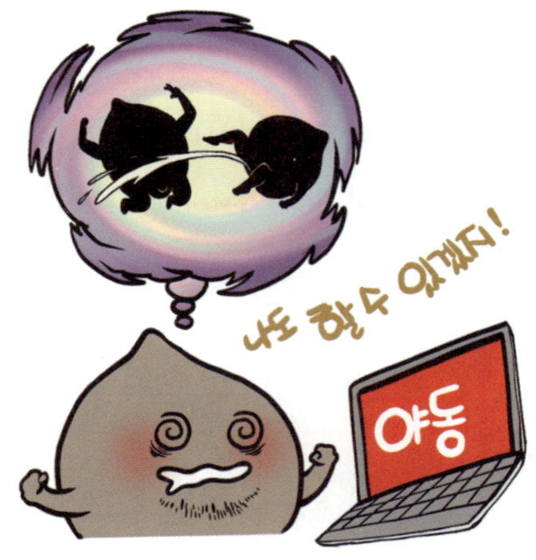

현실에서 '여성 사정'이라고 주장하는 '질에서 치솟는 듯 보이는 체액'은 소변이라고 표현하는 편이 차라리 솔직하다. **소변이 아닐 경우, 해당 체액에 대한 설득력 있는 이론은 다음과 같다. 그 체액은 여성의 '요도측샘'에서 분비되며 약 2~3cc의 극소량이다. 또한 그 성분은 남성의 전립선액과 유사하다고 알려져 있다.** 여성의 요도측샘(선)도 옛날에는 그냥 전립선이라고 불렸다. 어차피 남녀의 성기는 발생학적 기원이 같으므로, 이러한 근거는 상당히 흥미롭다.

또한 질 벽에 '전설처럼' 만져지기도 한다는 '논란의 핫아이콘 지스팟'은 굳이 설명하자면, 요도를 감싸고 있는 조직의 팽창이 촉각으로 느껴지는 것일 수 있다. 이것은 클리토리스 몸체에 포함된(혹은 연결된) 요도해면체 정도로 보는 것이 적절하다. 이 해면체는 평상시 요도를 감싸고 있다. 인체가 특정 자극을 감지하게 되면, 혈액이 이 해면체에 고여 팽창하는 현상을 통해, 요도를 자극과 충격으로부터 보호한다. <u>지스팟이라고 주장하는 부위를 자극하면 소변이 마려운 느낌이 든다고 하는데 이는 당연한 현상이다. 해당 부위 위쪽에는 요도해면체, 요도, 방광이 근접해 있으므로.</u> **착각하면 안 될 것은, 소변이 마려운 그 느낌은 오르가슴과는 아무런 상관이 없다는 사실이다. 그것은 단순 '요의'다**(오줌이 마려운 느낌). 남자들은 다음과 같이 착각하는 경향이 있는데 이는 대단히 잘못 된 것이다. '여자가 무언가 마려운 느낌이 들어 한다. = 싸려고 한다. = 오르가슴을 느끼려고 한다.' (×)

보통 여성도 사정을 한다는 주장에는 G스팟을 제대로 자극했을 때 그렇다는 설명이 그 근거로 제시되는데, 이는 지스팟이라 가정되는 부위가 여성의 비뇨기와 인접해있다는 사실을 확대 해석하고 남용하는 행위다.

남자들에게 "페니스 오르가슴 외에 전립선 오르가슴이나 다른 오르가슴을 경험한 적이 있는가?"라고 물으면 대부분 대답을 주저한다. 여성의 지스팟 오르가슴도 마찬가지라고 보면 된다. **남자나 여자나 자기 몸에 없는 것이기에, 대답을 주저하는 것이다.** 이는 개발되지 않아서가 아니며, 자기 몸이 느낀 경험 이상의 정확하고 구체적인 근거는 없다.

여성 오르가슴에 따른 과장된 사정 현상은 남성들의 성적공상 무한 확장과 콤플렉스를 자극하려는 소재로 포르노물에 등장한다. 투명한 액체가 분수처럼 솟구치기도 하고, 우윳빛 분비액이 다량 흘러내리거나 솟구치기도 한다. 여성의 성기에서 액체가 솟구치는 장면들은 컴퓨터그래픽(CG)조차 필요 없이 어렵지 않게 편집이 가능한 연출 장면들이지만, 많은 순진한 남자들은 포르노가 현실이라 믿어버린다. 그리고는 '나도 언젠가 실제로 볼 수 있을까?'라는 은밀한 기대를 하게 되고 자신의 능력을 걱정하기 시작한다. 현실의 주인공으로 침대라는 무대에 서면, '여자도 사정을 해?'라며 그녀에게 조심스레 묻기도 하고, 홍건한 여성 사정이 없으면 ① 실망하거나 ② 파트너가 불감증인가 의구심을 갖기도 하며, ③ 자신의 기술이 부족해서 만족시키지 못하는 것이 아닌지 불안에 빠지기도 한다. ④ 여자가 사정하는 것을 직접 봤다는 다른 남자라도 발견하면? 자존심에 상처를 입기까지 한다.

여성 사정은 판타지다.

인간은 식도락과 달콤한 잠만큼이나 섹스를 좋아하고 예술이나 유흥(술, 담배, 마약) 그 이상으로 섹스에 지배당한다. 임신 때문에 섹스를 좋아하는 경우는 별로 없지만, 섹스는 정서 교감과 더불어 오르가슴이라는 엑스터시를 주는 행위이니, 충분히 좋아할 만도 하다. 작가 알랭 드 보통은 「사랑의 기초」에서 말했다. '자본주의의 스트레스를 견디기 위해 우리는 낭만적 사랑에 매달리지 않을 수 없다'고. 그러니 어쩌면, 자본주의가 고도로 발달하고 그 부작용이 많을수록 우리는 사랑과 섹스에 더 몰두하게 될지도 모를 일이다.

여성의 '섹스 시 사정 현상'은 황금알을 끝없이 캘 수 있는 금광과 다름없다. 이는 섹스산업을 지탱해주는 요긴한 판타지 테마의 하나이자, 남자들을 섹스 상품에 몰두하도록 하는 스토리 장치다. **섹스 산업이 '여성 사정은 허구'라고 외칠 이유는 없다.** '있는 거 아냐?'라고 사람들이 수근 댈수록, 섹스 사업에는 이득이다. 또한 사람들의 콤플렉스를 부채질하는 것이 그들의 일이다. 섹스 사업자들도 보통의 평범한 남자들처럼 진실을 모르고 있을 수도 있다. 그들 대부분은 남성일 것이고, 왜곡된 섹스 문화를 통해 성을 배워왔을 것이기 때문이다.

'여성의 사정'이란 이슈 또한 각종 스팟설과 마찬가지로 공식적 사실을 인정받은 신뢰할만한 체계적 연구와 근거가 없다. 다른 파트에서도 언급하지만, ==여성의 강렬한 오르가슴과 사정 현상의 존재 여부는 관계가 없다.== 그렇기 때문에, 여성 사정에의 집착은 특히나 여자들 입장에서는 매우 무의미하다.

만일 폭포수가 쏟아진다 해도 클리토리스 오르가슴에 귀속되지 않은 다른 독립 오르가슴이 있는 것이 아니다. 그것이 진실이다. **오르가슴과 함께 투명하거나 뿌얀 액체가 적든 많든 분비되는 것은 맞다.** 그것은 오르가슴 전에도 분비되는 것과 성분 조성이 거의 같은 '질액'이다(또 다른 분비액이 존재한다면 그것은 앞에서도 설명한 2cc 정도에 불과한 요도측샘액이다). 그 양에 목숨 걸지 마라.

커플 섹스나 마스터베이션을 통해 오르가슴을 느껴본 여성이라면 안다. 자신이 경험한 오르가슴의 쾌감과 그에 따라 더 촉촉해진 질 외에 굳이 폭포수가 존재하지 않으며 존재하지 않아도 그만이라는 것을 말이다.

여자들아,
마음 문을 열자!

필자도 여성이라, 여자들의 '성에 관한 한' 이러지도 저러지도 못하는 복잡한 마음을 이해한다. 우리 여자들은 조신해야 할지, 적극적이어야 할지, 늘 힘든 판단의 경계에 서 있다.

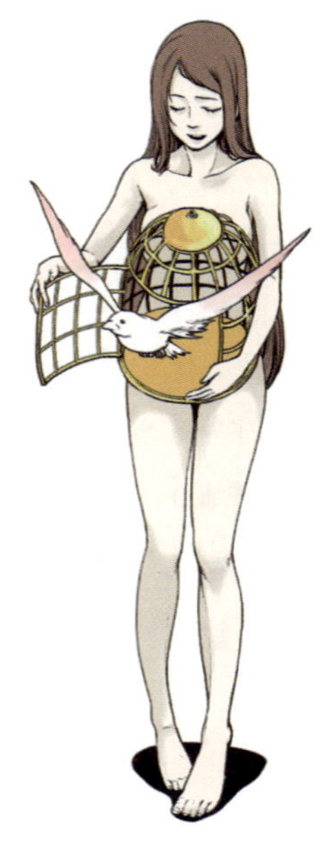

어찌 보면 우리 여자들은, 이래도 욕을 먹고, 저래도 욕을 먹는다. **사랑하는 안전한 파트너 앞에서조차 우리가 마음 가는 대로 성적으로 리버럴하기는 쉽지 않다.**

세상*이 지켜주지 않는 우리 자신을 스스로 보호해야 하므로 생기는 필요 이상의 수동적·방어적인 태도는 본능이다. 이는 개개인의 문제가 아닌, '여자들의 성적 자기결정권'을 좌지

세상* 사회, 국가와 정치, 법률, 종교, 문화 등

우지해온 남성 위주의 역사 탓이다.

그럼에도 불구하고 여자들은 ① '섹스에 관한 대화'나 '섹스 기회 자체'를 회피하는 파트너에게 답답함과 외로움을 느끼거나 ② 섹스에 수동적인 파트너에 아쉬움을 느끼는 남자들의 입장에 공감하는 것이 좋다.

마네킹과 섹스하고 싶은 사람은 없다, 누워서 받으려고만 해서는 안 된다. 관계는 함께 가꾸는 것이다. 같이 노력하지 않으면서 파트너의 성적 리드 능력과 스킬만 관찰하고 평가해서는 안 된다. 남자에게든 여자에게든, 자신의 파트너도 적극적인 편이, 내가 기분 좋은 성적자극과 만족을 얻을 수 있는 확률도 높다.

섹스에서의 행복을 추구하고 싶다면 세상의 이중적 잣대에 흔들리지 말고 능동적이 되어야 한다. 자신을 위해, 파트너를 위해. 남성이 여성보다 육체의 힘이 세다고 해서 마음조차 여성보다 강인한 것은 아니다. 그들도 인간이고, 지독한 외로움을 타며, 기댈 파트너를 원하고, 사랑 앞에서 몸 바치고, 눈물 흘릴 줄 안다.

물론 능동적이어야 한다는 말이 싫은 행위까지 허용하라는 의미는 아니다. 파트너가 나에게 불편한 성적 행동을 한다면 '구체적으로' 의사표현 하자. 특히 남자들은 구체적으로 말해주지 않으면 잘 모른다. 왜곡된 성문화와 위험한 섹스 정보들에 둘러싸여 살아가기 때문에 더 모른다. 그리고 많은 남자가, A라고 말해주면 A라고 믿는다. 그러니 돌려 이야기해서 헷갈리게 하지 말자.

당연한 이야기지만 아무에게나 능동적일 필요는 없다. 파트너가 일상에서는 물론이거니와 침대에서의 태도도 좋은 사람일 때에만 기꺼이 능동적으로 참여해 서로 만족하는 섹스 타임을 만들어라.

11

남자들이여,
포르노의 환상을 깨자!

포르노에서 섹스를 배우지 마라

영혼이 자유로운 남자들조차 포르노물을 즐겨보는 것에 대해 떳떳해하는 사람은 별로 없다(익명성의 인터넷 공간에서라면 몰라도). 포르노는 본 것을 들키면 머쓱하고, 유혹을 참지 못하고 보고 나면 혼자 있는데도 마음 한구석이 어딘가 찜찜하다. 공허하다.

이러한 포르노물이, 단순히 '성적 흥분'의 보조 역할에서 벗어나 실제 성생활의 교과서인 양 설치고 있다. 이것은 대단히 심각한 문제다.

성인들은 포르노물에서의 성 행위를 청소년들이 접하거나 따라하는 사고를 칠까 봐 전전긍긍한다. 그러나 청

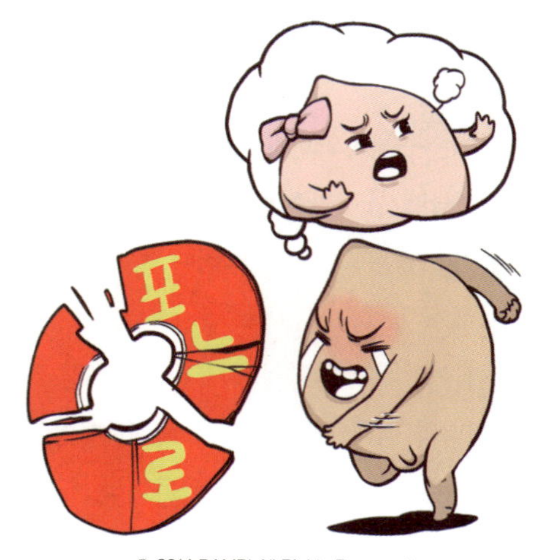

소년보다 어쩌면 어른들이 더 걱정된다. 우리 성인들이야말로 포르노를 섹스교과서쯤으로 여기고 있지 않은가?

인터넷 공간의 성 상담 게시판에는 '야동 좀 보시고 공부하셔서 새로운 것들에 도전해보세요. 포르노 여배우들도 따라해 보시고요. 아마 남편이 좋아할 겁니다.' '남편과 같이 야동 좀 보고 배워야겠어요.' '포르노라도 보고 연습해 보세요.' 이와 같은 성인들 간의 조언이 넘쳐 난다.

위 사례들처럼 어른들도 섹스를 포르노물에서 배워야 한다고 확신하거나 헷갈리는 마당에 우리가 무슨 자격으로 청소년들을 걱정할까? 그러니 어른들부터 바른 가치관을 지녀야 한다.

'포르노와 현실 경계'를 분별하는 능력

워낙 질 안 좋은 포르노가 많기에 안보는 것이 최선이겠지만, 포르노를 무조건 보지 말자는 것은 아니다. 다만, 그 부정적 영향들을 분별해낼 줄 아는 가치관은 습득하는 편이 좋다.

포르노는 성적 망상을 무한대로 보여 줄 뿐 현실에서 넘지 말아야 할 분별력 지점이 어디인지 알려주지 않는다. 물론, 사람들이 그러한 분별력을 가져야 한다는 것에 성인물 업자들이 관심이 있을 리도 없다. 나 자신만을 위해서라면 모르겠지만, 파트너를 위해서는 반드시 분별력이라는 것이 있어야 상대에게 혹시 모를 무례를 범하거나 피해를 입히지 않는다.

그 유해성과는 상관없이 포르노업계의 부귀영화는 향후에도 건재할 것이다. 섹스에 대한 사람들의 지대한 관심은 인류사가 존재하는 한 영원할 것이기 때문이다.

문제는 포르노 산업이 '상업성'에 기반을 두기 때문에 생기는 위험성이다.

섹스는 어마어마한 돈이 된다. 사람과 성을 상품화하는 분야는 그 특성상, 자발적 양심을 기대하기 힘들다는 특징이 있다. 그들은 중독자를 양산해 지폐로 탑을 쌓는 데 관심을 둘 뿐, '몸의 건강, 정서의 행복'을 기반으로 하는 섹스의 기쁨에는 관심이 없다. 파트너와의 원만한 관계유지와 같은 주제에도 관심이 없다. **포르노에는 '순간' 만이 존재한다.**

더군다나 여자에 비해 심리적으로 단순하고 테스토스테론 분비가 왕성한 남자들을 노예화하기가 훨씬 쉽기 때문에 **성인물의 1차 타깃은 언제나 '남성'이다. 그래서 여성의 신체적·정서적 건강과 즐거움에는 더더욱 무관심하다.** (그런 포르노도 있기는 하다. 흔하지 않아 그렇지.)

성생활의 비전을 제시해주었으면 하는, 성인들의 은근한 기대에서 빗나가 있는 포르노의 이런저런 위험성보다 더 심각한 문제는 **사람들이 포르노를 별다른 여과 없이 받아들이고, 실생활 섹스의 모델로 삼아 포르노 모방 행위가 현실에 확산된다는 것에 있다.**

위에서 언급했듯이 남자들은 대체로 단순하다. 이 장점은 포르노 산업에 악용된다. 포르노는 이러한 남성들이 '흥분과 사정'에 몰입하고 중독되어 다시 찾을 수 있도록 충격적이고 선정적으로 만들어질 뿐, 현실성은 고려하지 않는다.

포르노가 심어주는 왜곡된 환상의 대표적인 예는 아래와 같다(①~⑧).
① 남자는 정력*이 최고라는 고정관념
② 삽입섹스(남성만족 위주의 섹스방법) 중심주의
③ 과격한 체위들에 대한 동경

정력* 1. 잦은 발기 2. 발기상태의 지속 3. 장시간 피스톤

④ 거칠게 다뤄도 그녀가 오르가슴을 느낄 것이라는 착각

⑤ 애널섹스 등 위험한 섹스도 몸에 즐거울 것이라는 환상

⑥ 여성 오르가슴의 스팟 존재에 대한 혼란

⑦ 여성 사정(분수) 발굴 의무감에 대한 강박

⑧ 인격체인 여성의 몸을 상품이나 모형 관찰하듯 보고, 만지고, 다뤄도 된다
　는 생각

⑨ 성추행, 강간 행위에 대한 '무감각'의 습득

**포르노가 보여주는 모습들은 보편적인 현실이나 리얼리티가 아니다. 그리고 살
아가며 겪게 되는 당신의 파트너는 보편적 섹스 취향에 속할 확률이 높다.**
당신의 파트너가 여성이라면 더욱 그럴 확률이 높다. 대화를 통해 그녀의 특이
취향을 확인하지 않은 한, 포르노에서 본 장면들은 잊는 편이 현명하다.

섹스는 남자가 리드해야 할 위치에 서는 경우가 많다. 그러므로 포르노물속 장
면들과 현실이 다름을 남성들이 먼저 인지하고 격파할 때, 남자도 여자도 '포
르노 산업의 노예'가 아닌 '자유의 신분'으로 섹스의 행복을 누릴 수 있다. 영
혼 없는 섹스는 이제 멈추자.

그녀의 절정은
진품?

오르가슴을 '몸의 오르가슴'과 '심리적 오르가슴'으로 나눠볼 때, **그녀의 나이가 20대라면 이성과의 '삽입섹스'에서 '몸의 오르가슴'을 연기할 확률이 높다.** 동전의 양면을 뒤집어보면,

그만큼 페니스 질 삽입섹스로 여성이 오르가슴을 얻기 쉽지 않다는 의미이기도 하다. 손가락을 질에 삽입할 때에도 마찬가지다. 더 나이가 든 30~40대도 오르가슴을 종종 연기한다. 다행인 것은 그녀의 나이와 자아가 성숙해져 갈수록 연기 확률은 차츰 낮아진다.

♥ 나이도 성숙해져 가고, ♥ 성 경험도(있다면) 성숙해져 가고. 이 두 가지 성숙과 자기표현 능력이 갖춰져야 비로소 파트너와의 섹스에서 오르가슴을 느낄 확률이 높아지고 더불어, 오르가슴을 가장해 연기할 확률이 낮아지

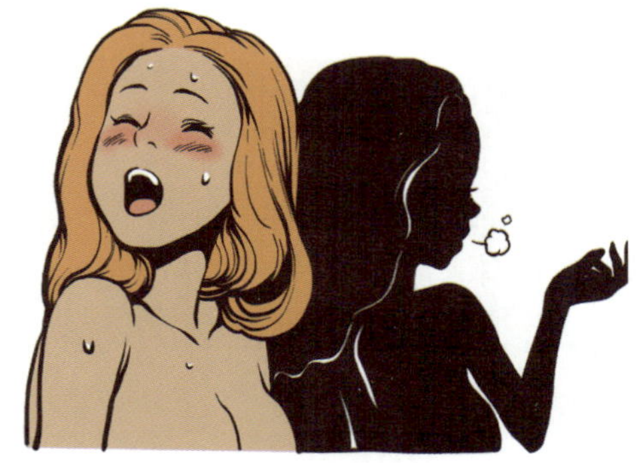

게 되는 것이다. 물론 아무리 성숙해져도 파트너를 잘 만나야 가능한 일이기도 하다.

미국 컬럼비아대 리서치에 응한 453명의 미국 여성 중 54%가 오르가슴에 도달한 척 연기경험이 있음을 고백했다고 한다. 미국 여성들은 연기 이유로 파트너의 바람이 걱정스러워서라 답했다. 미국보다 성적 억압이 깊은 문화권에서 살아가는 여성은 연기하는 퍼센티지가 더 높을 가능성이 짙다.

그녀는 왜 이성과의 섹스에서 오르가슴을 연기할까?
하나, 남자의 기를 살려주려고
둘, 여자는 왠지 신음을 내야 할 것만 같은 중압감
셋, 섹스 중 정적(고요함)이 어색해서
넷, 불감증으로 오해를 받을 것 같아서

만약 연기도 아니고 진짜 오르가슴도 아니라면? 과격하거나 깊은 피스톤이 아파서 내는 신음이다. <u>물리적으로 아픈 느낌과 좋은 느낌은 공존하지 않는다.</u>

남자의 마음 한구석에선 '좋은 걸까, 아픈 걸까?' 그녀의 상태를 분별하기 위해 애쓰면서도, '그녀의 신음'을 그녀가 흥분 중이라는 확인의 지표로 삼거나 여성의 신음소리 자체에 남자로서의 자신감과 야한 흥분을 얻는다.
그녀들은 습관적으로 강박에 시달린다. '신음을 내고 오르가슴을 연기해야 하나?' 연기자 모드에 돌입하게 되면 자신의 감각에 몰입하기가 어려워질 수 있음에도.

남자도 여자도 포르노물의 직·간접 영향을 받는다. 신음 소리를 여자가 많이 낼수록, 크게 비명을 지를수록, 그녀가 끝없이 황홀을 느끼는 것처럼 보인다. 이 때문에, 포르노물을 소비해준 대가로써 남성들의 자신감을 보상해주기 위해 포르노는 남자의 신음보다는 여자의 끊임없는 신음과 괴성들로 채워진다.

그러나 남자나 여자나 똑같다. 오르가슴은 신음과 별로 상관이 없다.

남자들도 알 것이다. 남자는 극치감의 순간에 파트너를 꼭 끌어안고 정지한 채 곧잘 조용히 있지 않는가. 느끼느라고…….

우리는 제삼자들의 섹스 신에서 흘러나오는 여자의 비명을, '그들이 뜨거운 섹스를 나누고 있다. 그녀가 느끼고 있다'는 증거로 단정해버리는 경향이 있다. 뜨거운 행위인 것은 맞지만 거기에는 그녀의 거짓절정이 외로운 허수아비처럼 서 있고 통증만이 존재할 수 있음에도. 비명으로 흥분 정도와 오르가슴을 가늠하는 습관을 버려야 한다. 그리고 대화로 파트너의 흥분 도를 구체적으로 파악하는 습관을 들여야 한다. 그래야 연극영화과 출신도 아닌데 연기자로 성우로 변신하는 그녀를 숨은 스트레스로부터 해방할 수 있고 남자들 역시 '신음과 비명 판타지'에서 벗어날 수 있다.

당신도 〈진품 명품〉을 원하지 '가짜'를 자꾸 보고 싶지는 않을 것이다. 그녀가 비명을 지르지 않는다고 해서 아쉬워하지 마라. 우리 여자들은, 연기자 생활을 그만하고 싶다…….

그녀의 오르가슴을
확인하는 방법

섬세한 파트너라면 확인할 수 있다. 삽입섹스나 오럴섹스(컨닐링구스)로 그녀가 오르가슴을 느낄 때 리드미컬한 박동이 수 초 동안 일어나기 때문이다. 오르가슴이 일어나는 중심핵은 클리토리스귀두이지만, 절정의 메아리는 클리토리스 몸체를 위시해 질과 항문 부근까지를 긴 축으로 하여 골반 안 전체에 넓게 퍼진다. 호수 중앙에 돌멩이를 던졌을 때 퍼져 나가는 동심원들을 떠올리면 이해가 빠를 것이다.

절정은 질 입구에 손을 살짝 대고만 있어도 느낄 수 있다. 삽입섹스라면 그녀가 오르가슴을 느끼기 직전과 직후에 알려달라고 부탁해보자. 페니스의 감각에 신경을 집중하면, 수축과 이완이 일어나는 절정의 떨림이 전해져 올 것이다. **단, 여자는 마음만 먹으면 그 연기가 얼마든지 가능하다.** 인위적으로 PC근육을 살짝 조였다 풀었다 반복하는 수축과 이완이 실제 오르가슴 박동과 같기 때문. 연기를 해야 해서 스트레스를 받는다면 모를까 몸의 연기 자체는 매우 쉽고, 따라서 그녀의 절정이 진짜인지는 오직 그녀 자신만이 알 수 있다. 이는 대부분 선의의 의도이지만 장기적인 건강한 관계 측면에서 본다면 그리 바람직한 것은 아니다. 그녀가 그저 파트너인 나에게 솔직하기를 바라는 수밖에!

오르가슴에
영향을 미치는 요소

그녀가 파트너와의 섹스에서 오르가슴을 경험하는 데는 몸이 타고난 것보다는 **심리적 요소 및 환경적 요소** 그리고 **지극히 개인적인 경험적 요소**가 복합적으로 영향을 미친다. 환경적 요소는 '파트너의 태도와 섹스 스타일'을 포함한다.

✔ 자발적인 섹스인가?
✔ 긍정적 '성 자아존중감'
✔ 연령(성숙한 나이의 도래)
✔ 성 경험
✔ 성 가치관
✔ 그날의 정서적 컨디션
✔ 그날의 신체적 컨디션
✔ 건강
✔ 파트너의 섹시함
✔ 파트너의 태도
✔ 파트너의 테크닉(섹스 기술)
✔ 심리적인 몰입도

✔ 아프지 않은 체위

✔ 여유로운 시간

✔ 안전하고 안정된 장소

✔ 청결한 침구

✔ 분위기(로맨틱 또는 에로틱)

✔ 임신에 대한 생각

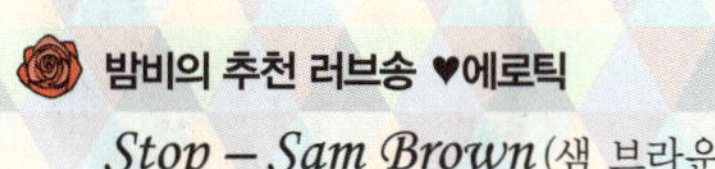

15

클리토리스는
왜 거기 있을까?

Hello, Joy Button!
She may be the 'Aladdin's Wonder Lamp'..

'클리토리스귀두의 위치'에 대해 이야기해보자. 그녀의 배꼽 가까이에 빼꼼 머리를 내밀고 있는 클리토리스의 앙증맞은 머리는 성적 감흥의 최고 정점이다.

"저는 미니멀리즘을 추구하죠." 콤팩트한 크기에 비해 화려한 능력을 갖춘 이 녀석의 직업은 '음악가'다. "신비의 오르가슴연주 요술을 보여드릴게요. 느낌 아니까~"

저는 연비도 좋답니다. 천일야화 속 '알라딘의 요술램프'라 생각하세요. 램프 문지르듯 살살만 저를 쓰담 쓰담 해주셔도 부릉부릉♪ 시동을 걸고 당신을 달궈드릴 수 있어요.

"이제 부드럽게 키스해주세요, 오르가슴 요정이 등장할 때까지……"

페니스가 '배출, 성감(오르가슴), 생식'의 3가지 기능을 함께 갖도록 멀티태스킹 기관으로 진화

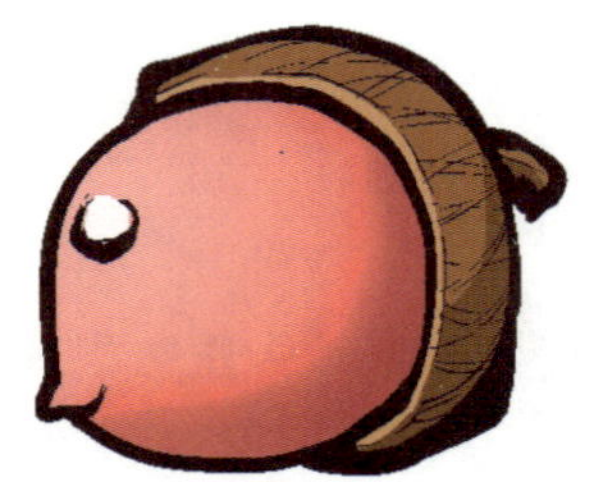

해온 것과 달리, 클리토리스는 오직 인간의 오르가슴을 위해 특화된 유일한 기관이다. 직업으로 치면 〈전문직〉인 것. 클리토리스 전체에 오르가슴을 멋지게 연주해내는 신경 스팟이 분포하지만, 그 대부분인 8,000여 개의 스팟은 몸 밖 클리토리스귀두에 존재한다.

여기서 의문을 가져 보자.

그녀의 최고 성스팟인 **클리토리스귀두가 어째서 삽입섹스 때 자극을 직접 쉽게 받을 수 있도록, 질 안에 있지 않은 것일까?** 왜 페니스 삽입 위치인 질 입구나 질 안에서 한참 멀찍이 떨어져 있을까? 임신이 목표라면 모를까(질은 '생식기'다), 오르가슴을 목표로 한다면(클리토리스는 오르가슴을 관장하는 '성기'다) 페니스 삽입섹스가 생각만큼 여성을 황홀하게 할 수 없다는 (숨겨진) 현실에 혼란과 패배감을 느낀 남성들이 지스팟과 같은 판타지를 축조해온 것을 보며 클리토리스가 차라리 질 안에 있었다면 낫지 않았을까? 가끔 생각한다.

이에 관한 재미있는 주장이 있다. 클리토리스귀두처럼 극민감성인 성스팟이 질 내부에 위치하게 되면 출산 시 쇼크를 받을 확률이 있다는 것. 그러나 이는 여자의 성을 생물학적 측면(임신과 출산)에 한정해 보는 시각이다. 현실성 있는 이야기는 다음과 같다. 클리토리스귀두 역시 남성의 그것처럼 몸 밖에 위치하는 편이 '스스로 자신의 몸을 기쁘게 하는 섹스'를 하기에 편리하다는 가설. 어쩌면 성욕은 식욕만큼 자연스러운 것인데 원하는 타이밍마다 타인에게 사랑받기란 쉽지 않다. 커플 섹스를 나눌 상황이 되지 않을 때에는, 스스로 자신을 사랑해 줄 수도 있는 편이 남녀불문하고 합리적이다. 그것이 자신의 '몸'이든 자신의 '마음'이든. **덧붙여, 인간의 소중한 생물학적 기능은 분리되고 아껴지는 편이 낫다.** 이에 대한 조물주의 자상한 배려로 클리토리스귀두 또한 페니스처럼 몸 바깥 배꼽 가까이에 위치하게 되었다. 손이 닿기 가장 편한 곳에! (아울러 파트너의 입술이 닿기에도 참 좋은 위치? 헤헷~)

16

숨겨진
클리토리스 이야기

클리토리스는 수백 년 이상, 어쩌면 천 년 가까이 금기의 대상이었다. '클리토리스(clitoris, 음핵, 陰核)'의 어원은 그리스어 'kietoris'로 '조그만 언덕, 숨어있다, 닫혀있다, 여신 또는 신'을 의미한다. 클리토리스는, 여성의 능동성과 성적 쾌감을 비난하는 종교와 가부장적 공포를 등에 업고, 의학과 정신분석학 등 과학, 정치, 심지어 일부 예술가들의 동조와 묵인 아래 <u>그 해부학적 구조와 기능, 능력에 대한 인정과 연구가 사실상 금기시되어왔다.</u> 〈클리토리스가 여성쾌감의 중심이라는 것이 사실〉로 인정되면 이는 곧 생식목적 외에는 남성의 페니스와 질 삽입섹스가 불필요해질 수도 있다는 것, 그 위상이 낮아질 수 있다는 것. 그것은 곧 여성지배능력의 상실을 의미하기 때문에 클리토리스가 어떤 남성들에게는 '두려움'의 대상인 것이다.

15~17세기 중세유럽의 마녀재판에서는 재판관이 여성의 클리토리스를 마녀 사냥(witch-hunting)과 처형의 결정적인 유죄 증거로 삼았다. 문화인류학자 마빈 해리스(Marvin Harris)는, 15~18세기에 약

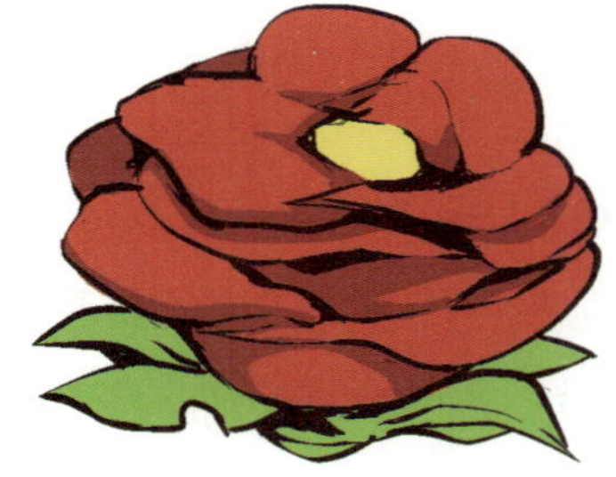

50만 명에 달하는 마녀사냥 희생자가 있었다고 저서에 기술했다. 17세기 유럽의 해부학자들은 여성이 클리토리스를 만지면 그것이 페니스로 변해 같은 동성인 여성들을 강간한다는 황당한 이론을 펼쳤다.

오스트리아 정신과 의사였던 리하르트 폰 크라프에빙(Richard Von Kraff-Ebing)은 19세기 후반, '처녀성'을 상실하기 이전의 여성에 한해 클리토리스에 의미를 부여했으며 '처녀성'을 상실하고 나면 '질과 자궁'에만 의미를 부여하는 식의 이론을 정립했다.

위 이론을 계승한 **지그문트 프로이트(Sigmund Freud)는, 성인 여성이 오직 질로만 오르가슴을 느껴야 성숙한 여성인 것으로 간주하고, 음핵 자극에 의한 여성의 쾌감을 도착증과 미성숙으로 분류하는 왜곡된 신화를 공고화했다.** 프로이트의 제자였던 빌헬름 라이히(Wilhelm Reich) 등의 학자 역시 동류의 이론을 펼쳤다.

남성우월주의 성향이 극렬한 그러한 학문의 영향으로 여성의 클리토리스는 본격적으로 잔인하게 그 존재와 가치가 평가 절하되기 시작하고 은폐되어, 무려 1970년이 지난 시기까지 유럽과 미국 등지의 사전들과 해부학 교과서에서 명칭이 사라지기에 이른다.

<u>여성의 성적 욕구는 히스테리 발작, 병적인 증상으로 오랜 세월 간주되었다.</u> 19세기 유럽 산부인과 의사들은 자극에 조금이라도 반응하는 음핵을 제거의 대상으로 여겼고, 성욕이 있는 여성을 교정해야 할 인간형으로 간주했다. 여성 스스로 자신의 몸에 오르가슴을 선사하는 마스터베이션은 19세기까지 질병으로 간주되었다.

여성 할례는(여성 성기 절단시술, Female Genital Mutilation, 약어 'FGM')

약 5,000년 전부터 현대에 이르기까지 성행 중이다. 이 음핵 제거 시술은, 여성의 성욕을 막기 위해 어린 여아의 외부 성기('클리토리스, 클리토리스 표피, 대음순, 소음순' 전체나 일부)를 생리혈과 소변이 배출될 수 있는 작은 구멍만 남기고 절단하여 실로 봉합하는 시술행위를 말한다.

이 악습은 소말리아 등 아프리카 약 28개 국가에서 행해지는 것으로 알려졌으나 19세기의 영국을 비롯한 유럽과 미국 등지에서도 행해졌다. 현대에도 '선진문화'의 상징인 미국 뉴욕 주에서만 약 2만 7,000명의 여성이 이 시술을 받았거나 받을 것이라는 통계도 있다. 현재까지 전 세계에서 1억 2,000만 명 이상의 여성이 음핵 절단 시술을 받았으며, 10년 안에 3,000만 명의 여성이 음핵을 제거당할 것으로 추산된다. 유니세프에 따르면, 일평균 약 6,000명의 소녀가 여성 할례에 노출되고 있다. UN은 매년 2월 6일을 '여성 할례(FGM) 철폐의 날'로 정했다.

클리토리스의 구조와(귀두와 몸체의 연결로 이루어진) 숨은 크기가 밝혀지면서 일부에서는 음핵 복원 국제운동과 복원 시술이 펼쳐지고 있기도 하다. 의학자들에 의해 다시 여성 클리토리스의 해부학적 구조와 독보적 능력이 상세히 규명되고 재조명받기 시작한 것은 겨우 1990년대 후반의 일로, 이제 불과 15년여를 넘겼을 뿐이다.

오르가슴 선사 비법

♥ **판타지와 현실 구분 능력이 그녀에게 오르가슴을 선물할 수 있는 비법의 출발점이다.**
포르노물을 볼 것이라면 '자신의 마스터베이션 친구' 정도로만 여기는 가치관이 좋다.
만약 포르노에 등장하는 섹스 기술과 체위들을 무분별하게 현실에 적용하고자 한다
면, 오르가슴은커녕 그녀는 당신에게 말도 못 꺼낸 채 마음과 몸의 고통을 감수하는
상황이 펼쳐질지도 모른다.

♥ **보편적으로 여자들이 꺼려하는 섹스 스타일이 무엇인지도 알아두면 좋다.** 가장 좋
은 방법은, 대화를 통해 그녀의 개인적인 성적 취향과 가치관을 직접 알아내는 것이다.
♀ **그녀들이 꺼려하기 쉬운 섹스 :** 장시간의 삽입섹스, 후배위의 지속, 키스와 포옹이
   없는 성기 위주의 섹스, 치골이 밀착되지 않는 페니스 삽입섹스, 너무 깊은 삽입
   섹스, 오럴섹스, 교감이 없는 섹스
♀ **그녀들이 '매우' 꺼려하기 쉬운 섹스 :** 애널섹스의 삽입 대상(bottom) 역할, 무조건
   삽입섹스로 돌진, 정액을 삼키는 행위
♀ **그녀들이 혐오하기 쉬운 섹스 :** 거칠게 요구받는 펠라치오와 딥스로트, 얼굴에 사
   정하는 행위, 정액을 혀로 음미하는 행위

♥ **클리토리스귀두를 중심으로 하는 여성 오르가슴의 물리적 발생 과정을 올바르게
이해하는 것 역시 그녀에게 오르가슴을 선사하는 비법이다.**
♥ **또한, 전희의 핵심 목표를 기억해야 한다.**
그 목표는 ❶ 정서적 교감과 ❷ 몸의 성감을 깨우는 것이다. 단순히 애무가 몸을 흥분
시키는 행위라고만 생각해서는 안 된다. 정서적 교감이 있으려면 일단, 태도가 부드러
워야 한다. 여자는 '심리적 편안함과 파트너와의 유대감, 정서적 교감'이 있을 때 가장
잘 마음을 열고 몸을 이완하게 된다. 그리고 그 이후 비로소 성적 흥분이 시작된다.
몸의 성감을 깨우는 것은 명확한 목적이 있다. 오르가슴을 느끼기 위해서다. 거친 애
무나 흥분되는 체위가 아닌, '구체적으로 오르가슴에 도움이 되는' 애무를 해야 한다.

03
밤일의 기쁨

그대가 빚어준 환희로 나의 온몸이 젖고, 나는 그대의 영혼을 잃어버린 평화로 적십니다. 알고 있나요? 나는 단지 그대의 육체를 탐닉하려는 것이 아니랍니다. 당신의 품에서 쉬고 싶어요. 그대의 보드라운 둥지가 되어주고 싶어요. 우리 둘만의 낙원을 경험하고 싶어요. 시간을 멈추고 싶어요. 이 세상에 왔던 첫날처럼, 아무 가진 것 없고 실오라기 하나 걸치지 않은 순수한 모습 그대로의 나를, 온전히 그대에게 바칩니다. 이런 나를 받아줄 수 있나요?

성욕과 식욕

'좋은 음식'과 '좋은 섹스'는 우리의 심신을 힐링(healing)한다.

힐링만 취한다면 좋겠지만 어디 그런가? 섹스에는 무수한 고민이 따른다. 그 다양한 고민으로부터 해방되려면 방법은 간단하다. 스킨십과 섹스를 하지 않고 살면 된다. 그러나 그러기는 쉽지 않다. 인구의 단 1%만이 섹스의 번뇌로부터 자유로운 무성애자라고 하니.

식욕과 성 욕구는 똑같이 대뇌 중추가 관장한다. 그래서 유사점이 많다. 요리를 먹으면 '맛'을 느끼게 되고 섹스 역시 나름의 '맛'이 존재한다. **비교적 빠르고 간편하게 배만 채우는 식사는 '싱글섹스(마스터베이션)', 분위기와 시각이 충족되는 요리와 '사교'를 함께 나누는 고차원적 욕구의 식사는 '커플섹스'에 비유할 수 있다.**

배가 고프면, 허기를 해결해야겠다는 생각이 들어 집중이 덜 되고 산만해진다. 성욕 또한 해소되지 않으면 유사한 경향을 보인다. 일반적으로 남성의 식사량이 조금 많을 뿐, 식욕은 남녀 모두의 본능이다. 성욕도 마찬가지다. 식욕도 성욕도, 장시간 해결되지 않으면 인간은 어떠한 형태로든 스트레스를 받게 된다.

그리고 식욕과 성욕에는 '절제력'이 필요하다. 그것이 부족하면 다양한 부작용이 생긴다는 공통점도 있다.

요리 문화의 다양성, 섹스 레시피의 다양성

세상에는 다양한 음식이 존재한다. 그리고 거기에는 국경을 초월해 보편적으로 사람들 입맛에 맞는 무난한 음식종류가 존재한다. 한식의 불고기, 일식의 스시, 양식의 파스타나 스테이크 등등. 이처럼 국적 불문하고 보편적인 **선호음식**으로 정착된 섹스는 삽입섹스와 오럴섹스다. 이를 위한 테크닉과 체위는 '오르가슴 조리법.'

수요가 있기는 하지만 극히 일부의 문화권에서만 통용되는 **이색음식은** 실생활에서의 여자들은 대부분 꺼리는 애널섹스, 입안 사정, 사도마조히즘 플레이 등에 비유할 수 있다. 소아 성애 기호, 성추행, 강간과 같은 '극도의 비도덕적 변태 성욕'은 태아 요리나 인육 섭취처럼 영원히 추방해야 할 **혐오음식**과도 같다 (이는 성욕을 가장한 '살인행위'다).

보편적으로 선호되는 음식과 요리의 세계도 그 범위는 무궁무진하다.

식재료의 특색과 조화도, 조리법도. 우리가 평생을 산다 한들 모두 접해보기란 힘들다. 이색음식 도전으로 식생활에 활력을 불어넣겠다는 모험정신 보다는, 보편적 요리의 다양한 재료 조합과 레시피에 도전해보는 편이 우리의 혀와 뇌에 만족감을 줄 확률이 높다. 섹스도 그렇다. 굳이 파트너에게 이색음식을 먹이겠다는 무모한 시도보다는, 평생 평범한 요리와 요리법들도 '제대로' 즐기기 힘들다는 점을 명심하는 것이 만족스러운 섹스에 더 도움이 되지 않을까?

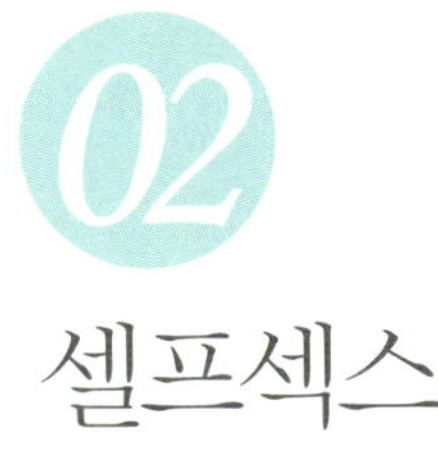

02

셀프섹스

섹스의 기초, 마스터베이션

반드시 상대(파트너)가 있어야만 '오르가슴'이 충족될 수 있다면 인간사는 훨씬 복잡해졌을 것이다. '임신'이나 '교감'의 목표와는 별개로 말이다. 인간은 다행스럽게도 나의 몸이 원하는 때. 그리고 파트너가 없는 사람도 기본적인 오르가슴의 욕구를 혼자서도 충족할 수 있다. 마스터베이션을 통해 자신을 사랑해주는 셀프 터치는 여성에게도 남성에게도 부끄러운 것이 아니다.

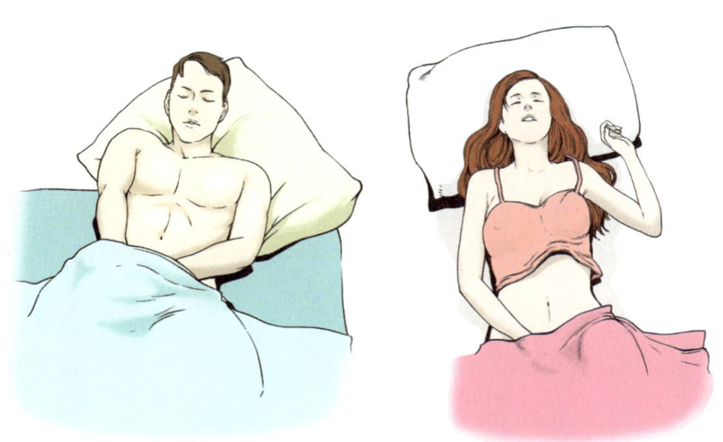

'본능 불 충족'의 스트레스가 있을 때 스스로 해소할 수 있는 능력. 이것을 신은 남녀 모두에게 공평하게 주셨다. 조물주가 누구나 마스터베이션이 가능한 '기본기'를 주셨다는 것은 '피치 못할 때 타인을 방해하지 않고 자신의 힘으로 몸과 마음을 소중히 돌보아주라'는 의미라고 할 수 있다.

타인의 인생에 해악을 가하는 씻을 수 없는 중범죄를 저지르거나(인격체인 타인의 성적 자기결정권을 침해하는 '성추행, 강간'은 폭력행위를 넘어서는 '영혼의 살인사건'이다.) 성욕을 참고 스트레스를 받기보다는, 남자나 여자나 자신의 몸에 마스터베이션을 선물해 심신을 안정시키는 것이 당연히 낫다. 만약 잦은 마스터베이션으로 생길 수 있는 문제점들을 우려한다면 이는 대부분 우리의 기우에 불과하다. 단, 여자들은 마스터베이션할 때 질은 전혀 건드리지 않는 편이 건강상 이롭다. (어차피 클리토리스만 부드럽게 쓰다듬는 마스터베이션으로 여자들의 오르가슴은 충분하게 충족된다.)

마스터베이션으로 '타인과의 관계(relationship) 교감' 욕구본능 해소는 없다. 그렇다 보니 공허함을 느껴 꺼리기도 하지만, 가장 기본적 몸의 욕구는 말끔히 해소된다. 그리하여 신체와 정서 안정에 기여한다는 것은 매우 분명한 장점이다. 이는 자기본능의 목소리를 외면하거나 방치하지 않고 귀 기울이는, 때에 따라서는 반드시 필요한 '자기교감' 행위이기도 하다. 그러므로 셀프섹스는 남녀 모두에게 건강한 행위이자, 긍정적인 심신안정 방법의 하나다. 참고로 파트너가 있는 사람이 과도하게 마스터베이션을 즐기면, 커플섹스에는 다소 흥미를 잃어 상대의 분노를^^; 사는 경우도 가끔 있다.

섹스 쾌감의
원초적 정의

우리는 왜 섹스를 좋아할까?

직장인들이 월요병 우울을 달래기 위해 취하는 방법에 대한 설문조사에서, 1위는 텔레비전 시청, 2위는 섹스가 차지했다. 어떤 연구는 섹스가 인간 삶에서 차지하는 비중을 52%까지도 본다. 사람들이 섹스에서 삶의 위안을 느끼는 이유는 단지 오르가슴을 얻기 때문만은 아닌 '섹스가 주는, 특유의 감각과 정서' 때문이다.

섹스의 쾌감은 '젖은 느낌'에서 온다. 그 쾌감은, 촉촉하고 부드럽게 서로의 입술과 온몸을 쓰다듬고 핥고 빠는 과정에서 생겨난다. 젖은 느낌은 뇌의 원초적 욕구를 충족시킨다. 그 핵심에는 모든 생명의 근원인 '물'이 있다. '자연의 물. 자궁 속 따뜻한 양수. 엄마의 젖.'
우리는 파트너와 섹스하며 '젖고 적시는 동안', 생명을 품어주는 원형(原形)에 대한 향수와 안정감을 느끼게 된다.

사랑하는 사람과의 섹스가 주는 쾌감

종족보존 목적 외에, 인간은 섹스를 통해 열정과 안정감을 얻기를 갈망한다. '열정'을 통해 '오르가슴'이라는 만족감을 추구하고 파트너와의 '친밀감'을 통해 '정서적 안정'을 얻는다. 사랑 없는 '하룻밤'이 허무한 이유는 후자의 충족이 결여된 섹스이기 때문이다.

사랑하는 사람과의 섹스는, 성인이 된 이후 더는 부모의 품에 안길 수 없는 독립의 무의식적 외로움을 달래준다. 또한, 둘 사이의 인간관계에서 언어로 차마다 해석되지 못하는 '아쉬움과 답답함 그리고 긴장'을 스킨십과 섹스가 자연스럽게 해소해주기도 한다.

밤비의 추천 러브송 ♥에로틱

Je T'aime Moi Non Plus – Serge Gainsbourg(세르주 갱스부르)

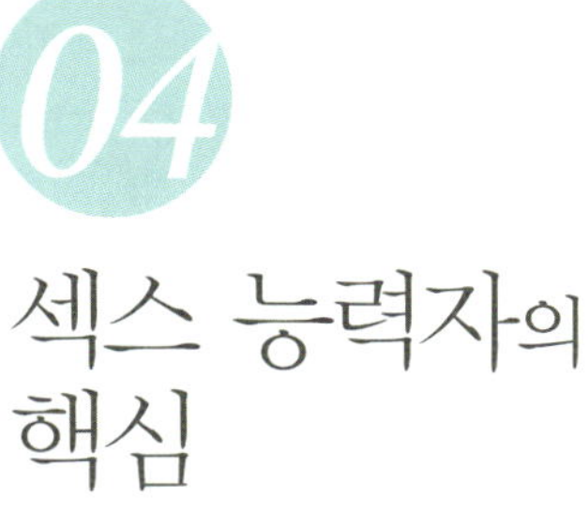

섹스 능력자의
핵심

섹스쾌감의 핵심에는 '물'이 있다. 섹스를 잘하는 사람의 핵심도 같다. 남녀 공통으로, '물을 잘 다루는 사람'이 섹스도 잘한다. 섹스에서의 물은 각종 체액(분비액)을 의미한다. 타액이 마른 키스나 마른 삽입섹스를 좋아할 사람은 없다. 파트너가 예뻐 물고 빨 때, 타액이 부족하면 불편하다. 물론 적당해야 좋다. 타액이 범벅이어도 쾌적하지 않을 수 있으니.

섹스와 관련한 분비액은 다섯 가지다. 질액(애액). 쿠퍼액. 정액. 땀. 타액(침). 여기서 '타액을 잘 다루는 것'이 섹스 능력자의 핵심이다. '혀, 타액, 입술' 이 세 가지를 잘 쓰는 것. 흔히 섹스 능력자라고 하면 정력(남성의 발기 강도와 지속력, 피스톤 지구력, 여성의 질 조임)을 떠올리기 쉽지만, 숨은 핵심은 그 능력이 아니다.

우리는 섹스 타임 중 상당 시간을 '파트너의 온몸 vs. 나의 입술과 혀', '나의 온몸 vs. 파트너의 입술과 혀'가 마찰하는 유희에 할애한다. '머리에서 발끝까지'의 이 윤활은 주로 타액이 담당한다.

삽입섹스의 윤활은 질액이 주로 담당하지만, 이 역시 오럴섹스 후 하면 느낌이 부드럽다. 오럴로 성감도 높였고, 페니스와 질이 더 촉촉하게 적셔졌기 때문이다.

♥ 입술, 혀, 타액을 잘 다루면 남녀 모두 오르가슴 감도가 높아진다.
♥ 맑은 타액이 잘 분비될수록, 섹스 전 과정이 부드럽고 감미로워진다.
♥ 거친 섹스 마찰로부터 점막과 피부를 적셔 보호하는 역할도 한다.

질액, 쿠퍼액, 정액, 땀은 노력으로 분비량을 금새금새 조절하기 쉽지 않지만 타액은 비교적 조절이 가능하다.

 **밤비의 추천 러브송 ♥에로틱**
This Is Not A Love Song – Nouvelle Vague(누벨 바그)

05

촉촉한 파트너 되기

촉촉 남녀가 되는 일상 실천

✓ 물을 자주 마신다.

✓ 체온과 비슷한 생수가 좋다.

✓ 물을, 인스턴트 가공 음료로 대체하지 않는다.

✓ 체내 수분을 고갈시키는 요소를 줄인다(알코올, 커피, 짠 음식, 흡연 등).

✓ 줄일 수 없다면, 생수를 충분히 섭취한다.

✓ 피를 맑게 하는 습관을 지닌다(동물성 지방 섭취 줄이기 등).

✓ 혈액 순환에 도움이 되는 습관을 들인
다(적절한 운동, 몸 따뜻하게 하기 등).

✓ 심리적 긴장을 줄인다.

섹스 도중 타액이 부족할 때는?

✓ 입안 천장을 혀로 마사지하면 침 분비
에 도움이 된다.

✓ 좋아하는 음식을 떠올린다(파블로프 반
사로 타액이 분비된다).

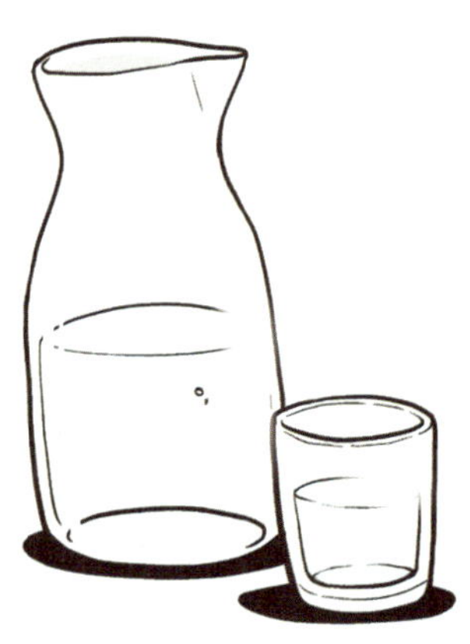

∨ 미지근한 생수를 곁에 놓아두고 마시면서 한다.

왜 촉촉한 파트너가 좋은가?

남자는 '물' 많은 여자를 좋아한다. 삽입섹스가 원활해지기 때문이기도 하지만, 쉽게 말해 흥분 잘하는 여체를 좋아하는 것. 흘러나오는 질액의 양으로 파트너의 흥분 정도를 판단하고, 이를 페니스 삽입 타이밍의 기준이나 자신의 섹스 리드 능력 지표로 삼기도 한다.

남자의 입장도 이해는 간다. 여자는 침대에서 표현을 잘 하지 않는다. 게다가 오르가슴 때 눈에 확 띄는 사정현상도 없고. 그러니까, 그녀가 느껴가고 있는지 어떤지를 그나마 질액의 양으로 눈치껏 가늠해야 한다. 그래야 섹스를 리드하며 상황판단을 할 수 있으니.
남자들은 촉촉하게 젖은 질 입구를 확인하면 '삽입해도 되겠다.' 라는 생각을 하기에 앞서 파트너를 만족하게 하고 있다는 안도감과 자신감을 느낀다. 그 자신감에 대한 중압감과 콤플렉스가 '여성사정 판타지 포르노물'로까지 성행할 만큼, 섹스에 있어 촉촉함이란 중요하다.

잘 말하지 않지만, 여자들도 '물' 많은 남자를 좋아한다. 탄력 있게 발기한 페니스만 기준이 아니라, 귀두에서 쿠퍼액이 방울방울 흘러나오면 파트너가 흥분했구나 싶어 기분이 좋아지기도 한다. 쿠퍼액 역시 애무 시 윤활의 훌륭한 역할을 해주기도 하고.

촉촉한 밤일
능력자가 되는 비법

촉촉한 신체는 섹스 시 **신체적·심리적 쿠션** 역할을 한다.
그러므로 우리는 촉촉한 파트너가 되는 것이 좋다.
질액, 쿠퍼액, 타액의 풍부한 분비 능력을 위해서는 ① 원활한 혈액 순환 ② 체내수
분 안정이 필수이다.
만약 체액 분비가 잘 안 된다고 해서 화학 러브젤의 능력을 자주 빌린다면, 천연 러
브젤 분비 능력의 퇴화를 불러온다. 또한, 입술과 혀에까지 화학 러브젤을 바르고 섹
스할 수도 없는 일이므로 천연 러브젤 분비가 원활한 몸을 만들 수 있도록 평소에
잘 관리하자. ♥

04

밤일 애피타이저

(콩닥콩닥 밤일 준비)

전희는 '잘 준비된 마음과 몸'에서부터 시작되어야 한다. 고유의 체취와 천연 페로몬의 발산도 관능적이지만, 섹스에 친근함을 느끼게 되는 첫 단추는 아마도 후각, 시각, 촉감이 쾌적한 스킨십일 것이다. 또한 청결함은 자칫 몸에 무리가 될 수 있는 행위들로부터 나와 파트너의 건강을 지켜주는 파수꾼이다.

블링블링 타액

섹스는 온몸으로 한다. 청결한 몸으로 침대에 드는 것은 마음의 사랑만큼 중요한 예의다. 침은, 섹스의 전 과정에서 소비량이 많다. 마우스 투 마우스로 키스할 때에만 소비되지 않는다! 그러므로 남성이든 여성이든 맑게, 많이 샘솟는 것이 좋다.

타액(침)은

- ♥ 섹스와 관련된 신체의 다른 분비액과 달리, '노력으로' 청결과 분비량을 어느 정도 조절할 수 있다.
- ♥ 잘 관리된 건강한 침은 무취에 가깝고, 자연 항균 및 살균 능력을 지니고 있다. 이는 이른바 '구강면역력'으로서 입안뿐만 아니라 전신 건강에도 보이지 않게 이바지한다.

타액 관리

- ✔ 타액은 무취라야 한다.
- ✔ 타액의 냄새 상태를 확인한다.
- ✔ 손등에 ① 살짝 침을 묻힌 직후와 ② 침의 수분이 증발된 후의 냄새를 코로

맡아 상태를 점검할 수 있다.

✓ 음식물, 담배 냄새가 타액에 배지 않도록 자주 양치한다.

✓ (미지근한) 생수를 자주 마신다.

✓ 소금물로 가글(입가심)을 한다.

✓ 당분이 없고 항균 역할을 하는 페퍼민트 차 등으로도 가글이 가능하다.

✓ 입안이 마르지 않게 한다. 타액이 적으면 유해 세균의 활동이 활발해져 쾌
  적하지 않은 침 냄새를 만든다.

✓ 당분, 지방, 알코올 섭취를 줄인다.

✓ 구강 청정제에 의존하지 않는다.

✓ 껌에 의존하지 않는다.

✓ 보이지 않는 청결을 중요하게 관리한다.

바이러스나 균에 타액이 오염되지 않으려면 ① 다수의 파트너를 두지 않는다.
② 성매매 업소에 출입하지 않는다.

타액 상식

✓ 타액은 분당 약 0.5mL 분출된다.

✓ 정상적인 타액은 약알칼리다(pH 7.0).

✓ 타액에는 항균, 살균, 면역 성분이 들어있다(라소자임, 락토페린, 면역 글로
  불린, 뮤신, 칼슘 이온, 항체 등).

혀와 치아

파트너의 치아에 낀 음식물을 발견하고 '키스 트라우마'를 경험하는 일도 있기 때문에 키스와 섹스를 앞두고는 보통 이를 열심히 닦는다. 여기에서 우리가 자주 간과하는 사실이 하나 있다. **치아보다는 혀가 섹스 실전에는 훨씬 요긴하다는 사실.** 입 냄새 때문에 키스조차 피하는 사람이 뜻밖에 많다.

그러므로 치아만 열심히 닦지 말고 **혀(혓바닥)도 잘 관리해야 좋은 섹스를 할 수 있다. 단, 혀와 잇몸에 상처가 생기지 않도록 부드럽게 닦자.** 만약 혀와 잇몸에 상처나 염증이 있다면, 마우스 투 마우스 키스도, 오럴섹스를 포함한 입술과 혀를 쓰는 모든 행위도 나누지 않는 것이 좋다.

혀 냄새와 불결의 주원인은 설태(舌苔)다. 입 냄새는 소화기 상태와 더불어 '혀 상태'가 문제인 경우도 많다. 혀에는 설태가 생기기 쉽다. 설태의 성분은 치아에 끼는 플라그와 유사하다. 설태는 신체 질환 때문에

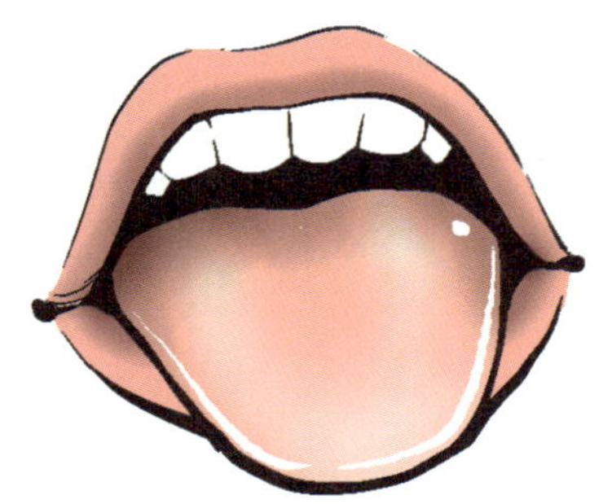

생기기도 하지만, 대부분 입안을 청결하게 관리하지 않기 때문에 생긴다.

혀의 설태 없애기

✔ 음식 섭취 후 양치하기.

✔ 강한 냄새가 진하게 배는 음식을 먹었다면 특히 공들여 양치한다(마늘, 양
  파, 향신료, 진한 카페라테 등).

✔ 음료를 마신 후에는 생수로 가글을 한다.

✔ 흡연 후에는 양치한다.

✔ 평소 혀가 마르지 않게 한다.

✔ '코로 호흡하는 습관'을 들이면 설태 예방에 도움이 된다.

✔ 항균 효과가 있는 천연 차를 마신다(녹차, 페퍼민트차, 매실차 등).

✔ 혀 전용 클리너를 사용한다.

✔ 전용 클리너가 없다면 칫솔로라도 혀를 닦아준다.

손톱

보통 여자보다는 남자가 섹스를 터프하게 리드하므로, 남자의 손톱은 특히 청결하고 짧아야 하며, 날카롭지 않아야 한다. '팔뚝 끝에 달린 페니스'라 칭해도 좋을 만큼 침대에서 우리의 두 손과 열 손가락은 바쁘다. 그러므로 열 개의 손톱 관리는 꼭 해야 한다. 손톱은 최대한 짧게 깎는다. **손가락 끝의 피부보다 손톱이 높지 않은 것이 좋다.**

미리미리 관리하는 센스!

섹스가 임박해서 관리하면, 자연마모가 안 되어 있어 손톱 끝이 날카로울 수 있다. 관리 후 2~3일은 지나야 끝이 둥글게 마모되어 파트너의 몸에 안전하다.

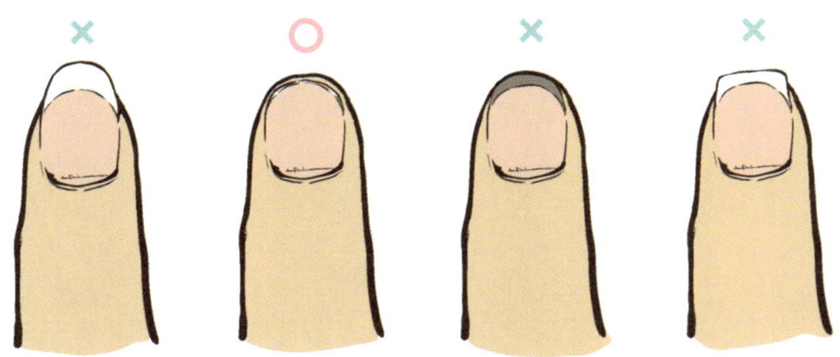

 특히, 연약한 그녀의 '질 입구와 질 안'을 당신의 손톱으로 상처 입게 해서는 절대로 안 된다. 클리토리스귀두와 질 입구 사이에 위치한 요도구 역시 감염에 취약하므로 보호해야 한다.

당신의 손톱 열 개는 안전한가요?

소중한 그녀의 V존에 나의 손가락이 안전할지? 섹스 전에 테스트하는 센스를 갖추자.

✓ 열 손가락 모두를 테스트한다.
✓ 손톱을 자신의 예민한 신체 부위*에 살짝 눌러본다.
✓ 손톱으로 자신의 신체 부위를 눌렀을 때 따끔하다면? 그녀 몸에 보이지 않는 상처를 낼 수 있으니 다듬어 주자. 내게 조금 따끔하다면? 그녀에게는 더 따끔할 수 있다. 남자의 피부가 여자보다 두껍기 때문이다.

자, 테스트를 마음에 담았는가? 작은 습관 하나로, 당신은 더욱 근사한 파트너가 될 것이다.

예민한 신체 부위* 손바닥, 입술 근처, 잇몸, 팔뚝 안쪽 등

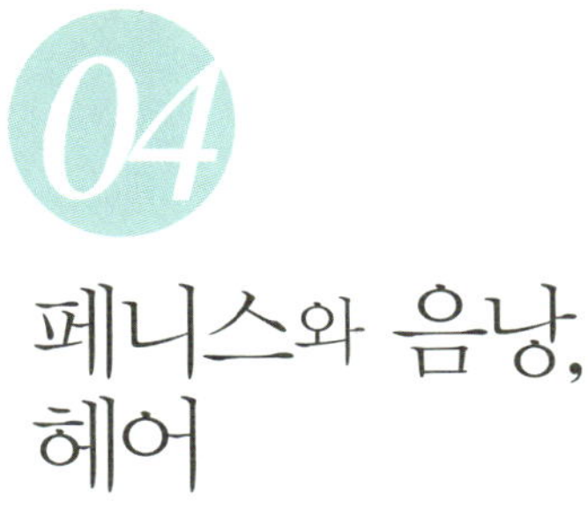

페니스와 음낭,
헤어

페니스와 음낭에서 비누 향기만 난다면?

파트너가 아쉬워할 수도 있다. 남성 음낭 특유의 냄새를 좋아하는 사람도 있고, 여성의 새콤한 향기에 자극받는 사람도 있기 때문이다. ♥ 그러므로 씻고 몇 시간 정도 지난 타이밍에 스킨십을 나누는 것도 좋다.

만약, 펠라치오를 받기 원하는데, 파트너가 펠라치오 경험이 (거의) 없다면?

체취 없이 오로지 샤워의 잔향만 남기는 것이 파트너에게 심리적으로 거부감을 주지 않는다.

페니스와 친구들 관리하기

♥ 페니스, 음낭, V존의 헤어(음모)는 씻은 후 보송보송 습기 없이 말린다. 가능하면 자연 건조 또는 드라이어기 바람에 완전히 말린 후에 속옷을 입는 편이 좋다.

♥ 페니스는 돌출되어 있으니 여자들보다 청결하겠지? 생각하면 오히려 청결에 나태해지기 쉽다.

① 귀두가 닿는 V존 헤어에 소변 냄새가 남거나
② 음낭에 불쾌한 땀 냄새가 남아있을 수 있다.
그러므로 음모와 음낭 뒤의 피부가 겹친 부분까지 깔끔히 씻자.

페니스와 그 주변에서 좋지 않은 냄새가 나면 섹스에 몰두도 되지 않을뿐더러,
여자는 "잘 씻어줘!"라고 말하기보다(파트너가 민망할까 봐 말하지 못한다.) 펠
라치오 같은 오럴섹스를 피하게 된다.

남성 체취도 매력적이지만, 몸 특유의 체취가 덜 하더라도 깨끗함이 우선이어
야 즐거움에도 위생에도 좋다.

클리토리스와 꽃잎,
요도구, 질 입구, 헤어

"하고 나서 씻자! 응?"

남자는 씻지 않고 섹스를 감행하는 것을 때로 로맨틱하게 여긴다. 여자는 그러면 대부분 마음이 편치 않다. 단지 '냄새가 날까, 나지 않을까?'만의 문제가 아니다. 섹스에 있어 남자보다 여러 가지를 고려해야 하고 영향을 받는 입장이다 보니 청결에 민감해서다.

클리토리스와 친구들 관리하기

어디를 씻을까?

헤어(음모), 클리토리스, 음순, 요도구, 질 입구까지 씻는다. 이때, 질 안까지 손가락을 넣어 씻지 않는다.

무엇으로 씻을까?

- ♥ 미지근한 물로만 씻는다.
- ♥ 질 입구에 비누는 되도록 사용하지 않는다.
- ♥ 별 이상이 없는 한 여성 청결제로 씻을 필요는 없다.

어떻게 씻을까?

♥ 피부 점막에 손톱으로 상처를 내지 않게 주의한다.

♥ 위에서(클리토리스) → 아래 방향으로 씻는다.

항문과 질에 상주하는 정상적인 균이나 유해 균은 종류가 다르다. 그러므로 클리토리스에서부터 질 입구까지 씻은 후에, 항문은 별도로 씻는 습관이 좋다.

♥ 비누나 청결제의 잔여물은 여러 번 헹궈 없앤다.

보송보송하게 말리자.

음순이 나뉘어 시작되는 지점과 그곳의 헤어를 특히 신경 써서 씻는다. 헹군 후에는 습기가 남지 않게 말려준다. 자연 건조하거나 드라이기의 약한 바람으로 말려주는 것도 좋다. 꽉 끼지 않는 천연 섬유 소재의 속옷을 입는 습관이 통풍에 좋다.

잘 관리하는데도 쾌적하지 않은 냄새가 난다면, 그것은 관리 습관 때문이 아닐 수 있으므로 산부인과를 찾자.

06

항문

타액은 파트너의 온몸에 다량 사용해야 하고, **항문은 섹스의 직접 대상이 되지 않지만 ① 섹스의 안전(위생)과 ② 섹스의 분위기(후각)에 직결되기 때문이다.**

애널(항문) 애무나 삽입은 보편적이고 대중적인 섹스 스타일은 아니다. 전희도 대충 건너뛰고, 오럴섹스도 하지 않고, 페니스 질 삽입과 피스톤만이 섹스의 중심이거나 전부인 커플도 많다. 그럼에도 불구하고 어떠한 섹스 스타일을 즐기던 섹스에 앞서 항문이 청결한 것이 여러모로 유리하다.

✓ 서로의 온몸과 V존을 어루만져 주
  거나
✓ 삽입섹스를 시도하거나
✓ 질 입구를 페니스로 문지르는 경우
  등의 다양한 상황에서 **손이나 귀두
  가 항문을 건드렸다가 파트너의 질
  내부로 대장균 등을 옮길 수 있다.**

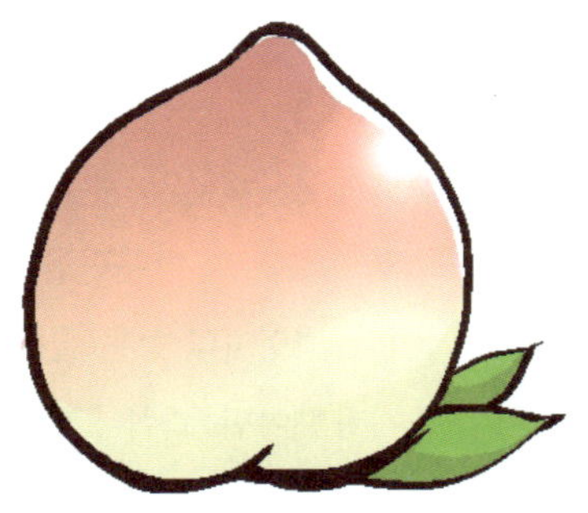

그런 상황을 피해야 한다. 페니스를 펠라치오 할 때, 클리토리스를 컨닐링구
스 할 때에도 항문의 청결이 '후각과 위생에' 직접적인 영향을 미친다.

물론, 겁만 먹을 필요는 없다. 어차피 일상적으로 우리는 세균과 바이러스에 둘
러싸여 살아간다. 다만, 청결하고 부드럽게 섹스하는 가이드라인을 지킨다면
신체 면역력으로 건강은 어느 정도까지는 유지된다.

섹스라는 행위는 흥분의 도가 지나쳐 거칠기 쉽고, 아울러 약한 점막이 마찰
하여 상처가 나기 쉽다. 결론적으로 그에 따른 면역력 약화와 감염을 부를 수
있다(이는, 이 책에서 반복 강조하는 핵심주제 중 하나이다). 그러므로 서로의
건강과 즐거운 몰입을 위해, 유해 균과 냄새에 상시 노출될 수 있는 항문을 잘
관리하자.

섹스 전은 물론, 평상시에도 관리하자.

항문은 잘 씻어도 구조상 냄새가 남기 쉽다. 잔주름들이 있어 매일매일 관리를
해두어야만 간신히 '무취 상태'와 위생이 유지된다. 따라서 몰아 씻지 않는다.

살살 다뤄주세요.

깊숙이 손이 닿지 않아서, 손가락 끝에 힘을 주어 씻게 되는 행위를 주의한다.
손톱이 항문 점막에 스크래치(미세 상처)를 내지 않도록 말이다.

항문 청결 관리하기

① 항문과 질에 사는 균의 종류가 다르므로, 뒤에서(항문 쪽) → 앞 방향으로
   (질 쪽) 씻지 않는다. 항문만을 별도로 씻는 습관이 좋다. 이는 남자들 역시
   마찬가지다. 엉덩이의 항문 골이 시작되는 스팟도 깨끗이 씻는다.
② 비누를 사용해야만 무취나 향기로움을 유지할 확률이 높다. 비누나 청결제
   로 여러 번 거품을 내어 씻고 여러 차례 헹궈주자.

③ 전용 마른 수건을 쓰는 것이 좋고, 습기가 남지 않게 완전히 건조한 후에 속옷을 입자.

④ 항문을 씻은 후에는 양손을 비누로 한두 번 더 닦자.

방심하지 않기

여성의 V존은 돌출된 구조가 아니므로 남성보다는 여성이 위생과 냄새 걱정을 많이 한다. 그래서 그녀들은 평소에 앞뒤를 잘 관리하는 경우가 많다. 그에 반해 남자들은 방심하기 쉬워서, 페니스 귀두와 몸통은 잘 씻지만, 음낭, 음모와 항문 세정은 간과하는 경향이 있다.

섹스 중 당신의 항문 쪽에서 풍겨오는 민망한 냄새를 경험이라도 하게 되면, 후각이 발달한 동물인 그녀의 로맨틱한 기분이 트라우마로 변신하는 것은 당연지사. 그러므로 남자들도 평소 항문 청결 관리를 열심히 해두는 편이 좋다.

 밤비의 추천 러브송 ♥로맨틱

Way Back Into Love (Demo ver.) – Hugh Grant & Drew Barrymore(휴 그랜트 & 드류 베리모어)

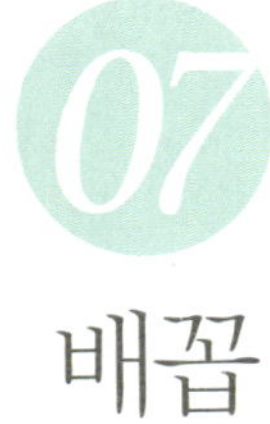

07

배꼽

배꼽도 항문처럼, 섹스 직전에 몰아서 씻기보다 평소에 관리해두면 좋은 부위다.
그 이유는 ① 깊숙이 들어가 있고 ② 잔주름으로 이루어져 ③ 때와 균이 쌓일
수 있어서다. 배꼽의 때와(죽은 각질 세포, 땀, 기름기) 균은 좋지 않은 냄새와
위생상 문제가 될 수 있다.

또, 배꼽은 신경을 안 쓰다가 몰아서
씻느라 손가락을 세게 넣거나 거친 목
욕타월로 무리하게 박박 문지르면 복
통과 염증이 생길 수 있다. 그러므로
평소 샤워할 때마다 '살살 부드럽게'
닦아주는 편이 좋다.

미지근한 물로 배꼽을 적신다. 손톱
으로부터의 배꼽 보호를 위해 **손가락**
에 부드럽고 얇은 수건을 감아준다.
그런 후 배꼽 안에 살짝 눌러 넣은 상

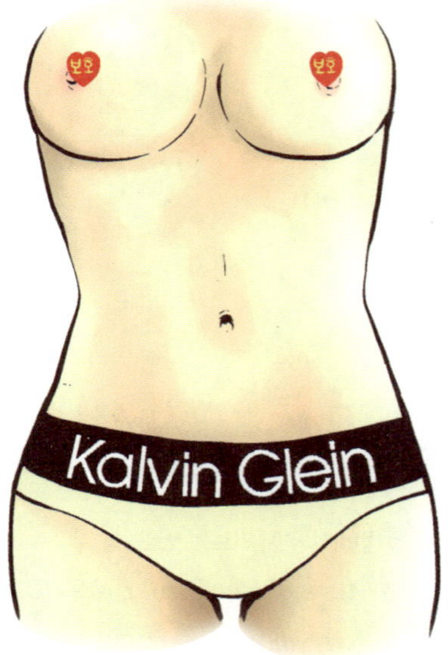

태에서 지긋이 부드럽게 2~3회 회전시켜 닦아낸다. 샤워 때마다 닦는 습관을 들이면, 비누 세정 없이도 청결함을 유지할 수 있다.

파트너와의 섹스에서 '배꼽'은 오래 머물며 공들이는 곳은 아니지만, 한 번쯤은 스치고 지나가게 되는 '시각적 섹시함의 아이콘'이다. 생김새가 어딘가 귀엽기도 하다.

파트너의 배꼽에 입맞춤하거나, 호기심 많은 파트너는 혀를 동그랗게 말아 넣어 핥거나 손가락을 넣어 애무하기도 한다. 이때, 파트너의 코가 당신의 배꼽 냄새를 자연스레 맡게 된다. 그것이 다가 아니다. 배꼽에 낀 박테리아에 사랑하는 파트너의 혀가 닿게 될 수도 있다! 그런 상황으로부터 당신의 파트너를 보호하려면 배꼽이 깨끗해야 한다. 물론 이는 남녀 공통의 해당 사항이다. ♥

08

머리카락

머리카락은 관능적이다. 포근하고 로맨틱하다. 아름답다. 쓰다듬고 싶다.

상대방의 머릿결에 입맞춤하거나 얼굴을 묻어버리고 싶은 충동도 많은 사람이 느낀다. 이는 **매끄러운 ① 윤기와 ② 촉감** 때문이기도 하고 헤어스타일의 **③ 실루엣**이 시각적으로 주는 특유의 심미적 자극과 **④ 향기로움** 때문이기도 하다.

머리카락을 천천히 쓰다듬는 행위는 사랑받고 있다는 포근함을 파트너에게 전해준다. 쓰다듬는 손에도 특유의 촉감이 전해져 친밀한 교감을 느끼게 된다. 그러므로 머리카락은, 은은하고 싱그러운 잔향과 쓰다듬기 좋은 촉감을 유지하면 좋다.

'두피와 머리카락'은 사람의 몸 중에서도 특히 진한 체취를 발산한다. 세포 분열이 가장 활발하게 일어나는 기관 중 하나이기 때문이다. 개인의 체취라는 것

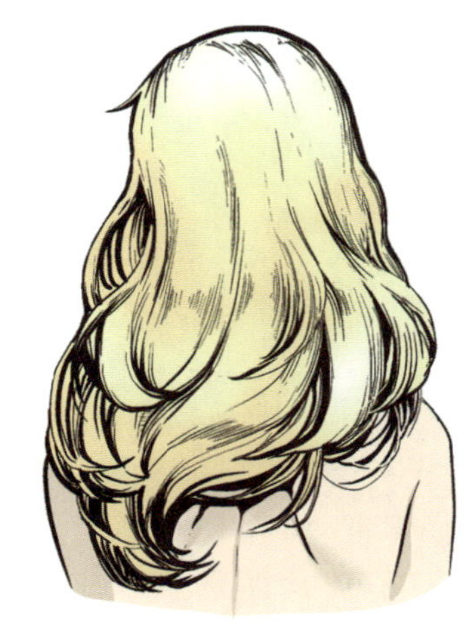

이 지문처럼 고유성이 있고 특별한 것이기는 하지만, '좋은 체취'와 '불쾌한 악취'의 경계를 잘 구분해 관리해야 한다.

개인차가 있겠지만 머리를 감고 하루쯤 지나면 보통은 두피의 기름, 땀, 생활냄새가 뒤섞여 머리카락과 두피에서 쾌적하지 않은 냄새가 날 수 있다. 쓰다듬는 촉감도 머리카락에 낀 때와 유분 때문에 무겁게 느껴질 수 있다. 이러한 느낌은 감정몰입을 방해한다. 침대 위 분위기도 깰 수 있다. 남성의 모공이 여성보다 크고 체취가 강한 편이므로 남자 분들은 이 점을 참고하자.

그곳의 헤어 이야기

'비키니 라인' 정리 정도라면 몰라도, 여성과 남성 모두 'V존의 체모(음모, pubic hair)'는 제모하지 않는 편이 현명하다.

음모는 격렬한 마찰의 완충 역할을 위해서라도 꼭 필요하다. 그곳의 헤어가 없으면 평상시에는 따갑고 삽입섹스 시에는 매우 얼얼한 통증을 느낄 수 있다. 살갗이 쓸려 상처가 생길 수도 있다. 그러므로 우리들의 소중한 그곳에는 반드시 천연 털로 만들어진 '전용 모피코트'가 필요하다.

05

밤일 메인 코스 A
(눈맞춤, 입맞춤, 기본 테크닉)

"오늘 밤 저를 연주 해주세요, 당신의 피아노가 되어 드릴게요. 당신을 연주해도 될까요? 나만의 스트라디바디우스가 되어주세요." 사랑에 빠진 우리는 누구나 최고의 연주자가 되기 원한다. 아름다운 선율의 하모니를 탄생시킬, 기본기의 내공을 쌓는 여행을 떠나자.

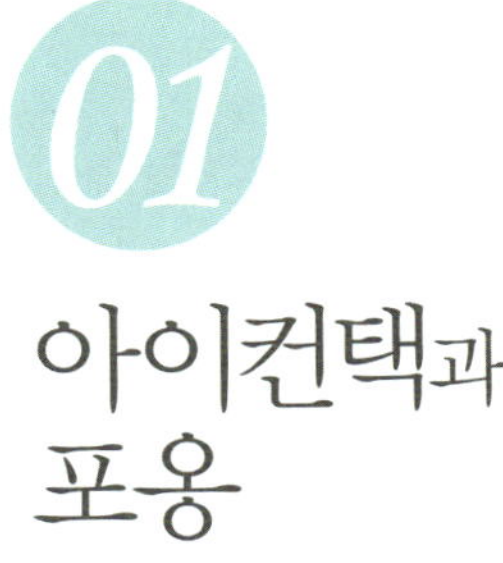

01

아이컨택과
포옹

Eye Contact & Hug..

눈맞춤은 로맨틱의 기본. 눈이 마주쳤을 때 심장이 멎을 뻔했다거나 '그 사람에게 눈길 한번 받아봤으면' 하는 간절한 바람까지 있을 만큼 '눈맞춤의 교감'은 쉽고도 어렵다.

아이컨택. 즉 눈맞춤과 포옹을 섹스에서는 어떻게 나누면 적절할까?

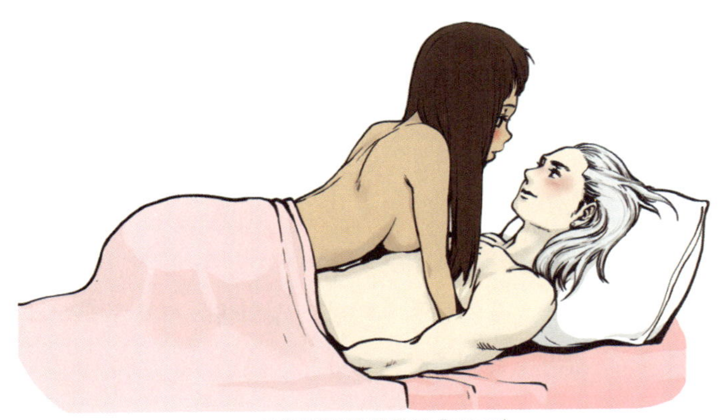

섹스와 눈맞춤

남자는 파트너의 몸과 표정을 보며 섹스하기를 좋아한다. 이때 **바라보는 눈길이 과도하게 '관찰하는'듯한 인상을 주면 파트너가 불편할 수 있다.** 관찰보다는 대화로 속마음을 알아내는 습관을 들이는 것이 좋고, 눈빛에는 진실한 사랑과 유혹만을 담자. 눈을 잘 마주치지 않으려는 파트너는 무언가 불편하다는 신호일 수도 있다. 여자는 단지 수줍어 그럴 수 있다.

키스와 눈맞춤

키스를 하는 동안에 눈을 뜨고 싶다면 눈맞춤은 짧게 하자. **대체로 파트너의 콧잔등을 바라보는 정도의 느낌으로 시선을 낮추는 것이 상대방의 심리를 편안하게 한다.**

오럴섹스와 눈맞춤

컨닐링구스를 할 때에도 마찬가지다. 입술은 클리토리스에 머물고, 두 눈은 뚫어져라 그녀의 얼굴에 시선을 고정하면, 여자들을 부담스럽다. 이때에는 **눈맞춤을 줄이고 컨닐링구스에 충실해야 파트너가 마음 편히 자신의 성적 느낌에 몰입하게 된다.**

남자들은 자신이 컨닐링구스를 하든 펠라치오를 받든 상대방을 관찰하는 경향이 있다. 이들은 파트너가 자신을 관찰하는 것에는 거의 영향을 받지 않고 자신의 쾌감에 자연스럽게 집중한다. 오히려 여자들과 정반대로, 파트너가 펠라치오를 하면서 자신을 바라보는 시선을 즐기기까지 한다.

삽입섹스와 눈맞춤

눈맞춤을 길게 지속하거나 자주 눈을 마주치자. **삽입섹스 시의 눈맞춤(과 입맞춤)은 파트너에게 교감의 깊은 만족감을 준다.**

삽입섹스와 포옹

위에서도 말했지만, 남자들은 침대 위에서 시각적 탐색을 매우 좋아한다. 그 이유가 과연 시각에 약해서이기 때문일까? 포르노를 보면 대개, 여자의 몸을 물건 살피듯 '정밀 관찰'하는 패턴이 주조를 이룬다. 그러한 '포르노의 시선'에 익숙한 남자들은 그것이 현실에도 연결되기를 원한다. 이 때문에 남자들은 여자를 관찰하기 쉬운 체위나 상황 설정에 흥분하는 경향이 있고, 삽입섹스 시에 파트너와 몸이 떨어져 있어도 그다지 신경을 쓰지 않는다.

여자들은 포옹이 있는 체위에서 친밀감, 안정감, 흥분을 느낀다. 또한, 포옹하게 되면 서로의 V존이 밀착되어서 여성 오르가슴에 도움이 된다. 그러므로 삽입섹스 시 가능하다면 포옹으로 자주 혹은 지속해서 서로의 몸을 밀착하는 편이 좋다. 포옹하지 않는 것이 행위를 지속하기에 편안하다면, 중간중간 피스톤을 멈추고 파트너와 포옹과 키스를 나누자.

밤비의 추천러브송 ♥따뜻함

Little House —Amanda Seyfried (아만다 사이프리드)

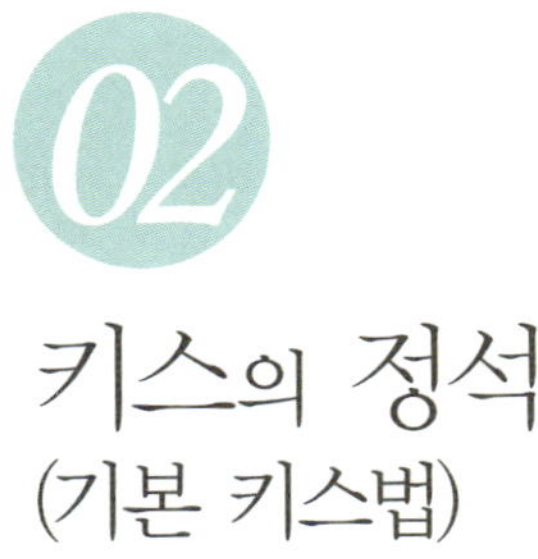

키스의 정석
(기본 키스법)

Bird Kiss with You..

당신의 달콤한 젤리에 입맞춤

여자들은 키스를 건너뛰는 섹스 후 허전하다(물론 그녀가 파트너를 사랑하는 경우에만). 키스는 서로의 뇌가 가장 가까워진 거리에서 벌어지는 스킨십이다. 그렇기에 정서적인 면에 민감한 여자들은 섹스 교감에서 좋았던 순간으로 키스만을 떠올리기도 한다.

키스는 쪽쪽 소리를 내며 입술이 닿는 버드키스(Bird Kiss)로 시작하는 것이 일반적. 처음부터 진한 키스에 들어가지 않고, 가볍게 서로의 입술 감촉과 내 음을 음미하는 소프트한 입맞춤이 딥키스와 진한 섹스에 대한 기대를 높인다.

키스는 다양한 변주곡이 가능하다.

키스라 하면 '입술의 마주침, 혀의 엉킴'만 떠올리지만, '윗입술. 도톰한 아랫입술. 혀. 입안의 매끄러운 점막. 입술 가장자리'가 어찌 만나는가에 따라 느낌이 색다르다.

입술이 거꾸로 닿는 키스. 옆으로 누워 마주 본 키스. 파트너의 몸 위에서 한 사람이 리드하는 키스. 앉아서 나누는 키스. 서서 하는 키스. 한 방향을 바라보고 포옹한 채 고개를 돌려 나누는 키스와 같이 키스 포즈를 달리해도 다양한 달콤함이 있다.

기본키스의 4단계:

파트너의 입가, 윗입술, 아랫입술, 입술 전체에 도장 찍듯 뽀뽀하는 1단계로 시작해서, 혀로 입술을 핥아 음미하는 2단계, 상대의 윗입술 아랫입술을 번갈아 나의 입술로 살짝 물고 부드럽게 음미하는 3단계, 파트너의 입술을 매끄럽게 흡입해 당기는 느낌을 주면서 입안 압력을 조금씩 조절해 키스 수위를 더해 가는 것이 4단계다. 물론 마음 가는 대로 단계의 순서를 바꿔도 괜찮다.

침범벅?

여자들은 깔끔한 키스를 좋아한다. 기본 키스나 진한 딥키스나 마찬가지로. **입가, 볼, 턱에 침을 과도하게 묻히지는 않도록 하자.** 입술 주변처럼 감각이 예민한 곳은 침 범벅이 되면, 수분이 날아가면서 축축한 불쾌감을 느끼게 된다. 침이 청결하지 않으면 침 냄새도 남는다.

터프하게 보이겠노라고, 파트너의 입술 전체를 덮어 흡입하는 키스는 특히 상대의 입가에 엄청난 양의 침을 남길 수 있으니 주의. 정열적 키스는 멋지지만, 깔끔하고 개운한 키스 마무리가 그녀들에겐 좋은 기억으로 남는다.

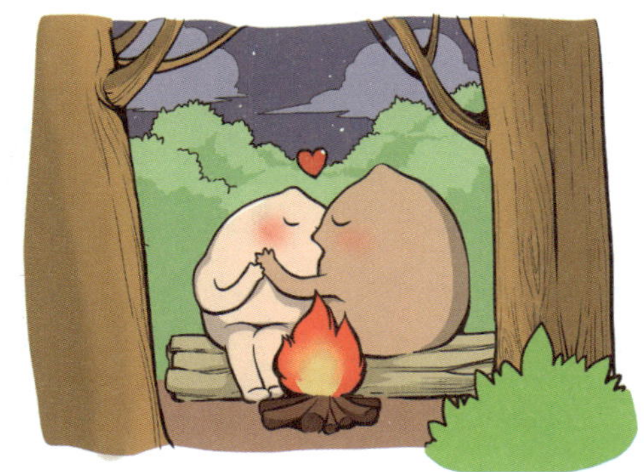

03

샐러드키스
(딥키스)

Deep Kiss with You..

'당신과 나의 입술과 혀를 버무려 맛있는 요리를 창조한다는 의미'에서 진한 키스를 샐러드키스라 정의했다. 이 샐러드키스의 레시피는, 요리하는 셰프의 취향에 따라 개성이 다를 것이다.

삽입 & 흡입 딥키스의 관능성

파트너의 입안에 내 혀를 삽입하는 행위와 내 입안에서 파트너의 혀를 음미하는 행위는 삽입섹스나 오럴섹스의 감미로움이 연상되면서 다음 진도에 대해 설렘이 고조되는 관능적인 키스다.

단, 흥분이 지나쳐 혀를 세게 흡입하면 파트너가 통증을 느낀다. 강한 압력으로 혀를 빠는 흡입과 거칠게 들이미는 혀의 삽입이 진한 키스의 필수조건은 아니다.

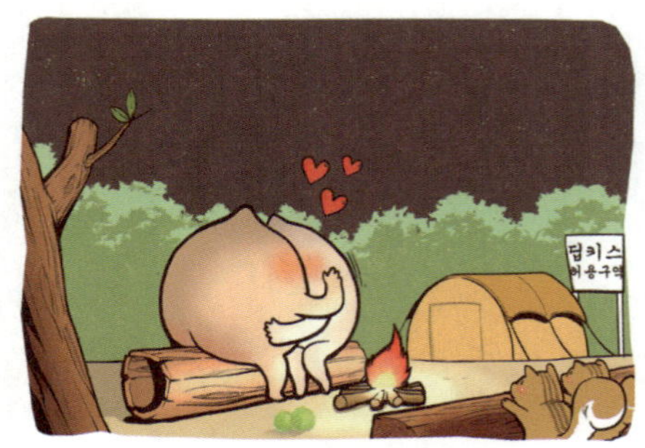

진한 키스도 부드럽게

딥키스는 이성이 무장 해제된 나머지 거칠기 쉬운데, 야성미 넘치기보다는 침착하고 부드러운 편이 좋다. 영화의 한 장면처럼, 파트너를 벽으로 밀어붙여 키스하는 근사한 터프함과는 별개로 말이다.

① 아랫입술과 윗입술을 먹을 듯 덮어 버리거나
② 혀로 파트너의 입안을 샅샅이 휘젓고
③ 입천장까지 깊게 훑거나
④ 입술이나 혀를 강하게 흡입해 빨거나
⑤ 이빨끼리 부딪치는 행위는 자제하자.

우리는 파트너와 키스를 하려는 것이지, 진공청소기 역할을 하려는 것이 아니다. 그러므로 진한 키스도 부디 부드럽게.

딥키스를 나눌 때에는, 딥키스에만 긴 시간을 할애해 몰두하는 것이 좋다.
키스 자체에 집중하기 위해서다. **키스를 통한 교감 자체가 목적이어야 진실한 느낌이 파트너에게 전달된다.** 여자들은 그러한 키스를 좋아한다.

장시간의 딥키스는, 여성 파트너의 유두에 길고 부드러운 오럴 애무를 한 결과와 마찬가지로, 클리토리스의 오르가슴 역치점 상승에 기여하는 놀라운 역할을 해내기도 한다.

당신은, 페니스나 손을 사용하지 않고도, 오로지 정성스러운 딥키스만으로 그녀의 오르가슴을 이끌어내는 키스 마술사가 될 수 있다!

04

오럴 앤 핑거 테크닉,
가슴 터치

그는 엄지와 검지로 그녀의 유두(젖꼭지)를 잡고 강하게 비틀며 애무한다. 또는 유두 위를 '빛의 속도로' 좌우로 비비는 애무를 즐긴다. 많은 남자가 그렇게 한다. 이해한다. 그러고 싶긴 할 것이다. 유두와 유륜의 '붉게 도드라진 자태'는 '복숭앗빛 둥근 가슴 한가운데'로 시선을 머물게 한다. 그럴 때 본능에 따라 손이나 입술을 대고 싶은 욕망이 샘솟게 된다. 아름다움을 향한 자연스러운 반응이다.

그렇지만 손으로 젖꼭지를 빠르고 세게 집중적으로 자극하면 그녀는 느낌이 좋기보다는 아프다. 호르몬 영향, 컨디션에 따라 그날그날 다르지만, 유두가 예민한 날에는 손가락이 살짝 스치는 것조차 부담스럽다. 그러므로 오늘은 '유두 공주님들의 기분'이 어떠신지? 그녀에게 물어보고, 애무의 수위를 조절하는 것이 좋다.

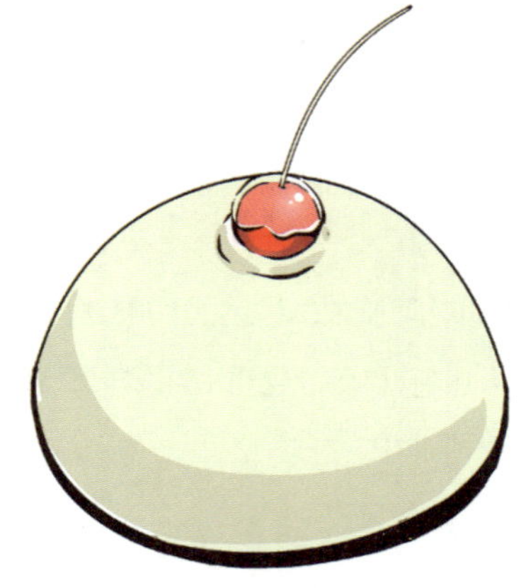

① 젖꼭지를 피해 가슴 전체에 입술로만 부드럽게 키스한다. 한 손으로는 다른 쪽 가슴을 쓰다듬거나 손바닥 전체로 감싸 쥐고, 다른 한 손으로는 그녀의 클리토리스나 힙 등을 어루만져 주어도 좋다. 손바닥과 손가락은 가슴 전체를 쓰다듬거나 부드럽게 쥐는 테크닉에만 사용하는 것이 좋다. 유두와 유륜은 입으로만 애무하는 것이 여성의 성감에 직접적인 도움이 되기 때문이다.

② 유두 주변(유륜)을 따라 혀끝으로 둥글게 '미니 도넛 모양' 원을 그려준다. 중간에 한 번씩 유두를 혀로 핥거나 지그시 누르거나 입술로 아주 가볍게 물어준다. 치아는 닿지 않도록 주의.

③ 가슴 애무의 클라이맥스에는, 유두에 집중적으로 딥키스한다. 유두를 입으로 흡입할 때에는 압력이 부드러운 편이 좋다. 입술 전체로 유두를 살짝 빨아들인 상태에서 혀로 유두를 부드럽게 핥아주거나 천천히 원을 그린다.

④ 가슴을 애무할 때에는 두 가슴을 번갈아 모두 애무해 준다.

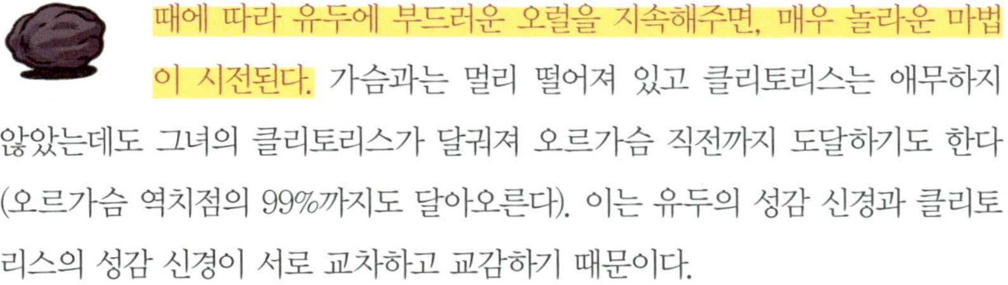

때에 따라 유두에 부드러운 오럴을 지속해주면, 매우 놀라운 마법이 시전된다. 가슴과는 멀리 떨어져 있고 클리토리스는 애무하지 않았는데도 그녀의 클리토리스가 달궈져 오르가슴 직전까지 도달하기도 한다(오르가슴 역치점의 99%까지도 달아오른다). 이는 유두의 성감 신경과 클리토리스의 성감 신경이 서로 교차하고 교감하기 때문이다.

핸드 앤 핑거 테크닉,
클리토리스 터치

여성 오르가슴 접근법 2가지

① 직접 접근법

몸 밖의 클리토리스귀두와 주변을 손, 입술과 혀, 치골과 페니스 등으로 자극해 성적 감각을 높인다.

② 간접 접근법

질에 페니스나 손가락을 삽입해 자극과 진동을 줌으로써, 클리토리스 몸체를 거쳐 간접적으로 클리토리스귀두를 자극한다.

클리토리스 터치 전에 숙지할 핵심

♥ 클리토리스 '귀두'는 몸 밖에 있다. 클리토리스 '몸체'는 몸 안에 있다. 그 둘은 연결된 하나다.

♥ 클리토리스귀두에는 약 8천 개의 '성감신경 종말(스팟)이 밀집'해있다. 클리토리스 몸체의 말단에 해당하는 '음핵뿌리(클리토리스의 발. '촉수'로 부르기도 한다)'는 요도 및 질과 인접해 있다. 이 음핵뿌리에도 극히 적은 수의 성감신경 종말이 드문드문 존재한다.

조이 버튼을 클릭해 주세요!

클리토리스귀두를 직접 달구는 방법이다. 이 조이 버튼에 정성껏 공을 들여놓아야, 그녀가 삽입섹스를 좋아하게 된다. 손으로 클리토리스를 애무할 때에는 손바닥의 넓은 면적으로 시작하면 좋다. 천천히 그리고 가벼운 압력으로. **치골 전체를 손바닥으로 포용하듯 감싸 안아 시작하자.** 그리고 그녀가 원하는 것이 있다면 반영하자(파트너와 대화하는 습관은 꼭 들이자). 그녀의 오르가슴은 여성인 그녀가 가장 잘 안다. 수십 수백 명과 섹스를 해본 남자인 내가 아니라(이런 타입의 남성은 오히려 그녀들의 '연기'에 익숙해 자칫하면 분별력이 떨어진다). 모아 붙인 손가락 전체로 쓰다듬기, 손바닥 가운데로만 쓰다듬기, 손가락 한두 개로 쓰다듬기를 자연스럽게 돌아가며 반복해준다. **이 자극들은 골반 안의 클리토리스 몸체를 함께 발기시킨다.**

마사지한다는 자세로 임하면 OK

그녀의 언덕에 손(또는 손가락)을 가볍게 얹고

① 원을 그리듯 리듬 있게 움직여 준다.

② 시계 방향. 시계 반대 방향으로.

③ 상하 방향. 좌우 방향으로.

④ 도형과 하트 그리기, 별자리 그리기 등 '예술가적 기질'을 발휘한다.

⑤ 움직임의 반경은 '작게 또는 크게' 변화를 준다.

⑥ 그녀 언덕의 숲도 정성스레 쓰다듬는다. 신비로운 숲 속에는, 섬세하게 세공된 '성스팟 보석들'이 화려하게 수놓인 '조이버튼(Joy Button)'이 영롱하게

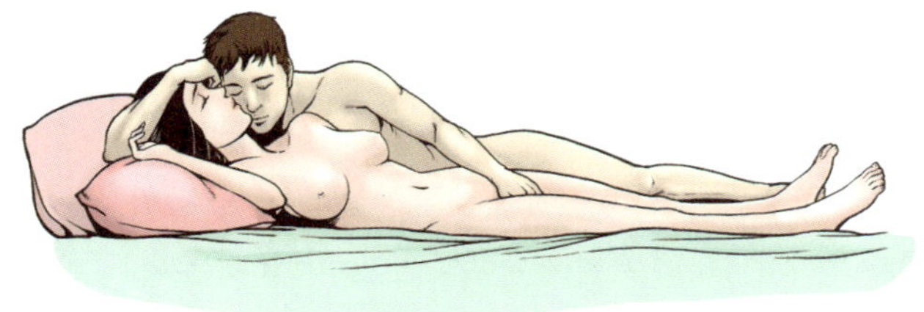

 클리토리스의 주변을 터치하는 **깃털 같은 작은 손놀림만으로도 그녀의 성감은 반짝반짝 빛을 발하기 시작할 것이다.**

⑦ 허벅지, 음순, 질 입구도 살짝살짝 스쳐준다. <u>손가락을 질에 갑자기 삽입하면 그녀의 성감이 움츠러들 수 있으니 주의.</u>

조이 버튼에 핑거키스를…

언덕을 산책하는 느낌으로 넓게 쓰다듬으며, 애태우듯 이따금 조이 버튼(클리토리스)를 터치한다. 젖은 손가락으로 매끄럽게 조이 버튼 위를 슬라이딩하거나 조그만 원을 그리며 마사지한다. 그녀의 클리토리스는 상상 이상으로 예민하므로 처음부터 손가락으로 국소적인 강한 압력과 빠른 진동을 주는 행위는 삼간다.

압력과 속도 조절이 관건

 약하게 ~중간~강하게, 천천히~보통~빠르게. 여러 조합으로 변화를 준다. 처음부터 끝까지 일관되게 강하고 빠른 모드는 피한다. 그녀가 피치를 올리기를 원할 때에만 강하고 빠르게 하면 된다.

손가락을 삽입할까?

신기할 수 있겠지만, 그녀에게는 손가락보다 페니스가 차라리 부드럽게 느껴지기도 한다. 페니스에는 '손톱, 관절, 뼈'가 없기 때문이며, 피부도 손가락보다 곱다. 그리고 이왕 삽입할 거라면 손가락보다는 '통통한' 페니스가 낫다. 그러므로 **손가락을 삽입하는 행위는 생각보다 매력적이지 않다. 클리토리스를 달구는 데 실질적인 도움도 되지 않는다.**

많은 여자들이 파트너가 자신의 질에 손가락을 넣으면 그냥 내버려 둔다. '어찌할 바를 몰라서', '하다 보면 좋을지도 모르니 기다려보자는 막연한 심리', '열심인 파트너에게 미안해서', '무드 깰까 봐.' 이런 이유로 좋은 척하거나 불편을 참는다. 한편으로는 질 안의 점막을 긁힐까 봐 걱정하기도 한다. <u>결론은, 손가락 질 삽입은 최소로 하거나, 건너뛰거나, 그녀에게 묻고 하자.</u> 물론 당신의 그녀가 좋다고 말한다면 좋은 것이다.

음순도 대단한 성감대인가요?

음순은 음낭은 발생학적 기원이 같다. 음낭 애무에 민감하거나 전혀 그렇지 않은 남성이 있는 것처럼, 음순 애무도 마찬가지로 개인차가 있다. 그렇지만, 아무리 민감하다고 하더라도 음낭의 감각이 페니스의 감각을 따라가지 못하고, 음순의 감각이 클리토리스의 감각을 따라가지는 못한다. 그러므로 음순의 성감이 특별하게 발달해 있다기보다, **음순을 터치하면 클리토리스에 자극과 진동이 전달되는 정도로 이해하고 가볍게만 쓰다듬자.**

시간은 충분하게

그날그날 다를 수 있지만, 건성으로 애무해서는 조이 버튼을 달구기 어렵다. 오르가슴에는 그에 다다르기 위한 '역치점(100)'이 있고 삽입섹스만으로는 역치점을 채우기 버거운 것이 우리가 직시해야 할 현실이다. 그러므로 '핸드 앤 핑거 테크닉 : 컨닐링구스 = 5 : 5∼2 : 8' 정도 비율로 오르가슴 역치점을 최대한 채워놓고서 삽입섹스에 임하는 편이 좋다.

핑거 테크닉에 필요한 윤활액

언덕을 전반적으로 쓰다듬을 때에는, 폭신폭신 부드러운 수풀이 있으니 윤활제가 필요 없다. 때로 그 수풀을 젖혀 클리토리스를 국소적으로 애무할 때에는 윤활액이 있으면 좋다. 점막을 보호하고, 매끄러운 성적 감각을 불러일으키기 위해서다. 윤활제는 질액, 쿠퍼액, 청결한 타액 등 무엇이라도 좋다. 각각의 분비량을 살펴보면서 센스 있게 활용하자.

06

페니스로 터치하는 테크닉

여성 파트너의 몸을 페니스로 터치하는 애무는 '삽입섹스의 애피타이저'로 좋다. 발기된 페니스를 그녀의 몸에 밀착하고 문지르는 애무는 삽입섹스에 대한 파트너의 기대감을 고조시킨다. 단단해진 남성의 페니스가 몸에 밀착되는 행위에 그녀는 설레고 흥분된다. 물론 이 흥분을 그녀가 아무에게나 느낄 리는 결코 없다. (그녀가 관계를 허락하지 않았는데 페니스를 그녀의 몸에 댄다면 그것은 당연히 범죄다.)

파트너의 가슴, 등과 허리, 엉덩이, 허벅지, 클리토리스 등 전신에 허리를 부드럽게 움직여 마사지하듯 러브터치 한다. 그중에서도 가장 감각을 예민하게 느낄 수 있는 부위는 클리토리스를 비롯해 등, 가슴의 움푹 팬 골, 엉덩이의 움푹 팬 골이다. 등 뒤에서 파트너를 껴안았을 때에는 그녀의 허리와 엉덩이를 페니스로 밀착해 문지르면서, 엉덩이골에 살짝 페니스를 끼워 리듬 있게 움직여 주어도 좋다.

앞 방향에서 파트너와 포옹했을 때에는 클리토리스귀두와 그 주변을 페니스 몸통 전체로 누르듯 부드럽게 회전시키며 문지른다. 가슴 크기가 큰 여자들은 자신의 가슴골 사이에 페니스를 파묻는 애무에 관능적인 기분을 느끼기도 한다.

그녀의 손에 나의 손을 포갠 상태에서 깍지를 끼고 페니스에 얹은 채, 그녀가 그것으로 자신의 클리토리스를 애무하도록 유도해도 좋다. 여자들은 스스로 페니스에 손을 먼저 가져다 대는 것에 수줍은 경향이 있을 수 있다. 그러므로 자연스럽게 페니스와 그녀 손의 만남이 가능하도록 실제 많은 남자가 그렇게 리드하기도 한다.

밤비의 추천 러브송 ♥에로틱
The Crying Game – Culture Club(컬쳐 클럽)

밤일 메인 코스 B

(오럴섹스, 삽입섹스)

섹스라는 특급 본능을 우리의 몸과 마음에 유익하도록 만들려면, 그 가치에 호감이 머물 수 있도록 '제대로 즐겨주셔야' 한다. 이를 위해서는 섹스의 메인이벤트를 '제대로' 알아야 한다. 이번 섹션에서는 대표적인 섹스 방법들을 센스 있게 조화시켜 나와 파트너 모두의 즐거움을 얻는 비법을 탐구한다.

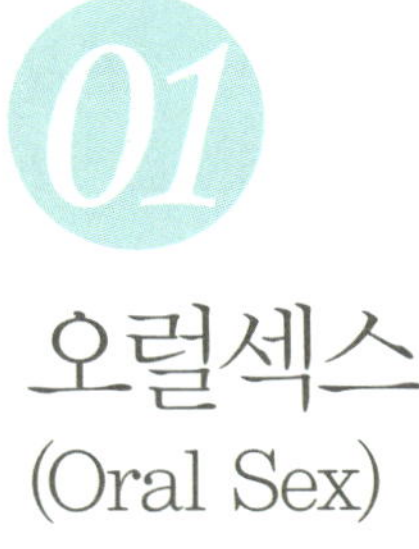

01

오럴섹스
(Oral Sex)

첫 오럴섹스 목표와 팁 : 소프트한 오럴과 청결

서로의 좋은 체취는 시간을 두고 서서히 익숙해갈 수 있다. 일단은 '오럴섹스의 거부감을 깨는 것에' 첫 목표를 두는 것이 좋다. 이날만큼은 체취도 남기지 않고 V존을 씻는다. 항문은 V존과 가까우니 특히 신경을 써야 한다.

능동적 파트너의 입장에서는(오럴섹스를 서비스하는 쪽) 첫 오럴섹스 시 ♥ 파트너의 V존 향기에 거부감이 없어야 오럴섹스에 트라우마가 생기지 않는다. **수동적 파트너의 입장에서는**(오럴섹스를 서비스받는 쪽) 첫 기억이 감미롭고 부드러워야 ♥ '아, 이게 좋은 거구나…' 느끼게 되어 다음에도 원하게 된다.

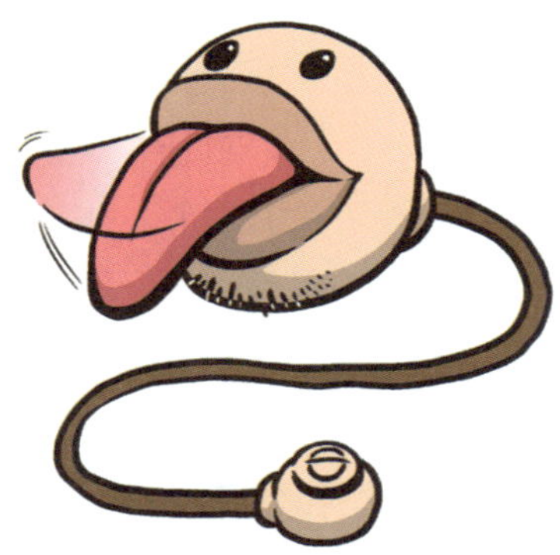

오럴섹스의 황홀함

클리토리스 오럴(컨닐링구스), 페니

스 오럴(펠라치오) 없는 섹스에 만족한다는 것은 아직 개발(!)되지 않아 그럴 확률이 높다. ♥ 오럴섹스를 받는 농도 진한 부드러움을 알면, 그 황홀함을 거부하기란 쉽지 않다. 오럴섹스는 ♥ 몸에 충격과 부담을 거의 주지 않으면서도 성감을 매우 높여주는 섹스법이다.

※ 장점을 충분히 안다고 하더라도 심리적 이유 등으로 인해 원하지 않는 사람들도 많으니 파트너의 의견을 존중하는 것이 좋다.

컨닐링구스는 그녀의 오르가슴에 이롭다.

컨닐링구스는 여성에게 오르가슴을 100% 가까이 안겨줄 수 있는 완벽한 섹스법이다. 단, 심리적 편안함이 선행되어야 한다.

삽입섹스만으로 여성이 절정을 얻기는 힘들 때(사실, 힘들다.) 오럴섹스를 병행하면 오르가슴에 도달할 확률이 월등히 높아진다. 더 명확히 말하면, 컨닐링구스는 여성에게 확실한 오르가슴을 보장하지만(삽입섹스 전혀 없이도), 삽입섹스는 그 행위만으로도 여성에게 백발백중의 오르가슴을 준다는 보장이 없다. 그러므로 여성의 시각에서 볼 때, 오럴섹스는 단순 전희가 아닌 삽입섹스와 동급의 섹스법이다. 반면에 삽입섹스는 오르가슴이 아닌 임신을 목표로 할 경우에 한해서 완벽한 섹스방법이다.

단, 컨닐링구스에 대한 포비아(공포증, 불안) 및 부끄러움 등 심리적 압박에 심하게 사로잡혀 있다면 파트너가 정성껏, 부드럽게, 오래오래 컨닐링구스한다 해도 전혀 흥분을 못 느낄 확률이 높다. 이 경우, 섹스 스킬의 개선보다는 마음의 문부터 열어주어야 한다.

안전한 오럴섹스

파트너나 나 어느 한쪽이든 아래 상황에 하나라도 해당한다면, 증상이 완전히 사라질 때까지 오럴섹스를 나누지 않는다.

✓ 입술이 트거나 갈라지거나 피가 난다.

✓ 입안 점막에 상처가 있다.

✓ 혀에 상처나 염증이 있다.

✓ 잇몸에 염증이 있다.

✓ 잇몸에 출혈이 있다.

✓ V존*에 상처 또는 염증이 있다.

✓ V존, 입술, 입 안에 물집이 있다.

또한, 몸이 따갑고 쓰리거나 가렵다면 보이지 않는 상처나 염증이 있을 수 있다. 엄밀히 말해 이때에는 오럴섹스 뿐 아닌 모든 섹스행위를 멈추는 것이 맞다.

"오럴섹스로 구강암이나 두경부암에 걸린다며?", "헤르페스를 옮긴다며?"

그런 이유라면 입으로 나누는 키스, 손으로 하는 애무, 삽입섹스, 콘돔을 사용한 삽입섹스 조차 모두 갖가지 잠재적 위험성을 내포하고 있다.

섹스 행위 중 가장 위험한 것은 '거친 섹스'다. 그 마음가짐이 중요하다. 특정 섹스 방법이 위험하다는 시각보다는, (1단계) 몸에 미세상처를 내서 → (2단계) 피부 방어막을 뚫고 → (3단계) 손쉬운 체내 감염 통로와 환경을 만드는 '거칠고(1단계~3단계) 비위생적인 섹스'가 위험하므로 올바른 섹스 매너를 갖추도록 교육하는 것이 가장 합리적이다.

오럴섹스는 내가 '받는' 경우와 내가 '하는' 경우로 나눌 수 있다.

♥ 여성이 파트너에게 오럴섹스받는 것을 '컨닐링구스'라 하고

♥ 남성이 파트너에게 오럴섹스받는 것을 '펠라치오'라 한다.

※ 한국어로는 오럴섹스를 '구강성교, 유사성교'라 칭하는 것 외에, 컨닐링구스

V존* 남성은 '음경, 음낭, 회음부, 항문', 여성은 '클리토리스, 음순, 요도구, 질 입구, 회음부, 항문'

나 펠라치오를 대체할 공식적(?)이고도 적합한 용어가 없다. 그 이유는 '임신 목적 삽입섹스' 이외의 섹스를 금기시하는 인식과 비현실성, 그리고 남성 오르가슴 위주의 성 문화 및 성 과학이 여전히 주류를 이루고 있기 때문이다.

남자는 펠라치오 받는 것에 거부감이 적다. 반면, 여자는 컨닐링구스 받는 것에 거부감이 크다.

남자는 오럴섹스를 '하는 것에(컨닐링구스)' 대체로 거부감이 없지만, 하지 않는다면 이유는 대체로 아래와 같다.
① 파트너에 대한 배려 (싫어할까 눈치를 보느라)
② 자기만족 위주의 섹스 스타일
③ 여자의 오르가슴에 대한 무지
④ 위생상의 거부감과 트라우마

여자는 오럴섹스를 '하는 것에도(펠라치오)' 거부감이 있는 경우가 많고, 이유는 대체로 아래와 같다.
① 오럴섹스에 대한 선입견. "빨아 달라니... 내가 직업여성이냐구."
여자들의 선입견도 강경한 데다, 펠라치오 전문(?) 매춘업도 암암리에 성행하는 것이 현실이기 때문에, 남자들 역시 애인이나 아내를 사랑할수록 차마 펠라치오를 떳떳하게는 요구하지 못하는 경우가 많다.

이것은 미안하지만, 일부 남자들이 만든 현실이다. 과연, 평범한 여자들이 펠라치오에 대한 선입견을 만들었을까? 곰곰이 생각해보자. 어떤 남자들은 매춘과 포르노는 존재해야 한다고 주장하면서, 성 관련 산업에 종사하는 여자들은 물론 섹스를 적극적으로 즐기는 보통 여자조차 동급으로 비하하는 이중성을 보인다. 바로 이러한 이중성 속에서 펠라치오는 포르노 여배우와 매춘 종사자들이나 하는 '더러운 것'이라는 생각이 싹튼다.

또한, 포르노에서는 펠라치오를 하는 여성을 가학적으로 다루는 장면들이 빈번한데, 남자들은 포르노의 즐거움과 필요성만을 말할 뿐, 그러한 폭력성에 대해서는 대체로 침묵한다. 현실에는 선량한 좋은 남성들이 훨씬 더 많고, 다만 공유하는 문화가 그렇다는 것이다. 이러한 문화 속에서 **여자들이 펠라치오에 극심한 거부감을 비롯한 심리적 불편을 경험하는 것은 당연하다.**

② 수동적 태도, 정숙함에 대한 걱정
③ 정상적인 섹스는 = 오로지 삽입섹스라는 고정관념
"어머! 페니스의 짝이 질이지, 어떻게 입으로... 그거 비정상 아닌가요?"
④ 위생상 거부감과 트라우마
"거기를 빨아 달라니. 당신 제정신이야?"
성기는 소변을 배출하는 곳이고 항문도 가깝다 보니 비위가 약한 사람이라면 이해할 수 있는 거부감이다.

오럴섹스를 즐기고 싶다면, 위 거부감 요소들로부터 자유로워지려는 성찰과 노력이 필요하다. 파트너에 따라 싫어하고 좋아하는 이유가 다를 수 있으므로, 솔직한 대화가 열쇠가 된다.

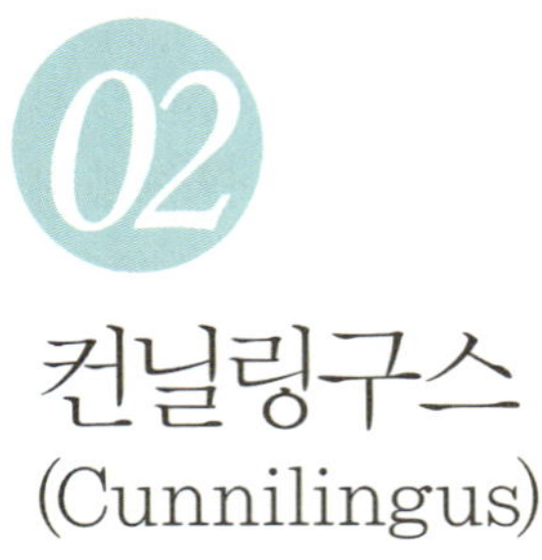

컨닐링구스
(Cunnilingus)

그녀의 클리토리스와 꽃잎(음순)을 '감각'으로 느끼는데 익숙해지자. '눈'이 아닌 **'입술과 혀의 감각으로 보라'**는 의미다.

부드럽고 따뜻한 클램차우더 수프를 음미하는 느낌으로…♥

컨닐링구스는 비속어 표현 그대로, 쫄깃하며 매끄러운 '조개'를 혀 위에서 음미하는 느낌과 흡사하다. 그래서 **받는 사람에게도 황홀하지만 하는 사람도 감미롭다.**

그녀가 컨닐링구스를 거부할 수도 있는데 그것은 대부분 심리적인 이유다. 어떠한 계기로든 그 심리적 문제를 극복해야만 컨닐링구스를 좋아하게 된다.

컨닐링구스로 그녀를 홍콩까지 보내 버릴 것인가?
Yes, Do so whenever possible! ♥

컨닐링구스로 절정(오르가슴)을 느끼게 되면 삽입섹스(인터코스)에 대한 흥미는 줄어들기도 한다. 여성의 극치감도 남성과 유사한 면이 있어서 절정 후 성욕이 썰물처럼 빠져나갈 수 있다. 그러므로 컨닐링구스로 그녀가 절정에 가까워졌을 때 삽입섹스로 마무리하는 것이 어찌 보면 이성과의 섹스에서 적절한 타협점일 수 있다.

그러나 삽입섹스만으로는 절정 도달이 힘든 여자를 컨닐링구스로 먼저 홍콩에 보내 놓으면*?

① 오르가슴으로 심신이 개운해진 그녀가 기분 좋게 삽입섹스를 받아들이게 된다.

② 남자는 의무감에서 해소되어 본인의 쾌감에 집중하게 된다.

③ 여자가 절정을 느낀 후에는 질액이 추가로 분비되기 때문에 삽입섹스 시 윤활에 도움이 된다.

④ 그녀는 삽입섹스로 또 한 번의 오르가슴을 느낄 수 있으려나? 은근히 기대할 수도 있다.

⑤ 당신에 대한 애정지수는 확실하게 올라간다.

손! 자네는 뭘 할 텐가..

한 손으로는 그녀의 작은 클리토리스꽃과 그 꽃잎을 보호하고 있는 수풀을 살포시 편한 방향으로 눌러 고정하자. 다른 한 손은, 그녀의 가슴이나 V존을 천천히 어루만진다. 두 손으로 그녀의 힙을 움켜쥐는 것도 좋다.

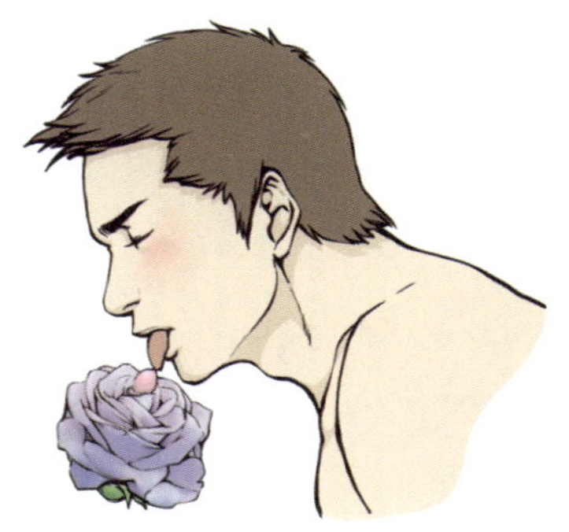

컨닐링구스 스킬 ♥

스킬 ① 스키 컨닐링구스

혀의 넓은 면적으로 질 입구 위, 요도구, 클리토리스 위쪽까지 마사지하듯 한

홍콩에 보내 놓다* 오르가슴으로 황홀경을 느끼게 했다는 의미.

번에 슬라이딩 해 훑아준다(아래 → 위 방향). 이를 5~10회 정도 반복한다. 비너스의 언덕에서 혀로 멋지게 스키를 탄다고 생각하자.

스킬 ② 꽃잎 컨닐링구스
음순은 '부드럽게' 음미한다. 음순 사이사이를 상하로 길게 훑아준다.

스킬 ③ 클리토리스 컨닐링구스
✔ 입술로 눌러 살짝 흡입하듯이 키스한다.
✔ 클리토리스 주위를 혀로 회전해 마사지한다.
✔ 클리토리스 위를 상하좌우로 훑아준다.
✔ 혀로 지그시 누르고 고개만 흔들어 진동을 준다.
✔ 고개는 움직이지 않고 혀에만 진동을 준다.

팁 ① ♥ '훑는 압력'은 강아지가 할짝할짝 물을 마시는 느낌의 가벼움을 기본으로 하고, 간간이 농도 짙은 압력을 곁들인다.

팁 ② ♥ 여러 스킬을 체인지 롤링(바꿔가며 반복)하다가 그녀가 가장 민감하게 반응하는 스킬에는 시간 비중을 길게 둔다.

팁 ③ ♥ 푹신한 베개는 컨닐링구스에 좋은 섹스용품이다. 그녀의 엉덩이 아래 베개를 받쳐두면 하는 사람의 목과 혀가 특히 편안해진다.

팁 ④ ♥ 컨닐링구스의 목표는 클리토리스를 달구는 것이다. 달구는 정도가 아니라 절정에 이르게 할 수도 있다. 음순이나 질 입구 등을 컨닐링구스하는 것도 모두 클리토리스를 다양한 방법으로 간접 자극하는 방법이다.

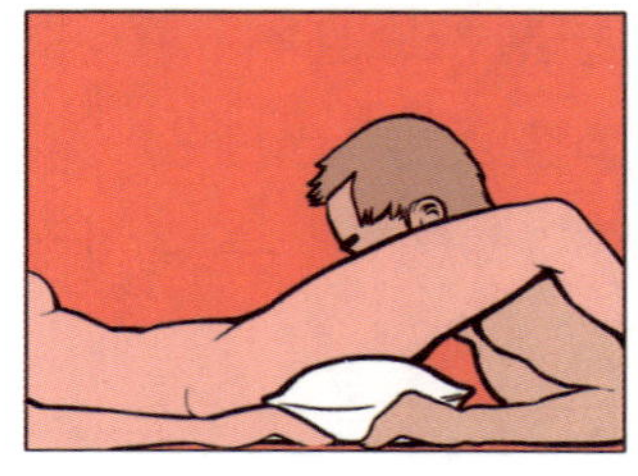

컨닐링구스와 동시에 손가락의 질 삽입이나 질 입구를 문질러 애무받는 것은 클리토리스의 느낌에 몰입하는 데 방해된다. 그 때문에 원하지 않는 여자도 있으니 참고하자.

팁 ⑤ ♥ 치아는 닿지 않도록 하자.

잠시만 멈출까요?

컨닐링구스 도중에 잠시 멈춘다. 클리토리스에 입술을 댄 채 가만히 있거나 허벅지, 볼에 키스한 후 되돌아온다. 입술에 키스하지는 않는다. 여자는, 새콤한 자신의 질액 향에 당황할 수 있다. **지속하던 컨닐링구스를 잠시 멈추면? 여자는, 골반 내부로 뜨거운 무언가가 밀려들어 오는 아련한 쾌감의 상승을 느끼면서 오르가슴에 대한 기대에 애를 태우게 된다.**

이때 삽입섹스로 전환하기를 원할 수도 있어서(오르가슴을 느껴버리면 곧잘 삽입섹스는 귀찮아지기 때문), 삽입섹스를 원하는지 오럴섹스를 더 원하는지는 그녀에게 구체적으로 묻는 것이 좋다.

혀뿌리가 얼얼하고 턱이 빠질 것처럼 뻐근할 때에도 무리하지 말고 잠시 멈추자. 그녀의 클리토리스는 한동안 달아오름을 유지할 수 있는 발군의 능력이 있다. ♥

절정까지 도달하게 하려면 얼마나 오래 컨닐링구스해야 할까?

이것은 개인차 및 변수가 많다. 그날그날 다른, 그것도 시간대별로도 달라지는 그녀의 '몸 컨디션, 심리 상태, 성적 흥분도, 파트너의 애무 스킬' 등에 영향을 받아 어떤 날은 그것이 단 3분 이내가 될 수도 있고, 30분 이상~1시간 전후가 될 수도 있다. 이때에도 중요한 것은 파트너와의 대화다.

03

펠라치오
(Fellatio)

이 책의 핵심 집필 의도는 (여성 자신의 몸과 마음이 느낀) '직접 경험'을 '여성의 시각과 관점'에서 전달하는 것이다. 그러므로 펠라치오에 대해 다른 관점에서 다루고자 한다.

이 말은 '페니스를 구체적으로 어떻게 냠냠(?)하면 남자가 환상적으로 뿅 가더라'는 관찰자적 관점은 최소한으로 다룬다는 의미다.

남자의 오르가슴이나 펠라치오는 남성의 몸을 지닌 남자가 가장 잘 알려줄 수 있고, 여자의 오르가슴이나 컨닐링구스는 여성의 몸을 지닌 여자가 가장 정확하게 알려줄 수 있다.

펠라치오는 남자의 페니스와 두 친구들(음낭)을 입으로(입술과 혀) 예뻐해 주는 오럴섹스법이다.

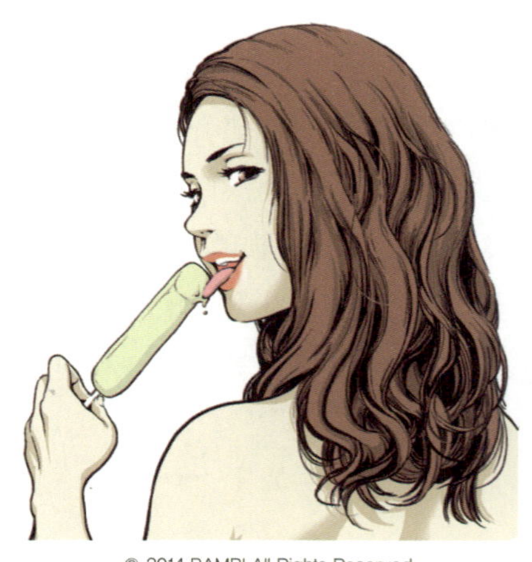

같은 여자로서 여자들에게 하고 싶은 말은, 펠라치오를 '정상적인 섹스'로 여기라는 것이다.

펠라치오는 남자 파트너와 섹스라는 만찬을 즐길 때 포함하면 좋은 메뉴 코스다.

아이스크림 음미하듯, 페니스를 가볍게 핥아주는 것으로 시작하면 된다. 어디를 어떻게 펠라치오 받을 때 가장 황홀한지는 그에게 직접 물어 가면서 알아 가는 것이 좋다. 남자들은 대개 그러한 대답을 아끼지 않는다. 음낭은 세게 흡입하거나 쥐지 않는 편이 좋다.

자신의 페니스나 클리토리스가 '파트너의 따스하고 촉촉하며 보드라운 혀로 사랑받는 경험'을 '제대로' 받아 본다면 남녀를 불문하고 오럴섹스를 사랑하지 않을 수 없게 된다. 몸이 기분 좋으니 호감이 가는 것은 당연하다. 남자들 역시 이러한 이유로 파트너에게 펠라치오를 받게 되면 황홀해 하고, 고마워하고, 행복해한다. 그러므로 **적어도 펠라치오를 원하는 남자를 비난하거나 변태 취급하지는 말자.**

펠라치오를 꺼리는 여자가 많다. 여자가 펠라치오를 싫어하는 데는 이유가 있다.

① 밝히는 색녀, 성매매 종사자가 될 것만 같은 기분

② '페니스의 짝은 질' 이라는 고정관념

③ 똑바로 보기에도 마음 편치 않은(?) 것에 뽀뽀를 하고 입에까지 넣어야 하나... 하는 부담감

④ 소변을 배출하는 부위에 입에 댄다는 자존심과 문화충격

펠라치오 거부감 타파하기

① 번의 해법

남자가 할 일

펠라치오 받는 것이 싫지는 않으면서 펠라치오 하는 여자를 성 경험이 많은 것이 아닐까 색안경 쓰고 본다거나 밝힌다고 욕하는 남자는 자신의 이중잣대를 부끄럽게 여기자.

여자가 할 일

펠라치오를 즐기는 자신이 색녀처럼 보일까 걱정된다면 '사랑하는 파트너의 소중한 그곳을 예뻐해 주는 행위에 색녀가 무슨 상관?' 하고 쿨하게 생각하는 습관을 기르자.

② 번의 해법

페니스의 짝이 반드시 질이어야 할 때는 생식(임신) 목적의 섹스일 때뿐이다. 그 외에는 페니스의 짝, 클리토리스의 짝이 파트너의 입술이어도 상관없다. 섹스에서 중요한 것은 '거친 섹스인가, 아닌가?', '청결하지 않은 섹스인가, 아닌가?'이다. 평생 임신과 출산을 반복할 것도 아니면서 페니스의 짝은 질이라는 강박관념은 왜 갖는가?

아울러 입(혀와 입술)은 우리 신체 중에서 가장 부드럽고 촉촉한 부위다. 입안과 혀는, 잘 관리되고 있다면 인체의 '청결 항상성'도 유지되는 곳이다. 자유자재로 360도 회전, 전진과 후진, 스피드 조절 등 섬세한 운전(?)스킬도 가능하다. 그러므로 그 섬세한 키스의 느낌을 페니스나 클리토리스로도 경험해 보고 싶은 욕망은 본능에 가깝다. 우리가 그 사실을 애써 외면하고 억누를 뿐이다. 그러므로 페니스의 짝꿍은 질이라는 고정관념은 버리는 편이 좋다.

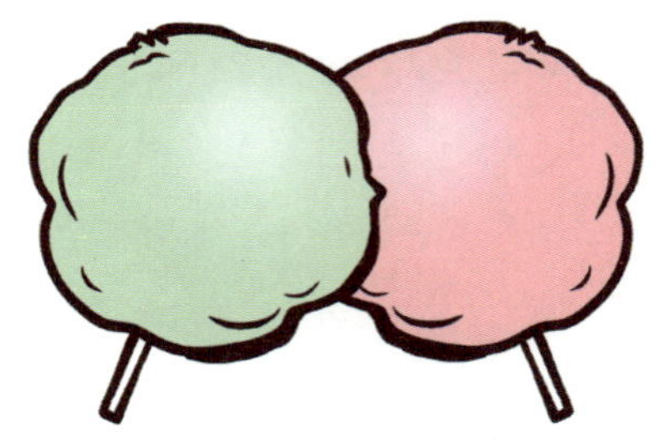

③ 번의 해법

귀엽다 귀엽다 생각하면 정말 귀엽게 보인다. 레알 진짜다. 변신하는 요술도 보여주고, 가끔은 고개 까딱 예의 바르게 인사도 건네고 말이다.

④ 번의 해법

"안심하세요. 여왕님들. 대부분 남자들은요, '혹시 오늘 그녀에게 펠라치오를 선물 받을 수 있을지 몰라.' 하는 기대감에 부풀어 페니스와 친구들을 정성스레 닦고 보송보송하게 대령해 주시니까요." (물론, 안 그런 남자라면 교육을 해야겠죠.) 그런 남자들, 귀엽지 아니한가?

밤비의 추천 러브송 ♥경쾌함

I Just Called To Say I Love You - Stevie Wonder (스티비 원더)

여자들의
펠라치오 가치관 엿보기

제목 : 남편 때문에 너무 스트레스받아요.

남편과 자주 섹스를 나누고 싶어요. 그런데 자꾸 남편이 피해요. 그게 너무나 스트레스가 됩니다. 어쩌다 분위기가 잡혀 잠자리를 갖게 되면 **남편이 자기 것을 빨아달라고 하는데 저는 그런 남편의 태도가 너무 싫어요.** 그럴 때면 남편에게 이야기합니다. **"자기야, 그런 거 말고, 제발 우리 정상적인 섹스를 하자."** 그러면 남편은 또 아무런 말이 없습니다. 저도 여자로서 사랑받고 싶은데 섹스를 피하는 이런 남편 때문에 우울하고 화도 납니다. 어떻게 하면 남편을 고칠 수 있을까요?

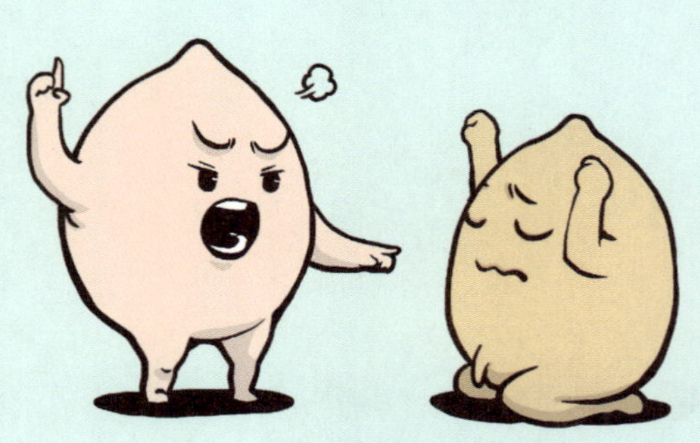

앞에서 소개한 일화는 인터넷에서 수만 건의 조회를 기록했던 성 상담을 요약한 것이다. 이 여성의 섹스 고민에서 발견할 수 있는 문제의 핵심은 무엇일까?

여자들이 '오럴섹스에 대한 거부감'에서 한발 더 나아가, 페니스를 입에 넣는 **'펠라치오'를 〈정상적인 섹스 범주 밖〉으로 아예 던져버리고 살아간다는 것을 알 수 있다.** 또한, 그 여파로 파트너의 비난을 의식해 펠라치오를 원하는 욕구를 숨기는 남자들도 꽤 될 것이라는 현실도 추측해볼 수 있다.

여기에는 여자들의 책임도 있지만, 특히 성 문화와 포르노 산업의 책임이 크다.
우리는 삽입섹스로 여성이 오르가슴을 얻고 못 얻고를 떠나 '페니스+질=섹스'라는 공식에 익숙하다. 그리고 **많은 여자들이 그 '공식'을 이탈하는 펠라치오에 수치심과 불안, 혐오감을 느끼고 있다.** 이는 여전히 섹스의 목적에 따라 여자들이 손쉽게 마녀사냥 당하는 사회에 살고 있기 때문이다. 따라서 그 강박과 불안 심리는 수학공식을 외워 문제를 풀지 않으면 낙오자가 될 것이라 믿고 공식을 달달 외우려고 애쓰는 심리와 유사하다.

포르노 영상물의 경우, 남자들에게 주는 판타스틱한 펠라치오 로망과 상반되게 여자들에게는 펠라치오에 대해 암울하고 부정적인 인식을 심어준다.
용기 내서 펠라치오를 해 볼까? 하다가도 여자를 인격체가 아닌 도구처럼 과격하게 다루는 펠라치오와 딥스로트, 얼굴에 마구 정액을 뿌리는 행위 등의 포르노물을 연상하면 반사적으로 모욕적인 느낌이 들어 펠라치오가 싫어지는. 이러한 여자들의 가여운 입장을 남자들은 이해해야 한다.
포르노를 본 적이 없더라도 살다 보면 이런저런 간접적 경로를 통해 그러한 인식을 하게 된다. 보통 안 좋은 것이 인상에 더 강하게 남아서 가치관과 현실에까지 영향을 미치는 것은 자연스러운 일이다.

대부분 남자는 자신이 섹스를 리드하는 입장에 서기는 해도 파트너(여성)의 반응과 평가에 소심한 선량하고 이타적인 면도 있다. 또한, 보통의 남자들은 소위 '말발'로 여자를 이기려 하지 않는다. 그들은, 어차피 말로 여자를 이길 수 없다는 생각과 여자에게는 져줘야 남자답다는 생각을 양립하고 살아간다.

그렇기 때문에 펠라치오가 정상적 섹스가 아니라 비난하는 파트너 앞에서 그것도 정상적인 섹스라고 주장하기는 남자들에게 생각보다 쉽지 않다. 그러니, 피곤한 언쟁을 피하고 차라리 (자기 기준에서) 재미없는 섹스를 슬슬 피하는 방법을 택하기가 쉬운 것이다. 이쯤 되면 남자들의 입장도 꽤 애처롭다.

가장 좋은 최선은, 섹스 문제에서만큼은 대체로 콤플렉스와 고정관념이 덜 한 남자들이 먼저 솔직하게 자신의 느낌을 파트너에게 털어놓고, '언쟁'이 아닌 '대화'의 노력을 하는 것이다.

㉎ "자기야 나는 있지, 당신의 질에 삽입하는 느낌도 좋지만 부드러운 당신의 입술로 내 페니스를 사랑해주는 것도 좋아. 그게 또 삽입과는 다르게 느낌이 환상적이거든. 나도 당신에게 그런 느낌을 선물해줄 테니까(이렇게 당근을 함께 던지는 것이 중요하다.) 당신도 시도해주면 안 될까?"

남편이 먼저 아내에게 컨닐링구스의 장점(!)을 경험할 수 있게 노력했었다면? 펠라치오 요구에 아내 반응이 달랐을 수도 있다.

아내도 남편의 펠라치오 요구를 변태인양 비난하지 말았어야 하고, 차라리 질문을 했으면 좋았을 것이다.

"자기야, 페니스를 입으로 애무해주면 느낌이 어때서 그렇게 원해? 난 사실 좀
부담스럽거든……."

질문은 진솔한 대화의 물꼬가 된다.
"응, 나는 이러이러한 느낌이라서 당신이 해 주는 펠라치오가 좋았어. 그런데 당
신은 그게 왜 그렇게 부담스러운데?"

독을 잘 쓰면 '명약'이 되고, 아슬아슬한 지점을 넘어가면 치사량의 '맹독'이 되
는 것처럼 섹스 스킬의 몇 가지도 그러한 면이 있다. 펠라치오도 그렇다. 그러므
로 넘쳐나는 섹스 지식과 정보에 대한 〈분별력〉은 필수다.

펠라치오를 즐기는 것은 정상적인 섹스 행위다. 노력하면 여자도 즐길 수 있다.
그러나 펠라치오의 도가 지나쳐 '딥스로트', 그러니까 목구멍에까지 페니스를
밀어 넣는 행위라던가 얼굴 또는 입안에 사정하고 혹은 삼켜야 할지도 모르는
수위는 여자의 심신을 고통과 스트레스로 내몰게 된다.

현실의 여자들은 마음속으로 펠라치오가 그 정도까지 갈까 봐 지레 부담스럽
다. 그러므로 펠라치오를 즐기더라도 그 수준에 대해서는 파트너와 구체적인
대화를 나누는 것이 이상적이다.

05

펠라치오와 딥스로트
(Deep Throat)

딥스로트는 펠라치오 도중에 페니스 끝인 귀두 부분이 파트너의 입 안쪽 아주 깊숙하게 닿고 치고 밀착되는 행위를 말한다. 정확하게는 파트너의 목구멍(목젖) 부분까지 페니스의 귀두가 닿도록 구강 내로 흡입하거나 밀어 넣는 것이다.

이 딥스로트는 포르노물의 단골 등장 메뉴지만, 현실에서 그러한 과격한 수준의 펠라치오를 파트너에게 요구하는 남자는 다행히 거의 없다. 또한, 절대 그래서도 안 된다. 딥스로트는 질 안 깊숙이 페니스를 밀어 넣는 삽입섹스와 비슷한 쾌감을 줄지 몰라도 파트너에게는 육체적·심리적 고통을 주는 행위다.

'파트너의 숨구멍을 막으면서까지 자신의 성감 고조를 시도해야 할까?'

마음속에 스스로 자문해보자. 이는 섹스도 사랑도 아니다.

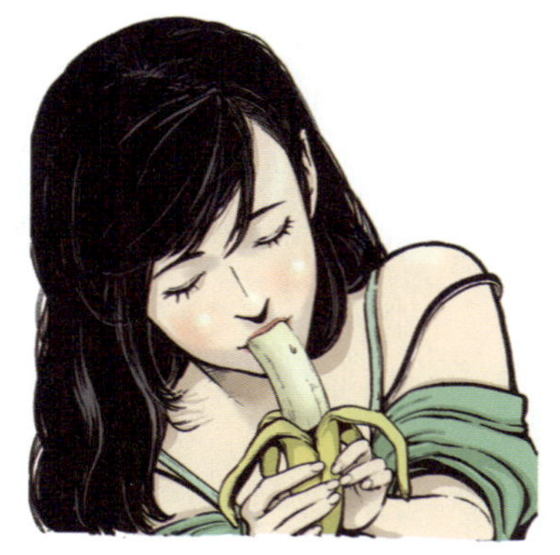

호기심에 딥스로트를 시도해 보더라도 막상 해보면 그 느낌이 나쁘다는 것을 깨닫게 된다. 심지어 순간적으로 기도가 막히는 생명의 위협까지 느끼기도 한다.

파트너 스스로 펠라치오의 수위를 조절해 가며 잠깐씩 해주는 것이라면 몰라도, 남자 자신의 손으로 파트너의 머리를 누르면서 딥스로트를 유도하는 무례한 행동은 특히 금물이다. 그대도 파트너도 포르노 배우가 아니다.

잘 알려지지 않은 딥스로트의 위험성 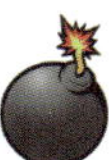

페니스가 파트너의 목구멍까지 닿아 순간적으로 기도(숨)이 막히게 되면 반사적으로 파트너가 이빨을 (입을) 꽉! 다물 수 있다. 살기 위해서다. 그러니 페니스 안전을 위해서라도 펠라치오의 딥스로트는 위험하다.

포르노물들은 그러한 위험성은 절대 우리에게 가르쳐주지 않는다. '건강과 안전'은 포르노 업자들의 관심 사항이 아니기 때문이다.

삽입섹스(Sexual Intercourse)
1. 삽입 타이밍

가장 좋은 페니스 삽입 타이밍은, 클리토리스 여왕님이 충분히 달아오르셨을 때다. (이는 이론상 대부분 잘 알고 있는 사실이지만, 현실적으로는 잘 지켜지지 못하는 케이스가 많다.) 삽입 피스톤만으로는 단독으로 여성의 오르가슴을 이끌어 내기가 어렵기 때문. 페니스의 질 삽입과 피스톤을 중심으로 하는 섹스는, 남성 오르가슴이나 임신을 목적으로 하기에만 적합한 섹스다. 압도적인 수의 커플이, 그렇게만 섹스를 한다. 이러한 섹스 스타일이 습관화되면 남자만 오르가슴을 느끼고 여자는 달아오르던 것으로만 만족한 채 섹스를 마감하는 현실이 반복된다. 달아오르기라도 한다면 다행일 것이고 말이다. 한발 더 나아가 여자에게는 임신이나 건강상의 걱정이 반갑지 않은 보너스로 남겨지기도 한다.

클리토리스가 오르가슴 역치점의 최소 50% 이상~99%까지 충분하게 달아올랐을 때를 삽입 타이밍으로 잡는다면? 그녀는 설레는 마음으로 페니스를 받아들일 수 있고 삽입섹스에 의한 오르가슴도 충분히 가능해진다.

오르가슴 역치점 100% 게이지를 채울 나머지 50%~1%만 삽입과 피스톤으로 채우는 것이다. **그녀의 클리토리스 엔진이 절정을 향해 순항하고 있는지는 흘러**

나온 질액의 양으로 판단하기보다 '그녀의 의견을 말로 유도해 듣는 편'이 좋다.

그러므로 질 입구를 만져보며 눈치로 파악하지 말고 파트너에게 말해 달라고
하자.
"넣고 싶을 때 말해 줄래?", "삽입해도 될 때 말해줘요!"
여자들도 '그런 건 남자가 눈치껏 알아서 해야지, 부끄럽게 왜 물어봐……' 라는
식의 수동적인 태도는 버려야 한다.

삽입 전에 그녀의 클리토리스, 음순, 질 입구 등을 애무하는 목적을, 페니스 삽
입이 가능할 만큼 질 입구가 젖게 하는데 두는 커플이 많다.

물론, 그것도 꼭 필요한 목적이다. 헷갈리지 말아야 할 것은, 흘러나오는 질액
양이 클리토리스가 달아올랐는지의 명확한 지표는 아니라는 점이다. 이는 〈흥
분도〉와 〈질액의 양〉이 반드시 비례하지는 않는다는 말. 여자는 컨디션에 따라
'젖음'과 상관없이 클리토리스가 저절로 달아오르기도 하고, 흘러나온 질액은
적은데 강렬한 절정까지 달아오를 때도 있다. 또는 질이 젖기는 했지만, 클리토
리스는 전혀 달아오르지 않았을 수도 있다. 그러니 삽입 타이밍은 가능하다면
그녀의 의견에 따르자.

클리토리스가 충분히 달아올랐더라도 페니스를 넣으면 삽입의 첫 물리적 충격
때문에 달아오른 퍼센티지가 내려갈 수 있다. 그러다가 파트너가 천천히 부드럽
게 피스톤을 시작하면 다시 서서히 클리토리스가 달아오르게 된다.

한 번의 섹스에서 페니스를 질에 수차례 삽입했다 뺐다 반복하는 행위는 횟수
를 줄이자. 이러한 행위는 **체위를 너무 여러 가지로 바꾸는 과정에서 발생하기**
쉽다.
질 입구가 젖어 있어도 짧은 시간에 삽입을 위한 자극을 여러 번 받으면 질 입

구의 점막에 보이지 않는 미세상처를 내기 쉽다. 그렇게 되면 그녀는 자연 회복이 될 때까지 질 입구의 따끔거림을 몇 시간 내지는 며칠간 감수해야 한다. 그러므로 **체위를 바꿔가며 여러 번 삽입섹스를 하고 싶다면 페니스 삽입 순간마다 아주 천천히 부드럽게 해야 한다.**

삽입 지속 시간

삽입섹스 지속 시간은 전적으로 삽입 전에 들인 정성과 관련이 있다. 정성이 빈약했다면, 삽입섹스로만 그녀의 오르가슴 성공률을 높여야 하므로 수십 분간의 피스톤에 의존할 수밖에 없다.

체력이 좋아 긴 피스톤이 가능하더라도, 수십 분간 질 내 피스톤을 하면 오랜마찰에 그녀는 질 근육이 뻐근하게 아파지기 마련이다. 질이 충분히 젖어있어도 아플 수가 있다. 허벅지에도 통증을 느낄 것이다. **그렇게 되면 그녀의 속마음은 파트너가 사정하고 빨리 끝내기만을 고대하는 '의무 방어전'의 심리로 바뀌게 된다.** 그러므로 삽입 이전에 공을 들여 그녀를 최대한 달궈놓는 편이 서로에게 결과적으로 좋다.

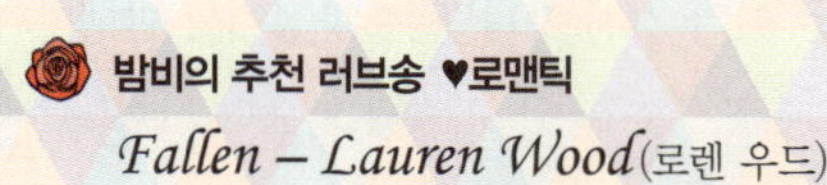

삽입섹스(Sexual Intercourse)
2. 피스톤

피스톤 강약

여자들이 주로 선호하는 삽입섹스는, 서로의 골반과 치골이 진하게 밀착되는 삽입과 피스톤이다. 한시도 떨어지지 않고 당신과 꼭 붙어있고 싶어서라기보다는 파트너 치골의 도톰하고 넓은 면적이 클리토리스귀두 주변을 반복하여 자극해주면 오르가슴을 느낄 확률이 높아지기 때문이다. 파트너와 치골을 밀착한 상태에서 천천히 부드러운 피스톤, 빠르고 부드러운 피스톤을 반복한다.

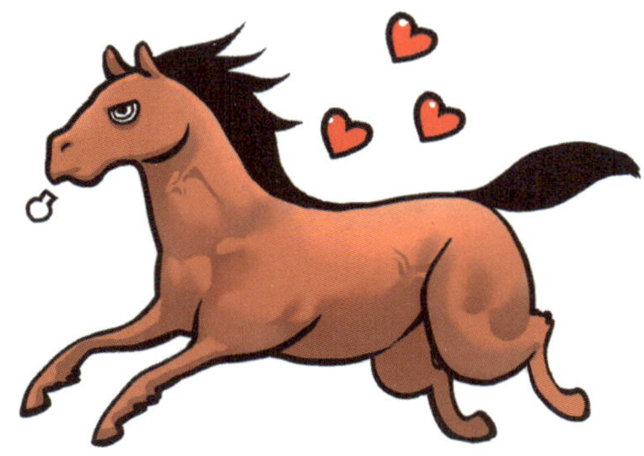

정상위(남성 상위 또는 여성 상위) 삽입섹스에서 위에 있는 사람이 상체만 45도 이하로 들거나 아예 서로 꼭 끌어안았을 때 클리토리스 자극이 가장 진하므로, 많은 여성이 본능적으로 이 기본 체위를 좋아한다. 피스톤 중인 파트너의 허리나 엉덩이를 그녀가 자신의 몸쪽으로 당기거나 끌어안는 것은 치골을 밀착해 클리토리스를 자극받고 싶은 무의식적 욕망 때문이다.

여성의 치골을 너무 세게 치는 과격한 피스톤은 자제하는 것이 좋다. 얼얼해지는 통증을 유발할 수 있고, 예민한 클리토리스는 과격하게 다루면 오르가슴과 영영 멀어지기도 한다. 단, 절정으로 이르는 오르막길에서는 피스톤의 압력을 높이고 스피드를 빠르게 하는 것이 남자에게는 물론 그녀의 절정에도 도움이 된다.

삽입 깊이

질 입구를 빈번하게 건드리는 얕은 삽입 및 자궁경부를 건드리는 깊은 삽입은 짧게 한다(아예 하지 않을 수 있다면, 하지 않는 것이 이상적이다). 찰나의 흥분은 충족되겠지만, 여성의 몸이 알게 모르게 축나는 것은 바로 그런 상황에서 일어나기 때문이다. 후자는 특히, 페니스 길이가 긴 남성들이 주의해야 한다.

질 입구는 연약한 점막으로, 섹스 시 많은 자극을 받는다. **거친 자극은 물론, 부드러운 자극도 최소한으로 해야 한다.** 삽입섹스 후 씻거나 소변을 볼 때 살짝 쓰리거나 따끔댄다면, 그것은 질 입구의 점막이 일시적으로 손상되었기 때문이다. 우리 몸에 자연 회복력이 있다고 하더라도 **건강에 부담되는 행위는 하지 않을 수 있다면 아예 하지 않는 것이 현명하다.** 이 기준은 아무리 반복해 강조해도 지나치지 않다.

삽입섹스(Sexual Intercourse)
3. 사정 타이밍

'사정'은 남성이 오르가슴을 느끼는 순간에 하는 것이 보통이다. 그것으로 커플의 그날 섹스는 끝이 난다. 사정과 함께 남성의 성욕이 급격히 줄어들고 페니스 발기의 마법도 풀려 버리므로, 더는 섹스를 지속할 수 없다 생각한다. 사정 후, 여성 파트너가 오르가슴을 못 느꼈다고 해서 그녀도 오르가슴을 느끼고 끝나도록 추가조치(?)를 취하는 남자는 드물다. 사정 후 5분 이내에 코를 골며 곯아떨어지지나 않으면 다행이다. 그러므로 남성이 사정하기 전에 여성이 먼저 오르가슴을 느끼는 것이 가장 이상적이다.

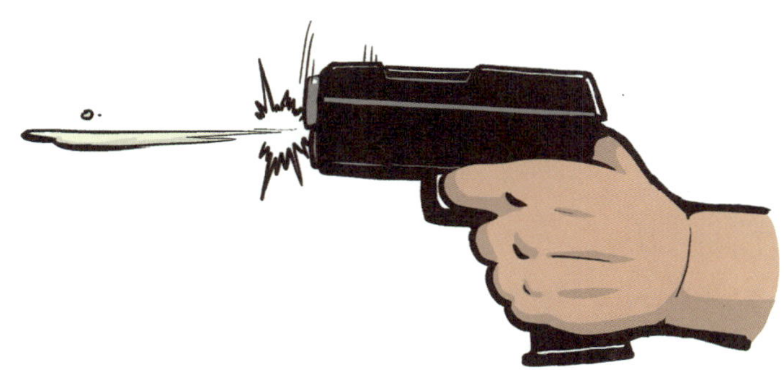

파트너가 절정을 느꼈는지, 느끼지 않았다면 어느 정도 도달 중인지 남자는 사정하기 전에 대화로 확인하면서 자신의 사정 타이밍을 조절해야 한다. 그렇게 하지 않으면, 여성 파트너는 절정까지 도달하지 못하고 그날 섹스의 막이 내릴 수 있다. 여자들은 오르가슴을 못 느꼈어도, 오르가슴까지 오르다가 말았어도, '괜찮았다고' 마음속으로 '자기 위로'를 하는 경향이 있다. 그러나 자신도 몸의 오르가슴을 느끼는 것이 정서 안정과 커플 관계에 훨씬 이롭다는 것을 언젠가는 깨닫게 된다. 오르가슴을 느끼지 못한 섹스는 여자에게도 개운하지 않다. 그러니 남자들은 사정하기 전에 파트너도 절정을 느끼게 해주자.

콘돔사용이 안전하지만, 콘돔 없는 사정은 질 내 사정(체내 사정)과 질 외 사정(체외 사정)으로 나뉜다.

질 내 사정 (체내 사정)

여자가 파트너에게 체내 사정을 허락하는 의미는 크다. 만에 하나라도 임신이 된다면 '임신과 출산 vs. 임신중절' 어느 쪽이 되었든 대단히 무리가 따르는 결과를 감수하겠다는 의미가 되기 때문이다. **남자도, 콘돔 없는 질 내 사정을 감행하고 싶다면 똑같은 의미의 책임감을 육중하게 가져야만 한다.**

임신을 원하지 않는다면, 임신 가능성이 전혀 없는 시기라도 바로 욕실로 가서 질 안에 고인 정액을 최대한 몸 밖으로 배출해주는 것이 좋다. 아랫배에 살짝 힘을 주어 정액이 최대한 몸 밖으로 흘러나오도록 하고 질 입구를 깨끗한 물로 헹궈준다.

질 외 사정 (체외 사정)

페니스를 질에 삽입해 피스톤을 지속하다가 남성의 절정 직전에 질 밖으로 페니스를 빼내어 밖에 사정하는 것을 말한다. 섹스 경험이 풍부하거나, 건강하거나, 나이가 성숙해진 남성이 대체로 조절을 잘한다. 그러나 **컨디션이 좋지 않거**

나 술을 마신 상황에서는 자칫 실수하기 쉬우니 콘돔을 사용해야 안전하다. 질외 사정은, 시트를 적시기 싫어서 여성의 클리토리스 바로 위나 배 위에 하기도 한다. 질 입구에 사정한다면 당연히 임신의 위험이 있다. 성향에 따라 자신의 배 위에 남자가 사정하는 행위를 파트너가 불쾌하게 생각할 수도 있다. 그러므로 체외 사정을 어디에 어떻게 할 것인지는 파트너의 의견에 따르는 것이 예의다. 시트를 정액으로 적시지 않으려면, 깨끗한 티슈나 수건을 준비하는 것도 하나의 대안이다.

남성 오르가슴의 마무리인 사정을 마치 포르노 배우와 섹스하는 것처럼 파트너의 얼굴이나 입에 하려 해서는 절대 안 된다. 꼭 그래 보고 싶다면 정액을 '자신의 얼굴, 코, 입술, 혀'에 먼저 발라보고 몇 분간 견뎌본 이후에 다시 생각해보자. 자신도 견디지 못할만한 부담스러운 요구를 하게 되면, 그녀에게 말없이 차이는 것은 시간문제다.

07

밤일 메인 코스 C

(키스의 진화)

인간의 몸이라는 아름다운 무대 위. 당신은 파트너에게 '열연'을 허락받은, 독무대 위 영광의 주인공이다. 자, 이제 키스의 대상을 바꾸는 연출, 키스의 자세를 바꾸는 연기 등 키스의 예술혼을 불태워 그녀의 특급칭찬을 획득하는 명배우에 도전해보자.

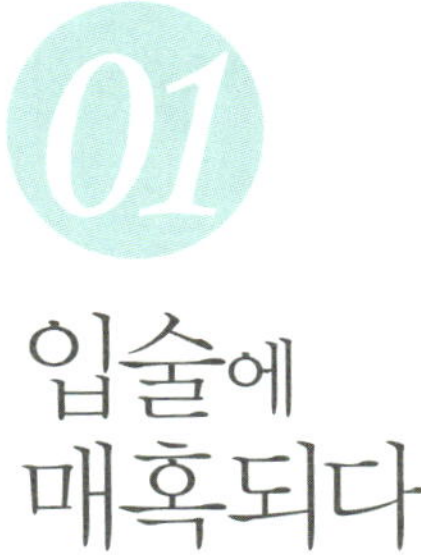

01

입술에
매혹되다

거꾸로 키스

우리는 파트너와 얼굴을 마주 보고 나누는 키스에 익숙하다. 이 기본 키스포즈에서, 키스하는 방법은 같더라도 '자세를 바꾸는 것'만으로도 키스의 느낌은 카멜레온처럼 변신한다. 예를 들어, 누워 있는 그녀의 머리 쪽에서 엎드린 자세로 키스를 건네어 보자. 느낌이 다르게 다가올 것이다.

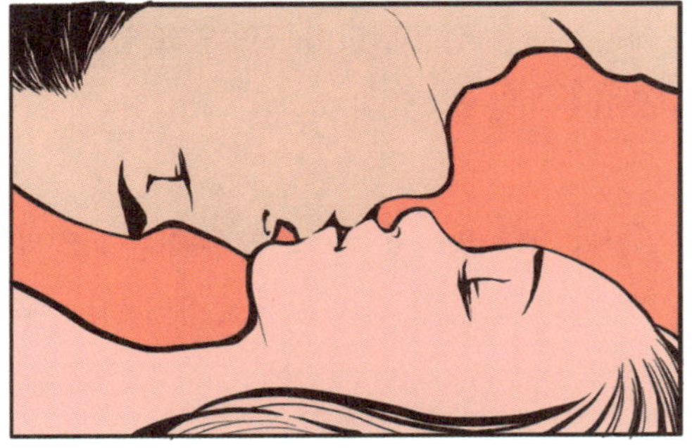

두 손으로는 파트너의 얼굴을 살포시 감싸자. 머릿결이나 가슴을 부드럽게 어루만져 주어도 좋다. 손을 잡거나.

입술에서 볼로, 볼에서 귓불로, 이마에도 다정하게 키스를 건네자. **거꾸로 나누는 키스는 강렬하게 혀를 주고받는 진한 키스보다 아랫입술, 윗입술 정도만 감미롭게 음미하는 편이 좋다.**

키스 전희, 입꼬리 키스

고개를 살짝 기울인다. 파트너의 입술 가장자리에(양쪽 입꼬리, 입술이 시작되는 왼쪽과 오른쪽 스팟) 버드키스 한다. '쪽, 쪽' 소리가 가볍게 나는 정도로.

이 스킬은 '키스의 전희'라고 불러도 좋다. 농밀한 키스 전에 입술 주변을 한가롭게 산책하는 느낌으로 파트너의 애를 태우자. 담백함만 느껴지도록, 혀와 타액은 아껴둔다.

키스 전희는 '설렘'을 전하는 데 의미가 있다. 키스를 하면 보통 입술 정면과 입안으로 바로 돌진하게 되는데, 본격 키스 전에 따뜻한 숨결을 곁들여 상대의 입꼬리만을 맴도는 키스 전희를 건네면, 파트너의 마음은 한없는 설렘 속으로 멜트다운 될 것이다.

이 키스 전희는 생각보다 많은 이들이 건너뛴다. 마음이 급해서일까? **측두엽 능력의 30%가 '입술'과 '혀'의 감각을 담당할 만큼 이 신체 부위는 촉각이 민감하다.** 입술에는 수많은 신경 말단이 모여 있고 입술 가장자리는 그중에서도 특히 감각 수용이 뛰어난 스팟이다.

여자들은 키스에 관심이 많다. 키스를 섹스의 모든 다른 과정과 동급으로 여길 정도로 좋아한다. 가장 나누고 싶은 꿈의 키스로 박력 있는 딥키스 보다, 달달하고 아기자기한 버드키스 유형을 첫손가락에 자주 꼽기도 한다. 그러니 성급해하지 않고 키스 전희부터 시작하는 여유로움은 파트너의 마음을 달콤하게 녹이는 데 도움이 되어줄 것이다.

콧잔등 키스

예술 조각품처럼 베일 듯한 콧날, 아기자기한 코의 모양새, 미려한 코의 곡선은 상대의 얼굴을 바라볼 때 사슴 같은 눈망울이나 붉은 앵두 같은 입술 못지않게 심장을 두근거리게 한다.

콧잔등에 받는 키스는 '상대에게 귀여움을 받고 있다'는 행복감을 준다. 콧잔등에 키스할 때에도 혀와 타액은 쓰지 않는 것이 좋다. 촉각과 후각이 침을 민감하게 받아들일 수 있는 부위이기 때문이다. 전반적으로 얼굴에는 타액이 묻지 않게 키스파티를 벌여야 키스의 느낌이 쾌적하다. ♥

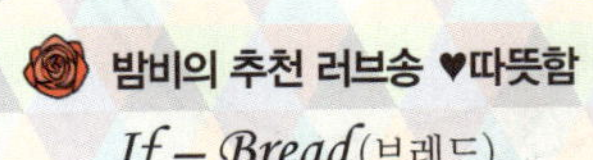

배, 허리

배와 배꼽, 허리의 심미적 역할

얼굴 → 가슴 → 성기로 이어지는 터치가 섹스의 중심이 되므로 배, 허리, 옆구리는 어쩌면 성의 없게 지나치기 쉽다.

우리는 파트너의 폭신한 배를 베고 누우면 포근함을 느끼기도 하고, 초콜릿 복근으로 탄탄하게 다져진 구릿빛 배의 모습에 흥분하기도 한다. 가슴 아래에서 시작되어 허리와 골반으로 이어지는 몸의 곡선은 수시로 시선을 붙잡아 미적 감성을 불러온다. 그리고 그 시선이 모이는 중심에 '배꼽'이 있다. 배꼽에 혀를 정성껏 밀어 넣어 가며 애무하기도 하는데, 그 행위는 들이는 정성에 비해 파트너의 쾌감을 높이는 데 큰 도움은 안 된다.

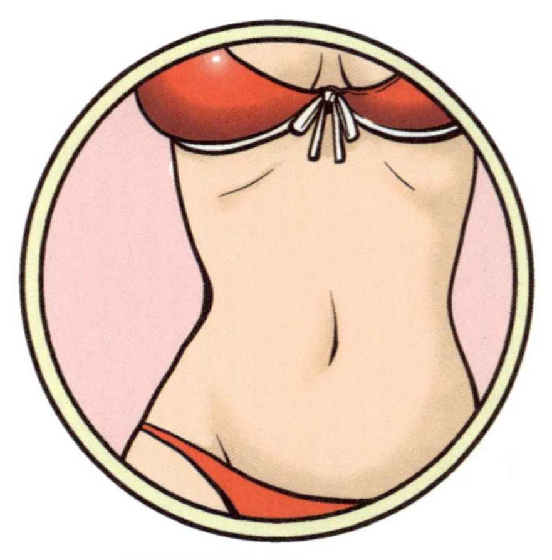

어떻게 키스할까?

배는 혀로 애무하기에는 부위가 넓다. 섬세한 혀가 선물해주는 특유의 감각을 감지하는 능력도 다른 신체 부위보다는 다소 둔감하다. 배에 피하 지방이 많이 분포할수록 그렇다. 공들여야 할 면적이 넓어서 혀로 핥는 애무를 중심으로 한다면 타액이 마르기 쉽다. 혀는 과도하게 움직이면 혀뿌리가 뻐근해지기도 쉽다. 그러므로 촉촉한 타액과 혀는 보다 성감이 예민한 스팟의 애무를 위해 아껴두는 편이 나을 수 있다.

가슴(상체)에서 V존(하체)로 내려오면서 배와 배꼽을 만나면 입술로 가벼운 키스를 건넨다. 손가락과 손바닥으로는 옆구리와 엉덩이를 쓰다듬는다. 개인차가 있지만 대체로 옆구리 곡선과 V존에 가까워질수록 간지러워하거나 민감해 한다. 그러므로 **허리선을 따라 내려가며 옆구리와 V존 근처에는 혀를 사용해도 좋고, 타액을 듬뿍 곁들여 진한 키스를 곁들이는 레시피가 좋다.**

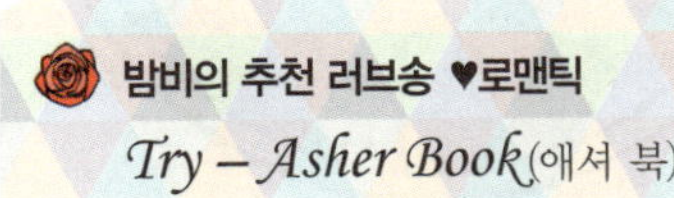

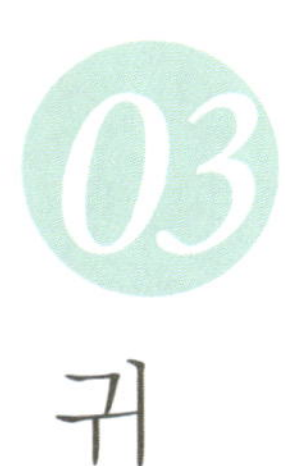

03

귀

귀도 감각이 예민하다. 무반응인 사람도 있지만, 성감대인 것을 훨씬 지나쳐 사람에 따라서는 발작에 가까울 정도의 간지러움을 느낄 수도 있으므로, **파트너가 참을 수 있을 정도의 수위인지를 살펴가면서 키스해야 한다.**

바깥귀의 '귓바퀴'와 '귓불(귓바퀴 아래쪽에 도톰하게 붙은 살)'을 부드럽게 흡입하면서 키스한다. 귓불 바로 뒤 스팟은 (머리·두부 또는 목이라고도 할 수 있는 곳) 특히 민감한 성감대에 속한다. 파트너가 거부하지 않으면 그 스팟에 입술로 키스하거나 혀로 천천히 핥아준다.

입술로 귀를 덮어버리지 않기. 귀에 혀를 밀어 넣지 않기.
귀를 덮는 키스는 순간적인 압력으로 귓속 통증을 준다. 외이도(바깥귀 구멍에서 고막

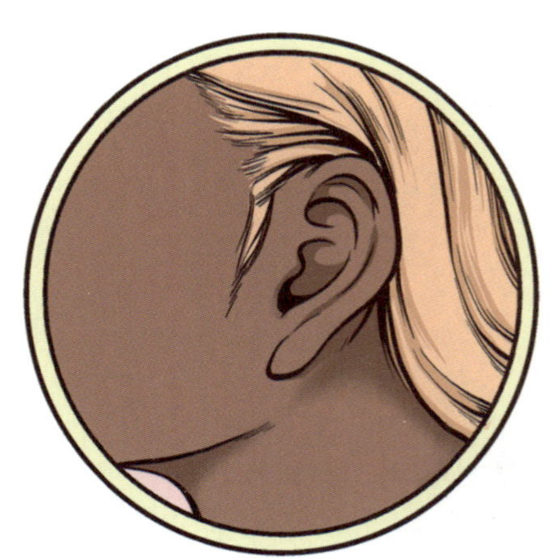

에 이르는 길)에 진공이 발생해서 귀가 먹먹해지면(청각이 순간적으로 멈추면) 심리적으로도 당황하게 된다. 파트너의 귀에 혀를 밀어 넣으면 침이 흘러들어가 귀 건강에 좋지 않고, 입술로 귀를 덮는 키스와 마찬가지로 진공에 의한 통증을 만든다. 귓속이 침으로 축축하게 젖는 느낌 자체도 찜찜하다.

키스 마크는 남기지 말자

귓불과 귓바퀴를 정열적으로 물어 당기거나 입안에 압력을 준 채 흡입하지 않는다. 키스 마크가 생기기 쉽기 때문이다. 피부의 모세혈관이 살짝 터져 생긴 이 키스 마크가 사라지려면 최소 2~3일, 최대 일주일 이상도 걸린다. **경험이 미숙하거나 어릴수록, 정복 욕구에 심취했거나 배려 없는 성격일수록 흥분을 주체하지 못하고 키스의 수위를 조절하지 않아 파트너의 몸에 키스 마크를 남기기 쉽다.** 귀는 눈에 띄는 신체 부위이므로 키스 마크를 남기지 않는 것이 파트너에 대한 매너다.

밤비의 추천 러브송 ♥로맨틱

Makin' Whoopee – Michelle Pfeiffer (미쉘 파이퍼)

눈

두 눈 주위 피부는 약하고 얇고 촉각에 민감하다. **얼굴뼈에서 '안구를 위해 푹 패인 부분'은** 터치하지 않되, 그 외곽 가장자리를 따라 가볍게 입술로만 키스한다. 파트너의 얼굴을 마주 보았을 때

♥ 왼쪽 눈꺼풀 주변은 '반 시계 방향'으로
♥ 오른쪽 눈꺼풀 주변은 '시계 방향'으로 **원을 그려 나가듯** 가볍게 **뽀뽀하는** 느낌 정도로.

눈꺼풀 바로 위는 키스 시 건너 뛰는 것이 좋다. 눈꺼풀 피부의 바로 아래에 '안구'가 위치하기 때문. 매우 가볍게 버드키스 한다고 하더라도 그 압력이 예민하게 느껴져 불편할 수 있는 부위이므로, 아무리 파트너가 사랑스러워도 눈(안구) 바로 위에는 키스하지 않는다.

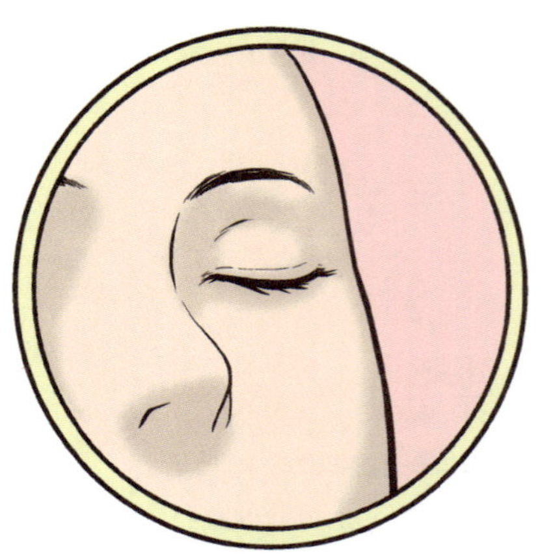

목

얼굴에서 어깨와 가슴, 등으로 이어지는 라인이 목선이다. 목선은 바라보기에도 아름답지만, 감각도 얼굴 못지않게 예민하다. 귀 아래의 목 피부가 특히 그렇다.

♥ 목선 키스도 자세를 바꾸면 다양한 느낌을 준다.
① 서거나, ② 앉아서, ③ 편안히 누운 파트너에게, ④ 등을 보이고 엎드린 파트너에게 다정하게 넥키스를 하자. 파트너가 여성이라면, 그녀의 머리칼을 목 옆이나 위로 쓸어 올린 후 손을 가볍게 얹어 고정하고 키스하면 된다.

뒤 목덜미 중앙 보다는 ♥ 귀와 가까운 양옆 목덜미에 받는 키스가 좀 더 짜릿하다. 목에 하는 키스는 버드키스를 기본으로 하되 혀를 사용해도 괜찮다. 침으로 적셔져도 찜찜한 스팟은 아니라는 의미. 파트너가 피곤해 하는 날이라면, 손으로 뒤 목선을 따라 어깨까

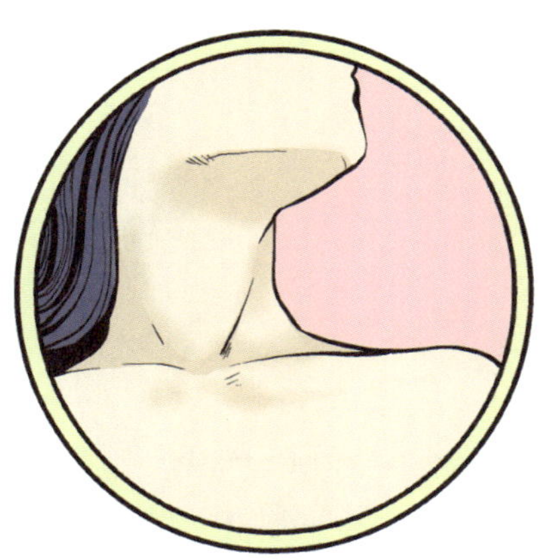

지 부드럽게 지압과 마사지를 곁들여 주어도 좋다.

넥 키스는 얼굴 중앙 아래쪽에는 하지 않는 것이 낫다. 목젖 부분은 입술로 가볍게 눌러도 숨이 살짝 막히기 때문이다. 또한, 이 키스도 귀 키스와 마찬가지로, 입안으로 강하게 파트너의 피부를 빨아들이는 키스는 자제하자. 키스 마크는 사랑의 증표가 아니다. 일상생활의 불편함만 만든다.

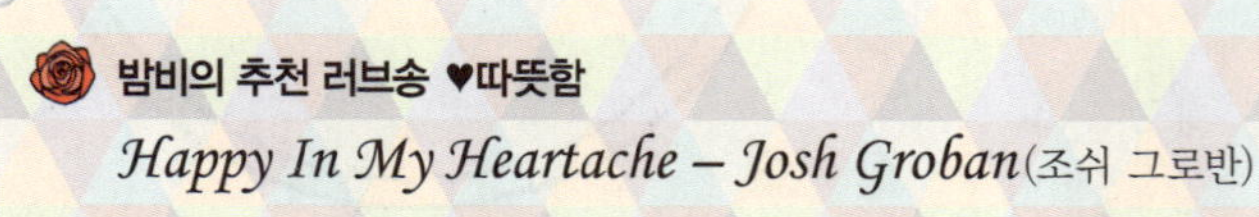

06

머리

두피와 이마에 하는 키스는 파트너에게 독특한 감성을 전달해준다. **이마 부근에 하는 키스는 '섹스의 후희'로도 좋은데, 편안히 잠에 빠져들 수 있도록 안정감을 준다.** 어린 시절 매일 밤 잠들기 전에 침대 머리맡에서 부모님께 받곤 했던 이마 뽀뽀의 포근한 향수와 닮아있기 때문이다. 또한, 우리는 거수경례 시 이마에 손을 가져다 댄다. 그러므로 이마에 하는 키스는 **무의식중에 신뢰와 존중의 감성도 전달한다.** (이마를 포함한) 머리에 하는 키스는 **뇌와 가까운 두피에 직접 사랑의 자극을 전하기 때문에 파트너에게 행복감을 빠르게 전해줄 수도 있다.**

이마 바로 위 머리카락이 시작되는 스팟, 정수리, 귀 주변의 머리카락, 뒤통수에 버드키스 한다. 한 손으로는 파트너의 머릿결을 쓰다듬으면서 키스하는 것도 좋다. 키스하는 동안에는 양손으로 파트너의 귀를 막지 않는다. 귀를 손으로 잠깐이라도 덮으면, 고산지대에 있거나 비행기에서 청력이 일시적으로 상실되는 듯한 불안한 느낌을 받게 된다.

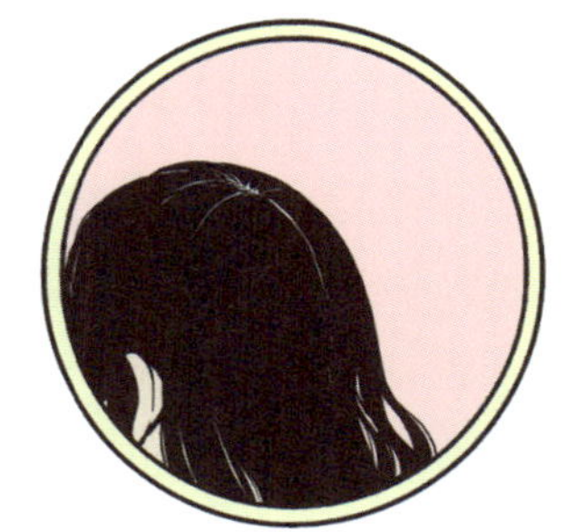

"

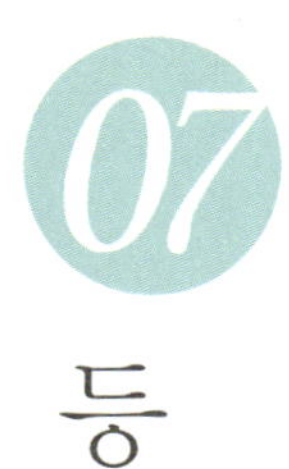

등

두 눈이 있는 우리 앞모습과 달리 '등'은 공격(?)에 취약해 심리적으로 무방비인 신체 부위에 속한다. 그래서 등 뒤에서 따뜻하게 껴안아주면 처음에는 흠칫 놀라지만(이미 익숙한 파트너라고 해도), 차차 긴장이 풀리면서 생각지도 못했던 타인의 따스함에 신뢰와 평온한 감정을 느끼기도 한다. 그러니 등에 키스할 때에는 먼저 등 뒤에서 꼬옥 안아주고 키스를 시작해도 좋다.

♥ 등과 목의 경계 ♥ 겨드랑이와의 경계 ♥ 엉덩이골이 시작되는 경계의 피부들이 일반적으로 감각이 발달해 있으니 참고하자. 버드키스 위주로 터치하면 되지만, 등은 타액에 흠뻑 적셔져도 불편하지 않은 부위이므로 파트너가 거부 의사를 표현하지만 않는다면 키스하며 혀를 마음껏 사용해도 좋다. 간지

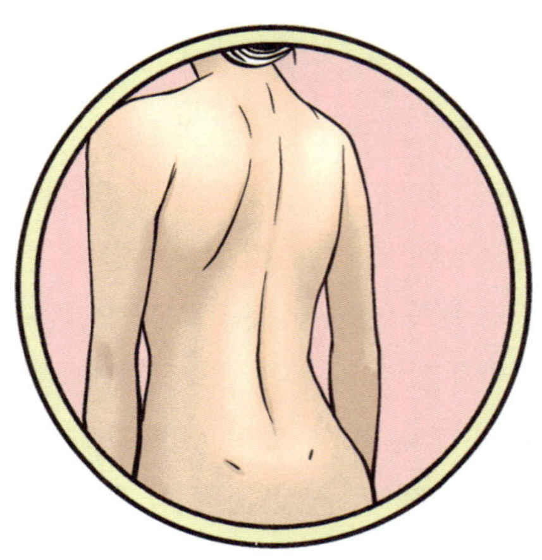

러움의 개인차가 크므로 상대의 반응에 따라 키스를 지속하고, 터치에 반응이 아예 무딘 파트너라면, 민감한 스팟에만 집중적으로 키스하는 편이 현실적일 수도 있다.

파트너가 엎드려 있을 때에는 키스와 더불어 안마와 마시지로 긴장을 풀어주는 것도 사랑스러운 서비스다.

파트너가 앉아 있거나 서 있는 포즈에서는 등에 키스하는 동안 ♥ 두 손으로 파트너의 가슴을 애무하거나 ♥ 한 손으로는 상대의 가슴을, 다른 한 손으로는 파트너의 은밀한 그곳을 쓰다듬어 자극해주면 좋다.

 **밤비의 추천 러브송 ♥경쾌함**
A Step You Can't Take Back –Keira Knightley(키이라 나이틀리)

힙

탄탄하게 올라붙은 남성의 작고 날렵한 엉덩이, 풍만한 여성의 힙. 골반에 담겨 있는 이 예쁘장한 부위가 섹스어필한 신체 부위임에는 의심의 여지가 없다. 그렇지만 **섹스 행위와는 전혀 상관없이도, 조각가인 신이 빚은 둥근 곡선과 생김새 자체만으로 예술적 감탄을 불러온다.** 동글동글 탐스러운 과일과 닮아서, 손이나 입을 대보고 싶은 느낌도 자연스럽게 든다. 이렇게나 아름다운 힙이지만, 성적인 자극에는 다른 신체 부분보다 둔감하다. 피하 지방층이 두껍게 분포하는 곳은 일반적으로 성감이 덜 예민한 편인데, 엉덩이도 이에 해당하기 때문.

그럼에도 불구하고 인간의 엉덩이는 남녀를 불문하고 그 안에 신비로운 성 기관을 품고 있는 곳이고(오르가슴도 신비롭고 생명의 잉태 역시 신비롭다.) 위치적으로도 성기와 밀접

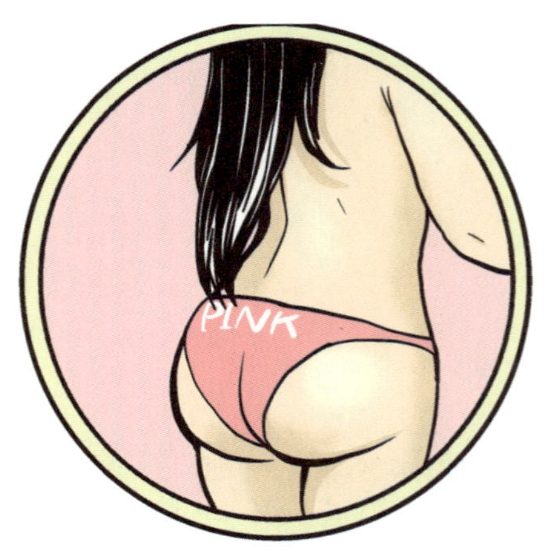

한 까닭에, 만지지 않고 그저 바라보는 것만으로도 그 알 수 없는 신비로움 앞에 설렌다.

힙 키스는 '하는 입장에 있는 파트너'에게 성적 기쁨을 선사함과 동시에 무의식적인 미적 욕구까지도 충족시켜 준다. 받는 입장에 있는 파트너'에게도 성적 기쁨을 전하려면?

♥ 비교적 민감한 스팟인 '엉덩이의 시작 부분(엉덩이골)에' 집중적으로 키스하거나(혀로 매끄럽고 진하게 핥는 것이 좋다.) ♥ 힙 키스 도중 양손으로 상대의 힙을 강하게 움켜쥐는 정열적 액션으로, 그대와 내가 섹스하고 있음을 심리적으로 야하게 환기해 주는 것도 좋다.

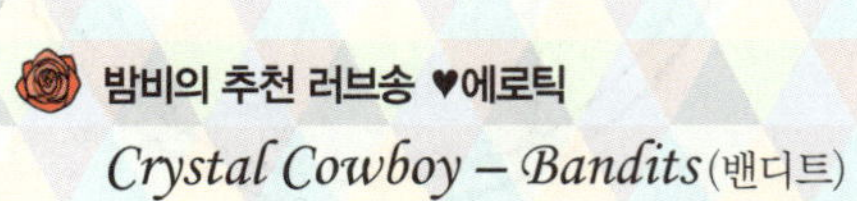

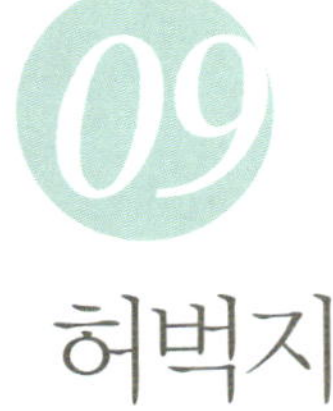

09

허벅지

허벅지 키스는 오럴섹스의 전희로 어울린다. 본격적인 오럴섹스로 파트너의 몸을 기쁘게 해주기에 앞서서 ♥ 파트너의 애를 태우거나 ♥ 기대감을 고조시키고 ♥ 오럴섹스를 받아들이기 전에 파트너가 마음의 준비(?)를 하도록 시간 여유를 주는 방법이기도 하다. 허벅지에 하는 키스는 나의 머리와 머릿결 그리고 얼굴이 파트너의 V존 곳곳에 닿거나 움직이며 다양한 자극을 일으키므로 파트너의 성적 쾌감 상승에 직접적인 도움이 된다.

얼굴과 달리 허벅지에 키스할 때에는 미끌미끌 타액 범벅이 되어도 괜찮은 편. 얼굴에 키스할 때 침을 많이 묻히면 파트너가 불쾌하게 느끼지만, 성기에 가까운 허벅지는 타액으로 적셔진 상황이 오히려 야한 기분을 불러오기도 한다. **물론, 백인백색의 취향 차이는 존재하므로 센스껏.**

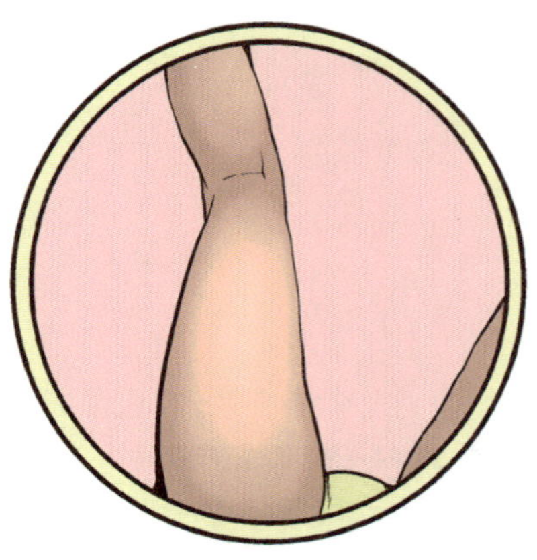

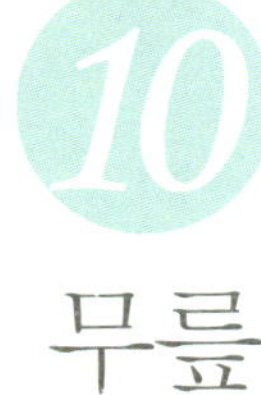

10
무릎

무릎뼈 앞과 뒤의 피부도 성감대로서 훌륭한 스팟이다. 앞쪽 둥글게 돌출된 부분과 뒤쪽의 보드라운 피부 모두 키스를 받으면 꽤 느낌이 근사하다. 아기새 깃털처럼 가벼운 버드키스로 잠자는 감각을 소환한 후, 둥글게 원을 그리듯 혀를 회전시키며 키스한다. 타액으로 무릎을 적당히 매끄럽게 적시면 좋은데, 곁에 따뜻한 생수를 두고 한 모금 마셔가며 입안을 적시는 것도 좋은 방법.

♥ 무릎 앞부분에 키스하면서 무릎 뒤를 손가락 끝으로 방울방울 원 그리듯 간질여도 좋다.
♥ 반대로, 무릎 뒤를 혀로 촉촉하게 핥으면서 한 손으로는 무릎 앞을 부드럽게 간질여준다.
♥ 무릎에 키스하며 한 손으로는 그녀의 클리토리스를 만져주어도 좋다.
♥ 파트너가 남성이라면 음낭이나 페니스를 쓰다듬어 준다.

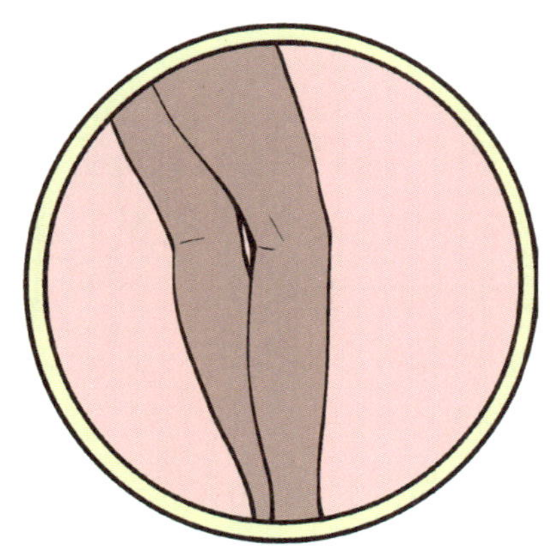

손

손에 키스하는 행위는 이마에 키스하는 행위와 마찬가지로 상대에게 '신뢰감, 존중'의 감성을 전해준다. 지문이 있는 손가락 끝 부분이나 손바닥, 손 옆의 가장자리가 비교적 감각이 예민하지만, 우리의 손은 손등, 손목, 팔뚝을 포함한 앞뒤의 전 영역이 자극을 민감하게 수용할 수 있는 편이다.

손키스는 파트너의 ♥ 손바닥 ♥ 손등 ♥ 손가락들에 조그만 붓으로 살살 솔질하듯 간지럼을 태워 성감을 깨우는 것으로 출발하자.

간지럼을 태울 때에는 처음부터 입술과 혀를 쓰지 않고 '핸드 투 핸드(Hand to Hand)' 스킬을 쓴다. 파트너의 손바닥(또는 손등)에 나의 손을 수직으로 세운다. 그런 다음, 다섯 손가락 끝 부분으로 상대방의 손에 앞뒤로 빗

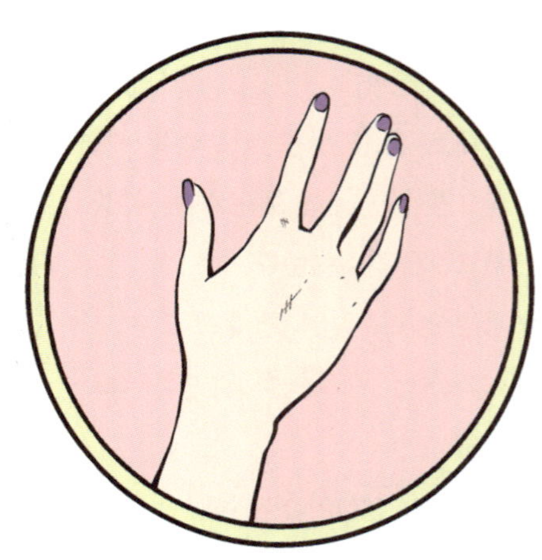

자루질을 한다는 느낌으로 가볍게 쓸어 준다.

쓰는 방향은 '변화와 리듬'을 준다. 손바닥 중앙은 둥그렇게 회전하며 쓸어준다. 큰 회전만 하기도 하고, 그리는 원이 점점 작아지도록 손바닥 중앙까지 쓸어주는 회오리스타일 회전도 한다. ♥하트를 그리는 애교나, 캘리그라피* 하듯 정성껏 파트너의 이름을 쓰는 센스는 상대를 미소 짓게 할 것이다.

손목과 손이 만나는 경계는(맥박이 뛰는 지점) 작고 둥근 회전으로 쓸어준다. 팔 방향을 따라 손가락 끝에서 팔의 관절이 접히는 부분(팔 뒤꿈치 안쪽)까지, 또는 어깨까지 한 번에 길게 쓸어준다. 그리고 반대로 천천히 미끄럼 타듯 내려온다. 직선을 그려도 좋고 춤을 추듯 지그재그로 내려와도 좋다. 손등과 팔 바깥쪽도 같은 방법으로 쓸어준다.

다섯 손가락 사이사이도 예술혼을 발휘해 섬세하게 쓸어주면 당신은 백만 불짜리 파트너!

한쪽 손과 팔에 이 핸드 투 핸드 애무를 받게 되면, 파트너의 무의식에 '다른 한쪽 손과 팔도 이 애무의 황홀감을 경험하고 싶은 기대감'이 거울처럼 생겨난다. 그러므로 양손과 양팔 모두에 정성을 들여 그 기대감을 채워 주자.

핸드 투 핸드 애무 뒤에는 **'핸드 투 마우스(Hand to Mouth) 스킬'로 키스한다.** 이때, 앞에서 설명한 핸드 투 핸드 방법에서 '손'만 '혀와 입술'로 대치해주면 된다. 파트너의 손가락을 입안으로 가볍게 빨아들여 촉촉하게 음미해 주어도 좋다. 꿀 병에 파트너의 손가락을 푹 찍어 꿀을 듬뿍 묻힌 후 달콤하게 맛보는 레시피는 어떨까?

캘리그라피 calligraphy* 손으로 그린 그림문자, 동양의 '서예' 개념.

12

발

발은 애무를 하기도 애무를 받기도 꺼려진다는 생각은 누구에게나 조금씩은 있을 것이다. 심지어 발은 페티시* 집착 성향이 있는 이들의 취향이라고 알려져 있기도 하다(어쩌면 스타킹과 세트로?). 뭐, 페티시 취향이 있다 한들 어떠하랴. 오직 '발'만을 흥분과 섹스 행위의 유일한 부위로 여겨 일방적으로 파트너에게 강요하는 것이 아니라면 말이다. **청결한 상태에서 서로가 허락하기만 한다면 '발'을 애무하거나 애무받지 못할 이유란 없다**(발이 매우 깨끗해야 하고 무좀 같은 피부질환이 전혀 없어야 함은 물론이다).

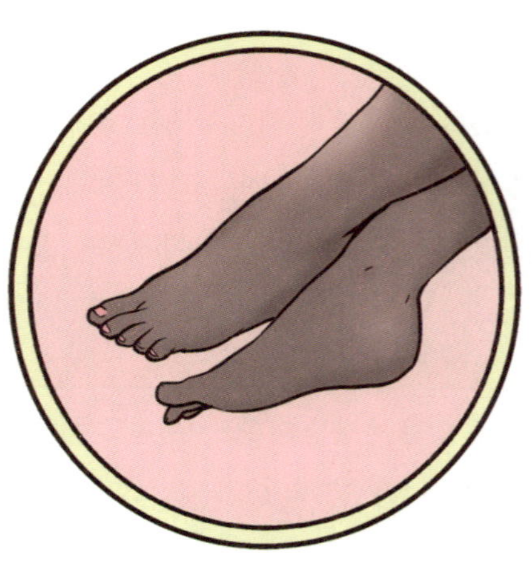

페티시 fetish* 주로 무성물(無性物)인 특정 물건에 대해 성적 감성을 얻는 집착, 숭배의 성향. 그 대상의 범위는 특정하고 국소적인 '신체의 한 부위'가 될 수도 있다.

한의학적으로는 발에 인체 기관의 경락과 경혈이 몰려 있다고 알려져 있다. 이러한 곳에 에로틱 마사지와 키스에 의한 자극이 지압 역할을 한다면, 건강에도 좋고 성적으로도 신선한 경험이 된다.

발바닥을 간지럽혀 보면, 겨드랑이가 간지럽힘을 당하는 그 이상으로 감각이 특별함을 알 수 있다. 이러한 발과 발가락들에 촉촉한 키스를 퍼부어 준다면, 파트너는 평소 모르고 살았던 색다른 감각을 통해 자신의 몸에 흥미로움을 느끼게 된다. 그리고 자신의 몸 가장 낮은 곳에 고개 숙여준 파트너에게 고마운 마음이 샘솟는다.

성향에 따라, 사랑하는 사람에게 맨발을 맡기는 일을 미안해하거나, 성기를 드러내는 것만큼 수줍어할 수도 있으므로 강요하지는 않는 것이 좋다. 그러한 **마음의 문을 열어주기 위해서는, 평소에 자주 파트너의 발을 따뜻한 물에 정성스럽게 씻겨준다거나 하는 사전 이벤트도 좋을 것이다.** 그리함으로써 파트너에게 자신의 발을 맡기는 행위에 자연스럽게 편안해지고 익숙해지도록 유도하는 것.

발과 발가락에 하는 키스. 일명 '풋 키스, 토·toe 키스'는 오래 사귄 커플이나 부부 사이에서만 허락하는 것이 안전하다고 볼 수 있다. 서로의 건강, 청결 관리 습관에 대한 검증이 어느 정도 이루어져 믿을만한 상황이기 때문.

발에 나누는 키스는 **파트너에게 깊은 신뢰와 사랑이 없으면 발을 맡길 마음이나 입술을 댈 마음 자체가 전혀 생기지도 않는 유형의 키스라고 할 수도 있겠다.**

08

밤일 메인 코스 D
(체위의 진화)

카마수트라를 비롯한 체위의 다양성은 여성 오르가슴 성공률과 무관하다. 그녀에게 만족을 안겨주려면 당신은, 남자들의 관찰기와 영웅담, 포르노물이 아닌 그녀들의 적나라한 현실에 쫑긋 귀를 기울이는 편이 현명하다. 이 테마에서는 여성 심리와 오르가슴에 친화적인 체위 및 남성의 2대 로망 체위에 대해 분석해본다.

남성 상위와
여성 상위

여성 상위 (기승위)

여성 상위의 정상위는, 여성이 파트너 몸 위에 걸터앉는 포즈보다는, 누워있는 파트너와 포옹한 채 피스톤 하는 편이 그녀가 쾌감을 느끼기에 좋다(치골과 치골을 진하게 밀착하는 것이 핵심). 단순하게 생각하면 된다. 질에 페니스를 삽입했다고 하더라도 여자는 오르가슴에 가까워지기 위해 반드시 몸 밖 클리토리스귀두 자극이 지속되는 것이 좋기 때문이다.

여성 상위에서, 여성이 남성의 몸 위에 수직으로 앉은 자세로 야하게 허리를 돌리거나 상하좌우로 피스톤 하는 행위는 포르노 화면에서나 행복해(?) 보일 뿐, 현실과는 차이가 있다. 수직으로 앉게 되면 중력에 의해 질의 가장 깊은 안쪽인 자궁경부를 페니스가 세게 찔러 누를 수 있어 그녀가 통증을 느끼게 된다. ('섹스에서 아프면 무

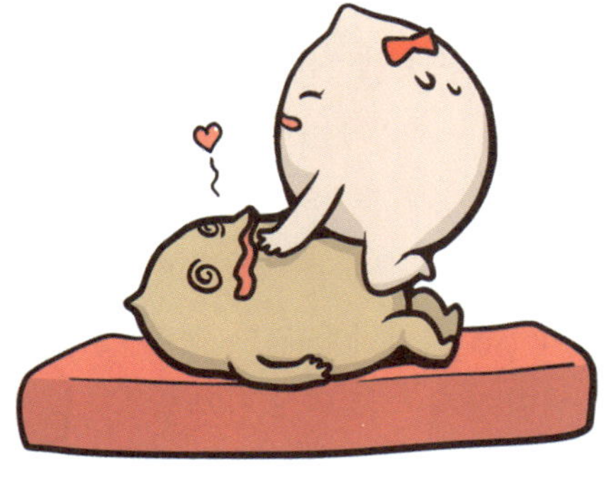

조건 잘못된 것이다.' 이 문장을 공식처럼 달달 외워 섹스과목 모범생이 되자.)
그 점만 조심한다면 여성 상위는 여자들의 성적 능동성을 기르기에도 오르가
슴을 얻기에도 꽤 괜찮은 체위다.

**여자들은 대체로 상대에게 리드 받는 체위로 일관하다가 파트너의 배 위에 앉
게 되면?** 말 타는 신나는 기분, 해방감(?), 일종의 정복 욕구(남자들은 잘 알
것이다.)를 묘하게 느끼기도 하므로 이 체위를 매우 즐거워하기도 한다.

여담으로, 미국 매사추세츠·Massachusetts주에서는 여자가 남자의 몸 위
에 올라가는 기승위가 불법이라고 한다. 진위 확인은 하지 않았지만, 헤럴드
경제신문 2004년 기사에서 언급했던 내용이다. 10여 년이 지난 지금은 개정되
었을까?

남성 상위

**여자의 입장에서 절정을 느끼기에 가장 편한 삽입섹스 체위는 남성 상위다(클
리토리스가 파트너의 V존과 진하게 밀착된다면, 여성 상위 역시 베스트다).** 이
체위가 남녀 섹스의 기본적이고 보편적 기본체위로 통용되는 데는 그만한 이유
가 있는 것이다.

여자의 입장에서는 가장 인간적
인 소통(커뮤니케이션)의 체위이
기도 하다. 좋아하는 이의 얼굴
이 시야 가득 들어와서 입맞춤
과 눈맞춤의 교감이 가능하며,
간지러운 속삭임에 의한 청각
자극이 있고, 파트너 입김의 달
콤한 단내로 후각도 자극된다.

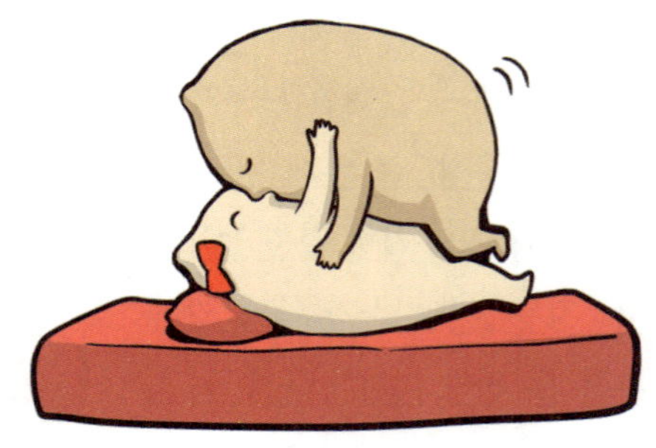

키스, 포옹, 피스톤이 동시에 가능하며 포옹을 하면 파트너와 V존이 밀착되어 클리토리스가 잘 자극되는 체위도 이 체위만 한 것이 없다.

에너지 소모는 엎드린 쪽의 파트너가 더 커 보이지만, 그녀도 편하게만 누워있는 것은 아니다. 삽입하는 쪽보다는 삽입과 피스톤을 받는 쪽이 아무래도 감내해야 하는 신체적 무리가 크다(물리적인 충격 흡수). 두 다리를 오래 벌리고 있다 보면, 허벅지도 일시적으로 마비 증상이 올 만큼 뻐근하다. 그러므로 남성 상위 시 일단 페니스를 질에 삽입한 후 여자의 두 다리를 편하게 모아 곧게 펴 주는 자세도 추천할 만하다.

남자는 체위의 혁명을 원한다.

섹스의 '체위'란 일반적으로 인터코스(페니스 질 삽입섹스)를 진행하기 위해 취하는 남녀의 포즈에 한정해서 언급된다. 가장 대표적인 섹스의 체위는 '정상위'로, 남성 상위, 여성 상위 모두 정상위라 불러도 무방하지만 보통은 남성 상위를 의미한다(가장 자주 이용되기 때문).

정상위는 여성이 오르가슴에 도달하기에 무난한 체위이지만, 많은 남자들이 이 체위 외에 다양한 체위로 성생활에 변화를 얻길 간절히 원한다. 그러나 '색다른 체위들'은 단지 새로운 야한포즈 자체에 일시적으로 흥분되는 '심리적 가치'가 더 크다. 반드시 알아야 할 사실은 체위를 과도하게 여러 번 바꾸는 행위가 오히려 여성 오르가슴에는 결과적으로 방해되는 경우가 많다는 점이다. 또한, 여성 성기의 건강에도 좋지 않다.

주로 정상위로 섹스한다고 해서 성생활에 권태가 찾아오는 것일까? 침대 위의 심각한 권태는 '체위 퍼레이드' 보다는 ① 섹스 이외의 다른 사소한 문제가 쌓여 찾아오거나 ② 애정 없고 무성의한 섹스 태도의 벌로 찾아오기 쉽다.

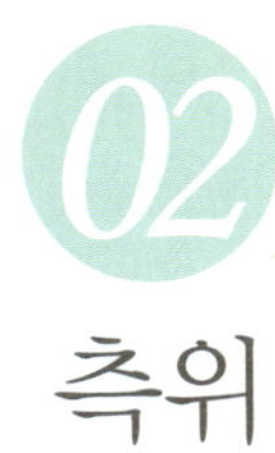

02
측위

측위는 나와 파트너 모두 옆으로 눕는 자세를 취해 삽입섹스를 하는 체위를 말한다. 파트너와 마주 볼 수도 있고, 남성이 여성을 뒤에서 안은 자세로 한 방향을 바라볼 수도 있다. **이 체위의 장점은, 나와 파트너 모두 편안히 휴식 취하듯 즐기는 '서브 체위'로 활용할 수 있다는 데 있다.**

① **파트너의 얼굴을 마주 본 측위**에서는 보통 페니스 삽입과 피스톤을 하기 위해 여자가 다리를 들거나, 남자의 허리나 엉덩이에 다리를 얹어야 한다. 그래서 마주 본 측위에서의 삽입섹스를 오래 지속하면, 그녀는 허벅지가 아플 수 있다.

② **한 방향을 바라보는 측위**는 남성이 여성 파트너의 등 쪽에서 밀착해 포옹하거나, 혹은 상체의 밀착 없이 가위처럼 하체만 포개는 자세를 취한다. 한

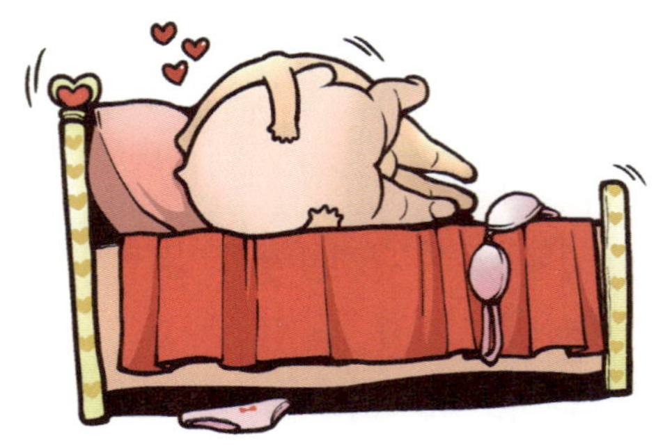

방향을 바라보는 측위는, 얼굴을 마주 보는 측위와 비교하면 그녀가 다리를 들지 않아도 괜찮아서 좀 더 편안하게 성적인 느낌에만 몰두할 수 있게 된다.

측위는 여성의 절정 도달에 좋은 '메인 체위'는 아니다. 파트너와의 V존 밀착력이 떨어지기 때문이다. 이는 클리토리스귀두 자극이 적다는 이야기다. 만약 측위를 시도하기 전에 그녀의 클리토리스가 이미 달아올라 있거나 자극이 충분히 있었다면 메인 체위로서도 괜찮다.

그녀의 등 쪽에서 밀착해 껴안고 측위를 진행한다면, 삽입과 피스톤을 하는 동안 한 손으로는 그녀의 클리토리스 부근 전체를 손바닥으로 감싸 압박해주는 방법도 좋다.

 **밤비의 추천 러브송 ♥따뜻함**
Will You Still Love Me Tomorrow? – Amy Winehouse(에이미 와인하우스)

03

식스나인(69)

6과 9 숫자에 들어있는 동그라미 모양이 사람의 머리와 닮았고, 머리와 성기가 마주 보고 키스하는 모습이라 속어로 흔히 그렇게 부른다.

'식스나인'은 오럴섹스를 즐기기 위한 섹스 체위의 하나다.
그러므로 일단 '펠라치오와 컨닐링구스' 둘 다에 전혀 거부감이 없는 영혼의 소유자만이 즐길 수 있다.

나의 머리. 정확하게는 입술과 혀가 파트너의 V존에 머물게 되는 동시에, 파트너의 입술과 혀가 나의 V존에 머물게 된다. 그리하여 인간의 몸에서 가장 성적 감각이 예민한 양 스팟이 동시에 자극되므로 **두 사람이 동시에 협동하고 노력해야 하는 평등한(?) 섹스 체위라고 볼 수 있다.**

남자들의 섹스 체위 2대 로망을 꼽자면 후배위와 아마도 이 '식스나인'을 꼽을 수 있을 것이다. **많은**

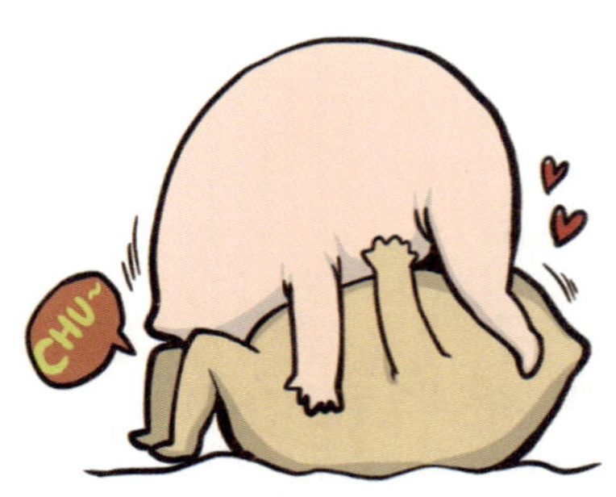

여자들에게는 아쉽게도 이 식스나인이, 평생 즐기지 못할 수도 있는 파격적 '하드코어급' 체위에 속한다(어디까지나 심리적인 이유로).

식스나인은 남성 상위 또는 여성 상위로 할 수도 있고, 측위를 응용해 즐겨도 좋다. '측위 식스나인'의 경우 여성은 한쪽 다리를 들고 있어야 해서 힘들어할 수도 있는데 사실, 굳이 다리를 들지 않아도 된다. 여성의 쾌감을 높이려면 질이 아닌 클리토리스귀두를 자극하는 것이 메인이벤트이기 때문이다.

식스나인 오럴섹스는 선정적이고 재미는 있지만, 내가 애무 받음과 동시에 파트너를 애무해야 하므로 자신의 쾌감에만 몰입하기에는 산만하다는 단점도 있다. 여성이든 남성이든, 성기를 자극 받음과 동시에 다른 행위를 멀티태스킹 하기보다는, 가만히 파트너의 서비스를 받는 편이 쾌감에 몰입하는 데 유리하기 때문이다. 그래서 이 체위는 '변화의 리듬' 정도의 비중으로 즐기는 편이 좋다.

남성 상위의 식스나인일 때 페니스가 굵고 긴 남성이라면 상대의 입안을 페니스가 가득 채워 누르기 때문에 파트너가 입을 아예 움직이지 못하게 될 수 있다. 그래서 압력과 깊이를 조절해 가며 페니스와 음낭을 펠라치오 하기에 한계가 따르고, 심하면 파트너가 숨쉬기 곤란할! 지경에 이르기도 한다. 그럴 때라면 여성 상위의 식스나인이 낫다.

쾌적한 식스나인 에티켓

식스나인 체위에서는 서로의 항문 근처에 코가 위치하게 되므로 청결이 완벽하게 유지된 몸을 파트너에게 대령해 드려야 한다. 그렇지 않으면? 파트너가 이 체위를 포함한 모든 오럴섹스를 몹시 꺼리는 성적 취향을 가지게 된다. ^^

04

후배위

애니멀 포지션

여자는 자신의 팔 힘에 지탱해 엎드리거나 무릎을 꿇고, 남자가 파트너의 엉덩이 앞에 서거나 무릎을 굽히고 질에 페니스 삽입과 피스톤 하는 체위. 아마 이 후배위는 '남자들의 섹스 체위 위시리스트' 최상단에 종종 들어있지 않을까 싶다.

남자들은 후배위를 사랑한다.

한껏 발기한 나의 페니스에 꽂혀(?) 파트너가 엎드린 모습을 보면, 묘한 정복욕과 만족감이 든다. 정복욕이란 표현은 사랑하는 사이라면 오버일 수는 있지만.

남성의 입장에서는 엎드려 피스톤 할 때보다 반 직립인 후배위가 힘도 덜 든다. 그리고 시각적으로 몹시 야하다. 엎드려 있는 그녀의 머리카락 흘러내림과 목선, 어깨와 등의 곡선, 허리와 골반 라인, 더욱 풍만해져 보이는 엉덩이, 질에 자신의 페니스가 삽입된 모습, 항문까지 모두 시야에 들어오니 남자는 더더욱 흥분한다.

그 체위로 포개어 엎드려 그녀를 안으면 출렁이는 두 가슴도 만질 수 있다. 시야에 보이는 '항문'은 포르노에서 학습했던 '애널섹스 판타지'를 떠올리게도 한다. 자신이 '강아지 체위' 따위를 구사하고 있다는 그런 하찮은 고민에 남자들은 관심이 없다.

여자들은 후배위를 그다지 좋아하지 않는다. 사랑하는 사람이 원하니 마지못해 응할 때가 많다. **여자들은 왜 이 체위를 싫어할까?**

① 길거리 강아지가 되어 교미하는 듯한 수치심, 짐승이 되는 기분.

② 클리토리스귀두에 밀착(직접 자극)이 없다.

③ 상·하체가 확 꺾이며, 페니스 귀두가 깊고 세게 자궁경부를 치게 되어 아프다.

④ 두 손이 자유롭지 않다.

⑤ 파트너가 시야에 들어오지 않아 허전하다. 정서교감이 적은 체위라는 의미.

후배위 도중 클리토리스를 그녀 스스로 만지게 유도하거나 남자가 허리를 숙여 클리토리스를 만져주기도 하지만, 뒤에서 강하게 피스톤 당하는 물리적 충격 탓에 그녀가 자신의 성감에 집중하기는 어렵다. 그러므로 **후배위를 할 때 남성**

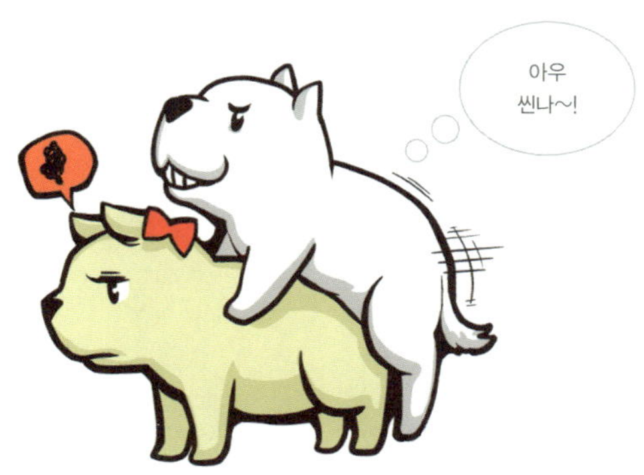

은 여성 파트너의 성감 고조를 위해서라면, 삽입이 깊지 않게 부드러운 피스톤을 천천히 하는 편이 좋다. 남성에게는 이 흥분되는 후배위의 '자세'와 '눈앞의 풍경' 자체가 자신의 이성을 완전히 잃게 할 수 있기에(거친 섹스의 원인이 된다.) 더욱 침착해야 한다.

성적 관계에서 정서도 중요하고 쾌감(오르가슴)도 중요하다는 점을 고려한다면, 이 체위는 여자에게만큼은 둘 다 만족스럽지 않은 체위라는 점은 분명하다. (그러나 남자들이 후배위로 얻는 에로틱한 이점이 훨씬 많은바, 아마 이 체위는 앞으로도 인류사가 존재하는 한 남자들의 머스트해브 섹시 체위 아이템이 될 것이다.)

그렇기에 여자 입장에서는 노력해도 별로 즐겨지는 체위는 아니지만, 그런 씁쓸한 기분일 때 가끔은 쿨하게 자기암시 하자. '그래. 그까이거… 사랑하는 그이가 원하는 거라면, 가끔은 기꺼이 귀여운 암컷 강아지가 되어 주지 뭐. 멍멍멍!'
그렇다고 후배위를 장시간 지속한다면 그녀는 섹스가 점점 싫어질지도 모른다. 그러므로 후배위는 짧은 시간이 이상적이다.

또한, 남자들은 후배위를 허락받았다고 해서 그녀에게 애널(항문) 삽입을 요구하는 오버액션은 취하지 않는 것이 좋다. 수컷 견공님들도 암컷 견공들에게 항문 삽입섹스를 시도하지는 않는데…* 짐승인 그들보다는 조금 나아야 하지 않겠는가?

수컷 견공님들도 암컷 견공들에게 항문 삽입섹스를 시도하지는 않는데… * 이는 수의사선생님들께 확인한 사실입니다.

05

나는 아프지 않은
체위가 좋다

이 파트에서는, 그녀들이 그다지 선호하지 않는 삽입섹스 체위의 대표적인 유형을 소개한다. 남자 분들은 섭섭하겠지만, 그녀들이 뒤에서 끙끙 고민하는 숨겨진 현실을 제대로 알아야 한다. 장담하건대 이러한 고백의 혜택은 남자들에게도 유익한 선물로 돌아오게 될 것이다. **대체로 그녀 입장에서 자세 유지에 무리가 따르거나 페니스 삽입이 과도하게 깊어지는 체위가 여자들에겐 '비호감' 섹스 체위다.**

어깨 체위, ㄷ 체위

'어깨 체위'는 여성이 두 다리 또는 한 다리를 남성의 어깨에 올린 자세로 질에 페니스를 삽입해 피스톤 하는 체위, 'ㄷ 체위'는 한글 디귿 또는 영어 알파벳 C 형상으로 여성이 다리를 자신의 상체 쪽으로 완전히

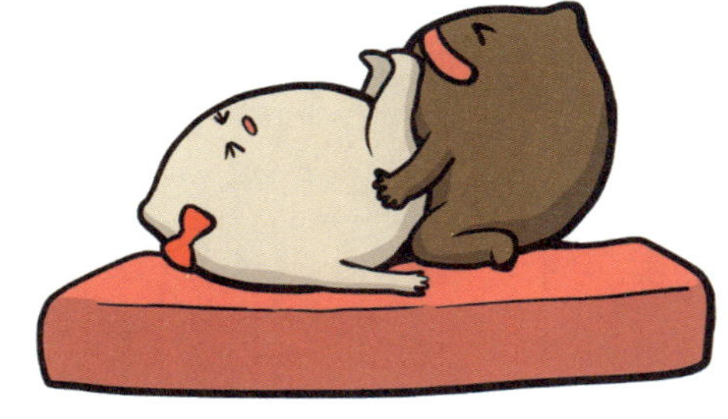

접은 채 삽입섹스 하는 체위이다. 그녀가 ㄷ 형태에 가깝게 몸을 '접고 꺾게' 되면, 자세 유지 자체가 매우 고통스럽다. 격렬한 피스톤 시 통증은 최악의 상황이 될 수도 있다. 이는 당연하게도 그녀의 건강에 좋지 않다.

체위도 불편해 스트레스를 받는 상황에서 페니스가 깊이 삽입되어 자궁경부에 닿거나 자궁경부를 치면 심하게는 하복부가 칼로 쿡쿡 찔리는 듯한 통증을 느끼게 된다(페니스 길이가 짧은 남성들은 그 점에서는 '친절남'이시다). **아파도 참으면 좋아질지 모른다는 미련함과 무지는, 남자들은 물론, 통증을 경험하는 당사자인 여자들에게서도 꽤 많이 보인다.**

아픈 섹스는 무조건 잘못된 것이다. 참아본다고 통증이 황홀경으로 변하지는 않는다.

의자 체위

여성이 남성의 무릎 위쪽에 포개 앉아 페니스 삽입섹스 하는 체위를 말한다. 이 체위는

① 중력 때문에 여성의 상반신 무게가 삽입 스팟에 실리므로

② 페니스가 자궁경부에 닿고 치고 누르는 과정에서

③ 여성의 하복부에 날카로운 통증을 불러올 수 있다.

그녀가 '자신의 상반신 무게 하중'을 다리나 팔로 '어중간하게 지탱'하면서 페니스 삽입 깊이를 파트너와 함께 조절해야 하는데, 이는 중력 때문에 쉽지 않다. 이 체위로는 여성이 오르가슴을 얻기도 어렵다. 굳이 이 자세를 원한다면, 가만히 삽입한 채로 피스톤 없이 키스와 가

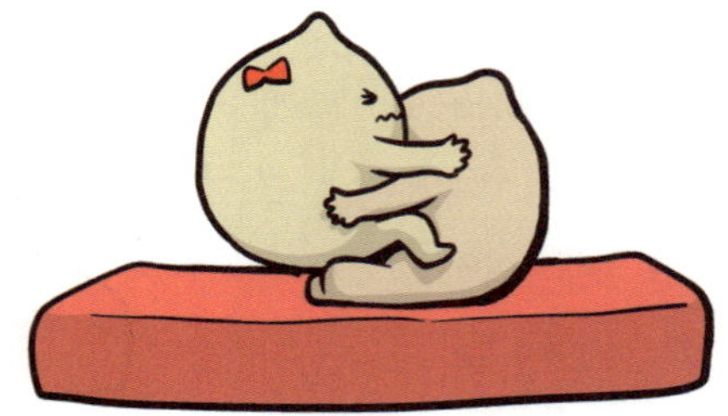

어떤 사람들은 불평한다.

"여자 친구가 섹스할 때 정상위만 원해요. 적극적으로 여러 자세를 시도해보고 싶은데, 너무 수동적이에요." "아내는 한두 가지 체위 말고는 싫어해. 항상 똑같은 체위로 하는 섹스는 질리지 않아?"

섹스 체위는 페니스 삽입섹스를 위한 나와 파트너의 포즈를 의미할 때가 많다. 남자들이 다양한 삽입섹스 체위에 관심 있는 것이나 여자들이 특정 체위들만 원하는 것이나, 다 나름의 입장과 이유가 있다. **그녀들이 무조건 수동적이거나 변화가 싫어 다양한 삽입섹스 체위를 원하지 않는 것일까?**

그녀들이 원하는 삽입섹스 체위

여자는 섹스 시 통증이 없고 불편하지 않은 체위를 원한다. 그리고 건강에 위협이 되지 않는 섹스를 원한다. 그녀는 기분 좋은 교감과 몸이 기쁜 섹스를 나누고 싶어 하지, 체조선수 놀이나 서커스를 하고 싶어 하지는 않는다. 그녀들은 자신의 하나뿐인 몸이 존중될 수 있는 체위가 좋은 것뿐이다.

어떠한 섹스 체위들은 페니스 삽입섹스 시 여자의 심신을 고통스럽게 한다. 체위 자체를 견디는 것만으로도 무리가 따르는 섹스체위로는? 오르가슴이고 뭐고 귀찮다. 그냥 섹스 자체가 싫어진다. 포르노물과 같은 매체는 그녀들의 그러한 고통은 안중에도 없는지라 곡예에 가까운 체위들을 전혀 거르지 않는다(거르지 않을수록 그들은 돈을 번다). 화면의 그녀들은 거액의 개런티를 받으니 좋은 척할 뿐이지만, 현실의 남자들은 포르노 속 체위들을 '신선함, 권태에서의 탈출, 훌륭한 서비스, 다양성의 범주'로 받아들이고 동경한다.

현실에서 여성인 파트너와 섹스를 나눌 때
① 그녀의 몸에 통증을 주거나 (결론적으로 건강에 위협이 될)

② 마음에 스트레스를 주거나

③ 그녀의 오르가슴에는 도움이 안 되는 체위라면

신선함이 무슨 소용일까?

정상적인 남자라면 자신의 즐거움과 동등하게 파트너의 즐거움도 소중하게 여긴다. 그보다 앞서 우리가 가슴에 DNA처럼 새겨야 할 것은, 〈타인의 건강을 지키는 가치〉 앞에서 〈나의 즐거움〉은 늘 겸손해야만 한다는 마음가짐이다. 관계와 섹스의 신선함은, 체위의 잦은 변화 및 침대 스킬의 다양성과는 별 관련이 없다. 무리한 섹스 기술의 탐색과 수용보다는 '기본에 충실'한 자세가 현명하고, 전신거울을 놓고 섹스 모습을 음미하는 유희법 등 신선함을 가미할 방법은 찾으면 무궁무진하다.

클래식한 체위인 남성 상위·여성 상위 같은 자세를 그녀들이 선호하는 이유는, 삽입섹스를 할 때 그나마 덜 아프기 때문이다. 또한, 정서교감 및 여성 오르가슴에 최적화된 체위이기 때문이다. **그것은 수동성이 아닌 본능적인 선호다.**

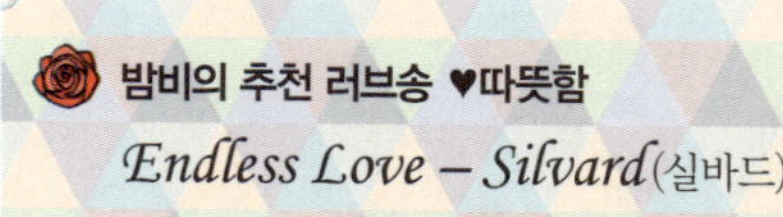

06

그녀들은
애널섹스가 싫다

안티 애널섹스(항문 삽입섹스)

애널섹스란? 대변을 체외 방향으로 배설하는 소화기관의 마지막 출구지점인 '항문(과 곧창자)'에 인체의 일부인 '남성의 음경'을 삽입해 피스톤 하거나, 손과 기구를 넣는 행위(피스팅·fisting)를 말한다.

항문 입구의 점막 피부는 감각 수용이 뛰어나다. 그래서 만약 이 스팟(피부)에 애무를 받게 되면 때로는 전율이 느껴질 만큼 짜릿하다. 그러나 정확히 거기까지다. '항문 입구의 표면을 애무받는 느낌'이 좋다는 것이, '항문의 내부에 이물(異物)을 삽입 받는 느낌'도 좋다는 의미는 전혀 아니기 때문이다. 만에 하나 그 느낌조차 좋을지 모른다고 가정하더라도, 우리는 그 행위의 시도를 멈

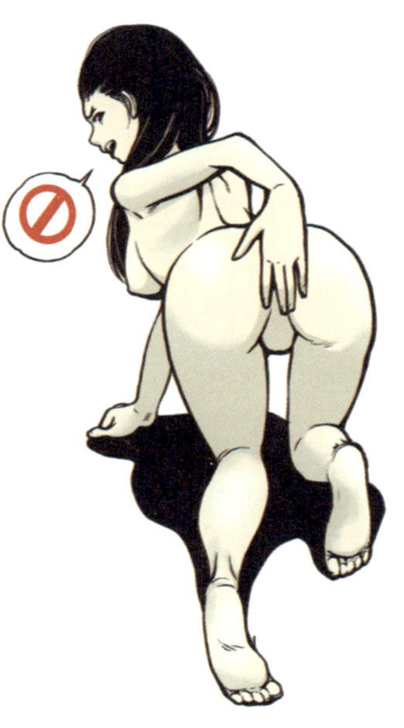

추어야만 한다.

'다양성의 존중'이라는 가치는 중요하지만, 그것은 우리의 건강이 존중될 수 있을 때의 이야기다. 어떠한 정신적인 이유에서 기인한 피학성향이 있을 경우를 제외한다면, 대다수 여성은 '자신이 항문 삽입섹스의 삽입 대상(bottom)이 되는 것'을 단연코 싫어한다. 아예 무관심하거나. 그 이유는 명확하다. ① 여성들은, 클리토리스 오르가슴이 매우 강렬해서 그 외의 오르가슴은 필요 없다는 것을 몸의 직접경험을 통해 본능적으로 직감한다. ② 게다가 페니스, 손가락, 도구의 항문삽입과 펌핑은 통증이 따를 것이 분명하며 ③ 건강에 위협적인 성행위이므로 선호하지 않는다.

애널섹스로 얻을 수 있는 건강상 심각한 문제들

항문기능 손상으로 인한 '변실금(fecal incontinence)'같은 부작용은 애교 축에 속한다.

① 항문 괄약근(조임근) 약화, 파열

② 대장 열상과 출혈, 항문 내벽 손상

③ 장 손상으로 인한, 복부 내 대변 유입

④ 내장 경련

⑤ 내장증후군(아메바증, 세균성 이질 등)

⑥ 결장 점막 대장염(백혈구, 혈액을 쏟는 급성설사 동반)

⑦ 코프너 현상(Kobner's phenomenon. 항문에서 시작해 음경과 음낭까지 번질 수 있는, 비늘과 출혈을 동반한 건선 현상.)

⑧ 면역체계 약화(T-세포 양의 현저한 감소 등)

⑨ 성병(헤르페스 항문염, 매독 등)

줄여서 요약한 것이 이 정도다. 유튜브에는 의사들이 제작한 '애널섹스로 항문기능이 손상된 성인들을 위한 기저귀(성인용 패드) 착용법'을 가르치는 공익광고도 올라와 있을 정도다. 알려진 편견과 달리, 페니스 항문 삽입섹스는 이성

(남녀) 커플이 동성(남남) 커플보다 확률적으로 많이 시도하며, 에이즈 감염여성의 57% 이상이 남성 파트너와의 항문성교로 인해 해당 질병을 얻는다. 콘돔의 현미경적인 미세구멍 사이즈는 에이즈 바이러스보다 2~10배 크다는 학계 보고가 있다. 그러므로 상식과 달리 콘돔은 에이즈를 막지 못할 수 있다.

항문의 내벽과 입구 점막이 경미하게라도 손상되면 상식적으로, 각종 감염에도 쉽게 노출된다. 왜 그토록 감염에 취약한 행위를 굳이 감수해야 하는가?

참을 수 없는 섹스전문가들의 가벼움

애널섹스를 일반인들에게 소개하고 가르치는 '성 전문가'들이 있다. 남녀 간 애널섹스에 대한 그들의 입장은 대부분 '우호적이거나 중립적'이다. 그분들에게 묻고 싶다. '당신의 성별이 무엇이든, ① 당신이 직접 애널섹스의 수동적 대상이 되어서 ② 자신의 항문에 삽입 및 피스톤 행위를 충분히 받아본 후에 ③ 그 경험과 결과를 바탕으로, 일반 대중에게 애널섹스를 소개하는 것입니까?'

보통 그들의 콘텐츠에서 그러한 증거는 발견하기 어렵다. <u>소위 전문가라는 위치에 있다면, 자신의 직접경험에 근거해 그 행위를 긍정하는 것이 아닌 이상, 애널섹스처럼 여성건강에 대단히 유해할 만한 행위에 대해서는 함부로 긍정적인 언급을 해서는 안 된다.</u>

전문가든 일반인이든, '처음에는 아프지만 하다 보면 좋다더라.'며 자신이 열린 성 가치관의 소유자인 양 옹호하는 사람은 많다. 나의 일이 아니니(내가 당할 것이 아니므로) 좀 무책임해도 괜찮다는 것인가? 내가 직접 당해보니 오르가슴이 환상적이었다는 직접 경험을 바탕으로 항문섹스를 긍정하는 사람은 현실에서는 만나보기 힘들다.

✓ 항문섹스 전에 관장하면 청결함이 보장된다. (×)

✓ 기구로 항문을 이완시킨 후 삽입하면 고통스럽지 않다. (×)

✓ 콘돔을 쓰면 안전하다. (×)

✔ 항문 분비액이 없어도, 윤활용 젤을 사용하면 된다. (×)

이러한 주장들은 타인의 '몸'을 멋대로 다뤄보고 싶은 욕망의 정당화이거나, 섹스산업에서 흘러나온 어장관리용 미끼에 불과하다. 예컨대 애널섹스 기구(용품)이나 포르노를 판매하려면? 당연히 애널섹스를 옹호해야 한다. 숨겨진 그녀만의 특별한 '쾌감 스팟'을 개발할 수 있다는 정보를 흘리면서 말이다…

여성인 파트너에게 항문섹스는 언급하지 말자.

애널섹스를 시도해 보자는 제안은 그녀들에게 몹시 당황스럽다. '질 삽입섹스'로도 여성 오르가슴을 이끌어내기란 쉽지 않은 것이 현실인 판국에 '항문 삽입섹스'로는 쉬울까? 그건 그저 당신의 무지와 욕심이 아닐까? 하다 보면 황홀한 신세계가 열릴지 모른다는 독버섯과도 같은 정보를 맹신해 타인의 신체를 마루타 삼아서는 안 된다.

굳이 그녀에게 애널섹스를 제안하고 싶다면? 자신이 먼저 솔선수범해 삽입섹스를 받아 그 느낌을 경험하시기를 바란다(남성인 당신도 항문을 가지고 있고 이 기관의 해부학적 구조와 생물학적 기능, 몸이 경험하는 느낌만큼은 남녀가 다르지 않을 확률이 높다). 남성 대부분은 자신의 신체를 매우 소중히 여기기 때문에, 아마 당신들은 직감적으로 자신의 몸에 그러한 시도를 원치 않을 것이다. 여성의 항문 점막은 남성의 그것보다 피부조직 두께가 얇고 연약하므로 더더욱 애널섹스는 금물이다.

여자들에게

파트너가 애널섹스를 제안한다면 단호히 거절하자. 행여라도 사랑이나 찰나의 호기심 때문에 몸에 위험할 제안을 수락하는 것은 어리석다. 우리의 육체는 유한하다. 사양이 아닌, 단호한 거절의 표현만이 자신의 건강을 지키고 파트너의 빗나간 호기심을 잠재울 수 있다. 애널섹스를 요구하는 것은 여성의 몸과 오르가슴에 대해 큰 결례임을 당신의 파트너에게 명확하게 인지시켜라.

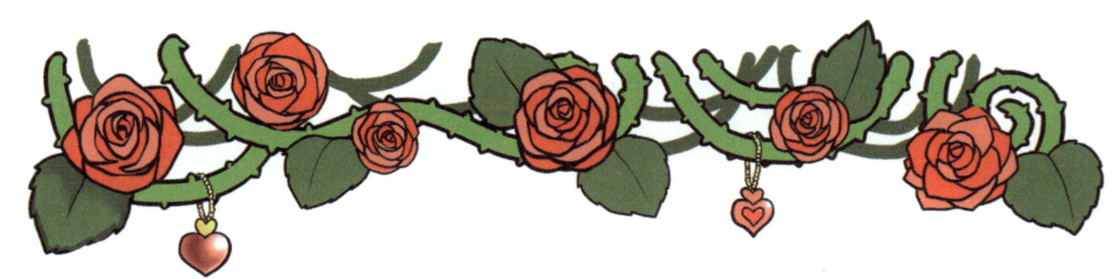

밤비의 추천 러브송 ♥에로틱

Justify My Love - Madonna(마돈나)

Secret - Madonna

Take A Bow - Madonna

09

셰프 추천 코스

(상황별 섹스)

섹스는 침대에서만 나누지 않는다. 우리는 평소 다양한 공간과 설정에서의 섹스를 수없이 상상한다. 우리의 머리는 어쩌면 시치미를 떼겠지만, 적어도 당신의 심장은 그렇다고 고백할 것이다. 또한 섹스는 제정신에만 하게 되는 것도 아니다. 따라서 그럴 때를 대비하여 미리미리 현명함에 길들여지는 편이 좋다. 이제 상황별 섹스의 대표주자 격인 카섹스, 음주섹스 등 여섯 가지 주제에 대해 알아보자.

01

욕실섹스

누구나 한 번쯤 두근두근 러브샤워를 꿈꾼다. 욕실섹스는 섹스 행위 그 자체보다는 ♥ **로맨틱한 정서적 교감'의 유희로 좋다.** 비누 거품을 상대의 콧잔등에 묻히는 장난기 어린 욕실 놀이도 둘만의 행복한 비밀이 된다.

캄캄하게 샤워할 수는 없기에 ♥ **사귄 기간이 안정된 커플이 시도하기에 좋다.** 파트너 앞에서의 '전라'가 덜 수줍을 수 있을 마음의 준비가 필요하기 때문이다. 욕실에서는 침대 위 파트너의 누드를 볼 때와는 또 다른 매력을 느낄 수 있다. ==샤워로 젖은 파트너의 머릿결과 누드는 '청순'과 '관능'을 동시에 발산한다.== 서로를 씻겨주는(보살펴 주는) 행위는 옥시토신 호르몬을 샘솟게 해 친밀도도 깊어질 수 있다.

따뜻한 물이 풍부한 공간적 특성으로 ♥ **몸과 마음이 이완된 전희가 가능해**

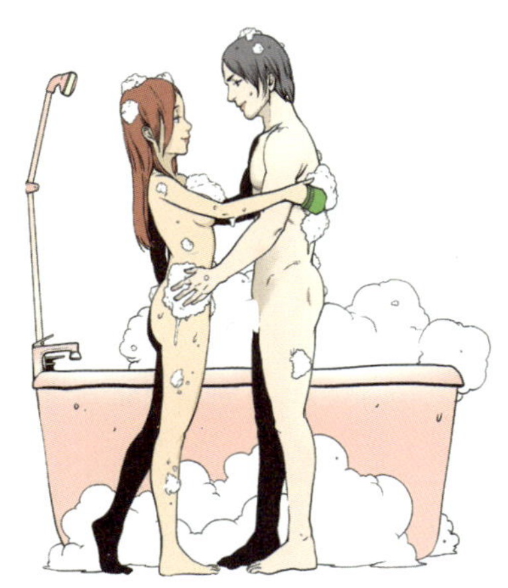

진다. 천연 아로마테라피, 무드음악을 곁들여도 좋다. 욕조에 몸을 담그고 포옹을 한 채 대화를 나누거나 천천히 서로의 몸을 어루만진다. 욕조 안에서 파트너의 질에 손가락이나 페니스 삽입을 시도하지는 않는다. 욕조 물이 질 안으로 유입되는 것은 혹시 모를 감염의 위험이 있기 때문이다.

♥ **욕실섹스는 서로의 온몸을 씻겨주는 정도의 수위가 좋다.** 비누 거품으로 상대의 온 몸을 마사지한다고 생각하면 된다. 한 사람은 파트너의 손길을 느끼고, 한 사람은 파트너를 씻기는 손안의 감각에 집중하자. 서로 마주 보고 서서. 혹은 파트너의 몸 뒤에서. 몸의 곡선을 따라 자연스럽게 천천히 거품 마사지한다. 파트너를 포옹하거나 가볍게 키스해도 좋다.

♥ **거품타월 대신 손바닥과 열 손가락으로만 파트너의 전신을 씻기는 것도 좋다.** 여성의 질 입구에는 비누칠 하지 않는다. 그곳은 깨끗한 물로만 가볍게 샤워해주고, 그녀가 직접 씻을 수 있게 배려한다.

페니스에는 비누 거품 마사지를 길게 해도 좋다. 미끄러운 손으로 귀두를 쓰다듬거나 페니스를 감싸 쥐고 천천히 피스톤 한다. 에로틱한 샤워 후 물기를 닦고 침대로 가도 되지만 ♥ **진한 욕실섹스 진도를 원한다면, 가벼운 수위의 오럴섹스를 나누자.** 파트너의 몸 앞에 무릎을 꿇고 클리토리스나 페니스에 달콤하고 가볍게 키스한다. 단, 욕실에서의 오럴섹스는, 대다수 여자에겐 허락하기 쉽지 않은 '하드코어' 급이니 참고.

욕실에서 주의할 것들

파트너의 다리를 들게 해서는 안 된다. 미끄러질 수 있기 때문이다. 욕조에 걸터앉는 것도 안전하지 않다. 격렬한 삽입섹스를 하기에 욕실은 위험구역이다. 크게 다칠 위험이 있으니 욕실에서의 삽입과 피스톤 행위는 시도하지 말자. 음주 상태에서의 욕실섹스도 금물이다.

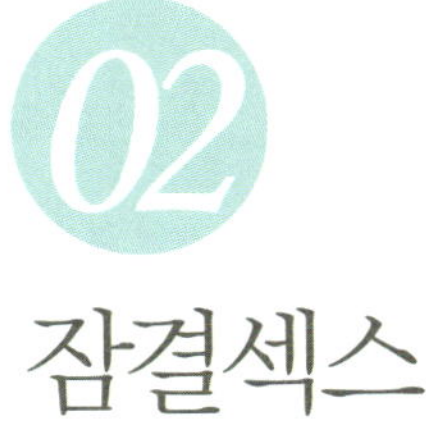

잠결섹스

잠결 섹스란 '잠에서 덜 깨어난 몽롱한 상태에서 시작하는 섹스'를 의미한다. 이성의 통제 능력이 잠잠하고, 대신 온전히 감각에 따를 수 있는 '평화로운 섹스'다. 조용하고 어두운 심야나 새벽녘이 좋다.

언제?

그 시각 즈음에는 우리의 몸과 마음 모두가 여유롭게 이완되어 있게 마련이다. 파트너와 함께 잠들었다가 한쪽 또는 둘 다 깨기 시작하는 타이밍에 가벼운 스킨십에서 천천히 시작하면 된다.

우리는 사랑에 빠진 사람과 함께 잠들었다가 잠시 깼을 때 곁에 있는 파트너를 인지하게 되면, 지금 이 순간 함께 있다는 '현실 인식'에 뒤따르는 포근함과 안도감, 그리고 행복을 느끼게 된다. 그럴 때, 눈도 덜 뜬 상태에서 파트너를 꼬옥 껴안거나 끌어당기기도 하는데 그 행동이 농도 짙은 섹스로 이어지기도 한다.

서로의 몸을 천천히 쓰다듬다가 점점 수위를 진하게 높이는데 (그러다가 그냥 잠들어도 좋다.) 잠에서 완전히 깨어난 '각성 상태가 아니므로' 이성보다는 '감성과 감각'만이 지배하게 된다.

잠결 섹스는 영혼의 휴식이다.

이러한 섹스는 대화가 한 마디도 없을 수 있는데, 잡념이 사라져 아주 편안하고 평화로운 섹스경험이 될 수 있다. 이러한 일종의 '**힐링 섹스**' 후에는 충족감에 젖어 다시 깊은 잠에 빠져들기도 한다.

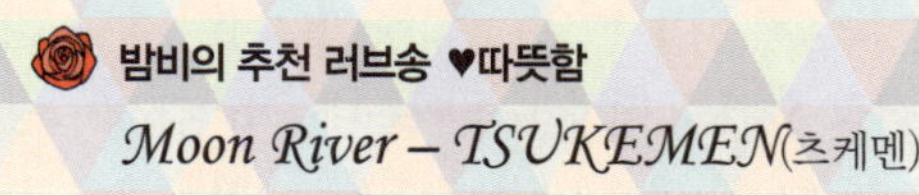

03

모닝섹스

그날의 자신감 충전!

눈부신 아침 햇살에 잠에서 깨었을 때 바로 '코앞에 사랑하는 이의 모습이 들어온다면' 이는 더없이 감사한 순간일 것이다. '아, 새로운 날이 밝았어도 여전히 내 곁에 당신이.' ♥

푹 잤다면 기분도 몸도 개운한데 사랑하는 사람까지 곁에 있으니 이 얼마나 좋은가!

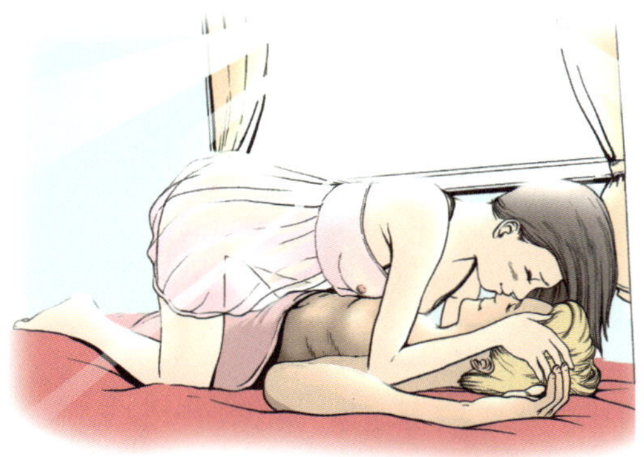

모닝섹스는 그리하여 ♥ 사랑스러워 죽겠다는 느낌의, 가볍고 장난스러운 버드 키스로 곧잘 시작된다. 아직 깨어나지 않은 파트너의 입술에, 이마에, 볼에, 손 등에…….

♥ 오전 시간의 여유가 있다면, 기분 좋게 진지함의 농도를 높여 모닝섹스로 이어가면 된다.

♥ 아침에는 ① 진한 에스프레소 타입 오럴섹스를 중심으로 하고, ② 에너지 소모가 큰 삽입섹스는 마무리용으로 나누거나 건너뛰는 우선순위도 좋다.

사람에 따라 다르겠지만, 남자와 달리 여자는 강렬하게 밝은 아침 햇살 아래 맨몸과 쌩얼을 적나라하게 보이는 것을 수줍어하는 경향이 있으므로 ♥ 모닝섹스에 파트너가 정서적으로 편안히 몰입할 수 있도록 은은하게 커튼을 치고 사랑을 나누는 센스를 발휘하자.

그녀의 성향이 전라와 맨 얼굴을 보이는데 거침없어서 햇살 아래 모닝섹스를 나눈다면, 그녀의 파트너는 더없이 행복할 것이다.

♥ 모닝섹스로 심신의 오르가슴을 얻으면, 몸과 정서가 동시에 안정되어 그날 하루를 자신감 넘치고 즐겁게 시작할 수 있다. 모닝섹스는 아침에 먹는 비타민과도 같다.

04

아슬아슬한 선택,
카섹스

'카섹스'는 워낙 많은 청춘남녀가 한 번쯤은 호기심과 판타지를 가지는 주제이므로 이 책에서도 다뤄보고자 한다(법적으로는 공연음란죄 같은 죄목으로 연행될 수도 있다고 한다).

차 안, 에로틱한 감정의 기습

파트너와 데이트를 하다 보면, 둘만 있는 차 안에 미묘한 기류가 흐르고 시간이 멈춘듯한 감정의 기습을 당할 때가 있다. 도파민, 엔도르핀, 아드레날린 등

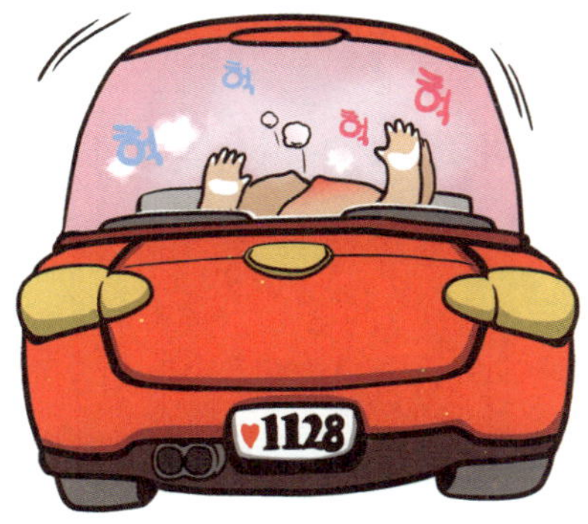

러브 호르몬 부대의 습격이다.

그럴 때 파트너의 손을 잡거나, 포옹하길 원하고, 달달한 입맞춤을 나누고 싶어지는 것은 자연스러운 감정의 흐름이다. 무성애자를 제외하고는, 장소에 상관없이, 우리는 사랑하면(때로는 사랑하지 않아도 그래서 문제다.) 그러고 싶도록 프로그래밍 되어 태어났다.

밀폐된 좁은 공간이다 보니 '후각, 청각, 시각(체취와 숨결의 향기, 숨소리, 옆모습의 실루엣이 주는 미적감수성)'이 동시에 입체적으로 자극된다. 이러한 차 안이 농도진한 긴장과 에로틱함을 주는 것은 분명한데, 마음이 가는 대로 스킨십을 나누기에는 프라이버시 및 공공 예절상의 문제와 청결의 불안함이 따른다.

어디까지 달려볼까?

차에서 섹스까지 이행하고 싶은 감정 처리에는 자제력이 필요하다. 대개 차 안에 있을 때는 섹스 전 샤워가 필요한 상황일 것이다(키스면 몰라도).

카섹스까지 가고 싶은 것이 오직 나만의 욕구일 수도 있고, 파트너는 몸과 마음의 준비가 되어 있지 않을 수 있다. 파트너가 여자라면 십중팔구 그럴 것이다. 여자들은 청결하지 않은 환경에서의 섹스를 대부분 부담스러워 한다. 그러므로 될 수 있으면 차 안에서는 키스와 포옹. 옷 위로만 가볍게 스킨십을 나누는 수준이 적절하다.

몸이 청결한 상태에서 진한 섹스를 나눌 여건은 되지 않으므로, 카섹스는 건강을 담보로 한 아슬아슬한 섹스라고 할 수 있다.

가벼운 애무라도, 질과 요도구, 페니스에는 손과 입술을 직접 대지 않는 수위가 좋다. 카섹스는 특히나 여성의 건강에 안전하지 않다. 무리한 카섹스를 감행한다면, 유해 바이러스와 세균들이 그녀의 질과 요도 그리고 성기의 점막 피부를 뚫고 들어갈 것임을 기억해야 한다. 또한, 자세가 불안정해 미세한 상처를 입기도 쉽다.

콘돔과 물티슈가 있잖아요?

물티슈로 충분히 닦고 섹스를 한다고 해도 또 다른 문제가 있다. 안 쓰는 것보다는 낫지만, 시중의 물티슈는 대부분 석유 화학 계열의 원단에 화학방부제 등의 화학성분 처리가 되어있다. 그것을 성기의 연약한 점막 피부에 닿게 하는 행위는 옳지 않다. 또한, 이미 개봉한 물티슈는 균이 어마어마하게 증식한 상태일 것이다.

콘돔? 물론 사용해야 한다. 카섹스에서 그것이 보장해줄 수 있는 것은 '단지 피임'뿐이지만.

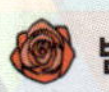

05

위험한 선택,
음주섹스

취중섹스

알코올이 신진대사와 정신에 영향을 미친다는 것은 상식이다. 겸손히 말해, 술에 강한 사람은 없다. 누구든지 음주 후에는 평소에 하지 않던 실수를 할 가능성이 조금이라도 높아지면 높아졌지 낮아지지는 않는다.

이 파트에서는 이와 다른 관점으로 음주를 살펴보자. 보이는 실수는 누구나 인지하기 쉬우므로, 보이지 않는 것에 대해 언급하려 한다. 일단, 음주는 이성과 자제력을 뒤흔들기도 하지만, 몸은 물론 궁극적으로 정신까지 지탱하는 보이지 않는 힘인 인체의 면역력을 또한 약화한다. 음주가 취중진담 할 용기를 강화할지언정(이것도 여자들은 그다지 반기지 않는다.) 건강을 북돋워 준다고 생각하는 사람은 없을 것이다.

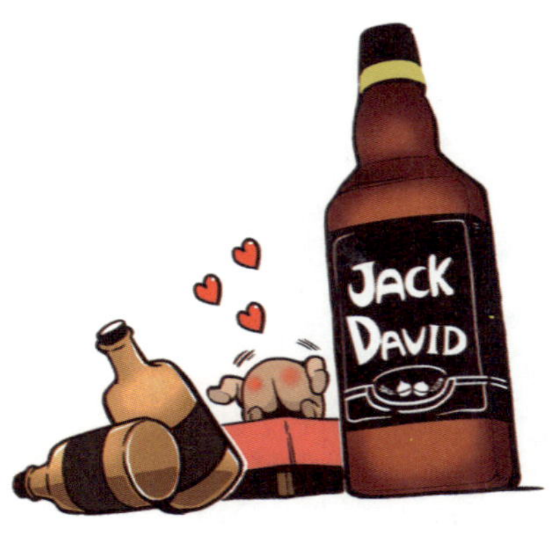

어렵게 설명하지 않겠다. 우리가 술을 마시면?

체내로 유입된 알코올을 분해하는 대사 과정에 인체가 몰두하게 된다. 상대적으로 인체의 다른 주의 집중은 약해진다. 이미 그 자체가 신체 면역력 약화의 상황이다. 더욱이 음주 후에는 이성의 통제가 약해지므로, 섹스 전 청결에도 소홀해지기 쉽고, 평소보다 거친 섹스를 치르기가 쉽다.

배려 없고 거친 섹스는 육안으로는 보이지 않는 미세상처를 동반할 수 있다. 몸에 상처가 있다는 것은 어떤 의미인가? 이는 피부의 방어막이 해제되어서 혈관을 통해 바로 유해 병원균이나 바이러스 체내 유입이 한층 수월해질 수 있다는 가능성을 내포한다.

결론적으로 말해서 음주는 ① 거친 섹스, ② 손쉬운 감염 통로, ③ 면역력 약화. 이 삼박자 연쇄 작용을 우리에게 제공한다.

거친 섹스의 피해자가 될 확률이 높은 쪽은 아무래도 여성이다. 나와 파트너가 모두 음주를 했다면, 더 불안 불안한 섹스가 된다. 그러므로 남녀 모두 섹스 전에 술을 마시는 것은 별로 바람직하지 않다. 로맨틱한 분위기와 과도한 긴장 해소에 가벼운 음주는 도움이 될 때도 있다. 그럴 때라면, 적어도 과음만은 피하고, 평소보다 천천히 부드럽게 파트너를 다루며, 성급하지 않게 섹스하는 것이 최선이다.

무균의 환경과 무균 인간은 세상에 존재하지 않지만, 거친 파트너가 입힌 몸의 미세한 상처와 감염으로 인해 자신도 모르는 새에 보균자가 되는 메커니즘은 주변에 흔하다. **많은 질환, 성병이 일정 잠복기를 거치거나 무활성 보균 상태로 멈추어 있다가, 몸의 면역저하 상황이 오면 활성화(ON) 된다.**

보균자가 되지 않도록 노력도 해야 하지만, 그 보균이 활동하지 않도록 신체 면역을 길러두는 편이 좋다. 과음, 폭음은 그 면역체계를 무너뜨린다. **사랑한다면 음주섹스는 자제하자.**

06

그날엔 매직섹스?

생리 기간에 삽입섹스를 하게 되는 상황도 드물지만 있다.

임신 걱정에서 비교적 자유롭다는 생각에 안일해져, 콘돔도 없이 삽입섹스와 사정을 감행하기도 한다. 매직 섹스(생리 중 섹스)는 단지 호기심으로 시도하거나, 파트너의 생리 기간에 성욕을 참지 못해 상대를 졸라서 하기도 한다. 다행스럽게도 대다수 남자가 그녀의 매직이 끝날 때까지 젠틀하게 기다릴 줄은 아는 것 같다.

여자들 대부분에게 생리 중 섹스는 달갑지 않다. 불결해서가 아닌, 불편하기 때문이다.
필연적으로, 수건이나 침대 시트에 혈액이 묻을 수밖에 없고 그 사실 자체로 큰 스트레스다. 그러한 스트레스에 비하면, 생리 기간에 혹시라도 여자들의 성욕이 낮아지거나 높아지지는 않을까? 하는 관심사는 중요한 사안이 아니다.

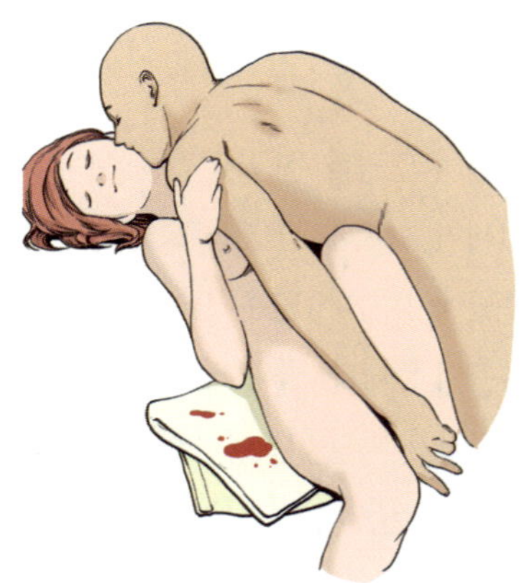

설령 성욕이 높아졌다고 하더라도, 생리혈의 끈적이는 느낌과 비릿한 피 냄새, 시트 청결에 신경을 쓰느라 성적 감흥에 몰입하기란 힘들다. 그렇게 **몸도 마음도 불편하고 오르가슴도 느끼기 힘든 섹스는 당연히 매력 없다.**

생리 중 섹스를 자제해야 하는 가장 중요한 이유는 보이지 않는 데에 있다.

여성의 생리 기간에는 ① 자궁과 질의 통로가 생리혈의 통과를 위해 다소 느슨해지며, ② 전체적인 신체 면역력도 낮아지고, ③ 질 내 산도(자연 방어력)도 낮아진다. 그 이야기는, **유해 균이나 바이러스의 체내 침투가 쉬운 몸이 된다는 것을 의미한다.**

사랑할 수 있는 날들은 많다. 파트너의 몸과 마음이 준비될 때까지 기다릴 줄 아는 성숙함을 기르자. ♥

10

디저트와 애프터

(관계 지속하기)

당신의 연애가 장편소설이 되기를 바라세요? 당신의 결혼이 한 권의 역사책으로 남겨지기를 소망하시나요? '예'라고 대답하신다면 부디 그 집필 도구들을 잘 다루셔야 합니다. 당신은 잘 알고는 계실 겁니다. 섹스도 그 소중한 집필도구 중 하나라는걸요. 그동안 서툴게 써 내려가느라 힘드셨다면 이번 테마에 귀를 기울여 보세요.

01

자상한 마무리
– 섹스 직후

여자는 남자와 달리 좋아하는 사람과의 섹스가 끝난 후에 '내가 잘한 건가(잠자리를 가진 행동)…….', '너무 일찍 허락한 건 아닌가…….' 자기 검열에 빠지는 일이 종종 있다. 성인임에도 불구하고 부모님(심지어 신)을 떠올리며 죄책감에 젖기도 한다. 그녀는 그런 이야기들을 잘 입 밖에 내지는 않는다. 결혼 전에 여자가 성 경험을 갖는 것에 대해 비난하고 심지어 조롱하는 '슈퍼오지랖'인 사람들이 여전히 도처에 가시밭처럼 존재하고, 실제로 성 경험의 부작용을 겪기도 하는 것이 현실이기도 하다. 겪고 보니 '지뢰(나쁜 남자)'라던가, 원치 않는 임신이라던가.

그러므로 파트너는 책임감을 느끼고 상대를 대해야 하며, 불안할 수 있는 그녀의 속마음을 달래주는 것이 좋다. 만약 섹스 관계 직후 무심해진 태도를 보이면, 파트너가 사랑이 아닌 자신에게 오로지 섹스만 취하려는 건가? 라는 생각에 그녀는 실망하고 경계심을 갖게 되기도 한

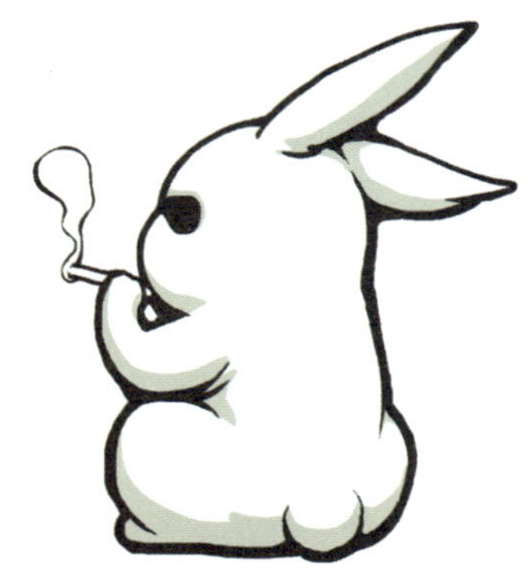

다. 상대에게 섹스 행위만을 이끌
어내려는 행동은 대개, 상대의 마
음을 이용하는 동전의 보이지 않는
양면일 수 있기 때문이다. **그리하
여 〈섹스 직후 파트너의 태도〉는 관
계 지속에 영향을 미친다.**

섹스 직후에 담배를 한 대 태우고
싶다거나 돌아누워 잠에 빠지고 싶
더라도 잠시만 그 마음을 미뤄두고
♥ 자상한 섹스 뒤처리 ♥ 다정한

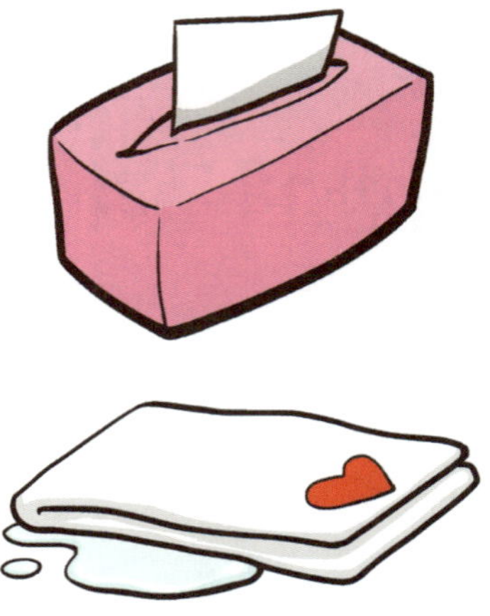

대화 ♥ 가벼운 키스 ♥ 깊은 포옹을 잊지 말자.
파트너를 사랑하고 있음을, 함께 나눈 섹스가 행복함을 말로 표현하고, 그녀가
절정을 느꼈는지 물어본 후 그랬다고 하면, 기쁨을 표시하라.

또한, 콘돔을 사용한 사정으로 파트너의 체내에 정액을 남기지 않았다 하더라
도 파트너의 섹스 후 청결 처리를 돕자. 샤워하러 갈 것이므로 티슈 몇 장을 스
윽 건네주고 마는 태도보다는, 깨끗한 수건을 따뜻한 물에 적셔 가져다주거나
직접 몸을 닦아준다면 그녀는 당신의 자상한 태도에 앞으로도 신뢰감을 느끼
게 될 것이다.

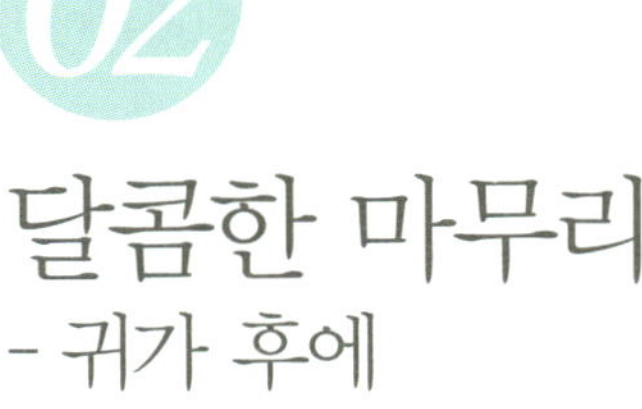

달콤한 마무리
- 귀가 후에

부부 사이라면 섹스리치(rich) 부부가 될 것인지, 섹스리스(less) 부부가 될 것인지에 남편과 아내 서로의 태도가 비교적 공평히 영향을 미친다. 법적인 구속력이 없는 '연인'의 경우, 부부 사이*에 비해 '관계의 안정성과 공평성'이 약하다. 진실한 마음의 검증도 덜 이루어진 관계다. 그러므로 섹스를 치른 후에도 둘의 '관계 울타리'가 튼튼할 것인가? 여부는 일반적으로, 섹스 후 귀가하고 난 뒤 남성 파트너의 미묘한 태도 변화에 달린 때가 많다. 여자는 몸을 파트너에게 허락한 후 상대의 태도에 민감하기 때문이다. 대부분 여자에게 있어 몸을 준다는 의미는, '마음을 준다. 또는, 당신을 믿는다.'는 의미와 크게 다르지 않다. 그렇기 때문에 남자는 여자에게, 섹스를 위해 데이트한 것이 아니라는 믿음을 심어주어야 한다. 그 믿음이란, 순간에 보이는 것이 아니라 시간을 두고 〈진실한 태도의 '일관성'〉으로 차차 판단할 수 있는 성질의 것이다.

여자는 당연히, 섹스를 나눈 이후에도 변함없이 자신을 소중히 대해주는 남자를 원한다. 그 헌신은 〈마음〉으로 표현해야 한다. 섹스 후에는 ♥ 평소보다 더

부부 사이* 사회적으로 약속한 '법률'을 통해 결혼하는 당사자들에게 '책임과 의무를 어느 정도 강제하는 사이'를 의미한다.

자주 연락을 나누며 친밀해진 다정함을 '정서적으로 표현'하는 것이 좋다. ♥ 그리고 섹스를 나누기 이전보다 섬세하게 파트너를 챙겨주는 매너를 '행동으로' 보여야 한다. 아울러 ♥ 스킨십과 섹스가 데이트의 필수코스 또는 마무리코스로 귀결되는 데이트 패턴이 되지 않도록 조심하자.

섹스를 치른 이후 파트너의 태도가 성의 없어진다면(혹은 번번이 스킨십과 섹스를 요구한다면)

♀ 그녀는 상처를 받거나

♀ 섹스를 후회하거나

♀ 둘의 관계(relationship) 자체에 회의를 품게 될 수가 있다.

여자들은 섹스 허락을 '파트너를 붙잡아두는 요소'가 아닌 '파트너를 떠나가게 하는 요소'로 생각하기도 한다. 그런 그녀들을 탓할 수는 없다. 실제로 섹스행위와 관련해 무책임한 행실을 보이는 남자들이 존재하고, 여자들에게만 은연중의 사회적 강요가 여러모로 주어지는 문화에서 살아가며 생겨난 자기보호의식이기 때문이다. 그런 그녀들의 숨은 마음을 이해하고, 보살펴주려 노력하고, 현재 사랑하는 그녀에게 **'시간을 통해' 꾸준히 진실한 태도를 보이는 것만이 그녀와 좋은 관계를(섹스 관계를 포함한) 지속할 최선의 방법이다.**

03

무엇을 얻기 위한 섹스인가?

♥ 성적인 쾌감(몸의 오르가슴)을 기대하는 섹스인가?

♥ 파트너와 마음의 교감을 갈망하는 섹스인가?

♥ 임신을 목표하는가?

♥ 기대하는 또 다른 무엇이 있는가?

파트너와 내가 원하는 것은 일치할 수도 일치하지 않을 수도 있다.

원하는 섹스가 어떠한 섹스인가? 에 따라 우리의 기대치와 만족도는 달라지며, 그러므로 마음속으로 기대하고 원하는 '섹스의 목표 비중'에 따라 '섹스 방법, 디테일한 테크닉, 수위'의 조합을 달리할 수 있어야 한다.

예컨대, 교감을 더 원한다면 '눈 맞춤'이나 침대 위 대화를 늘려야 한다. 그리고 가벼운 수위의 스킨십 비중이 높은 편이 좋다. 만약 그녀가 오르가슴을 은근 기대하는데 파트너가 섹스의 시작과 끝을 거칠고 성급한 삽입 행위로만 채운다면? 결과는 씁쓸할 수도 있다.

많은 여자가 '정신적, 육체적 교감' 정도에 만족하면서 '몸의 오르가슴'도 동반된다면 행운으로 생각할 만큼, 수많은 현실의 섹스는 그녀에게 육체적 오르가습까지는 선사하지 못한다. 그 주된 이유는, 섹스의 목적이 무엇인지와 상관없이 페니스를 질에 삽입해 피스톤 하는 우리의 섹스 패턴 때문이다.

이러한 '삽입섹스'는 일차적으로, 임신을 위한 섹스 방법이다. 그러므로 **임신의 우려를 매달고 빈번하게 삽입섹스를 나누기보다, 임신 및 출산을 목표로 하는 때 이외에는 '삽입섹스를 아껴두는' 편이 여러모로 현명하다.**

==이 책에 반복해 등장시키는 일관된 핵심 중 하나는, '임신 목적의 섹스가 아니라면, 삽입섹스 중심이 아니어도 된다.'는 성 가치관이다.==

♥ 삽입섹스는, 짧게 하거나 때에 따라서는 아예 건너뛰는 마음의 여유를 갖자. 그러면 그녀는 '건강에 대한 고민들'과 '임신 걱정'에서 벗어나 '마음이 평화로운 섹스'를 경험하게 될 것이다.

♥ 오럴섹스만으로 섹스를 끝낼 수도 있어야 한다. 그녀의 오르가슴을 위해서라면 컨닐링구스는 삽입섹스를 위한 들러리가 아닌, 메인 섹스법이다. 남성 역시 오럴섹스로 오르가슴을 얻을 수 있다. 단, 마무리 사정은 마스터베이션을 통해 스스로 처리하는 편이 좋다. ^^;

♥ '전희, 후희'라는 용어의 개념을 새롭게 정립하자. 이 용어들 때문에 섹스 과정에서 삽입섹스만이 메인이벤트로 취급되고, 나머지는 들러리로 전락한다. **침대 위에서는 애피타이저도, 메인 요리도, 디저트도 모두 동급으로 여기는 습관이 좋다.** 전희(foreplay)는 '침대에 들기 전 청결 관리와 좋은 마음가짐', 후희(afterplay)는 '섹스 이후 좋은 관계유지를 이어나가기 위해 하는 소중한 노력들'로 새로이 정의해보면 좋을 것이다.

<u>다시 정리하자. 임신을 목표하는 것이 아닌, 여성 파트너의 심리적 만족도와 몸의 오르가슴, 그리고 그녀의 건강을 위해서라면 '섹스 전 과정'에서 '삽입섹스의 중요도와 비중'을 현저하게 낮출 현실적인 필요가 있다.</u>

04

사랑의 유통기한,
섹시함의 유효기간

지금은 눈맞춤만으로 설레는 깊은 호수를 닮은 당신의 눈매에, 과연 지루해지
는 날이 올까……? 이에 대해 '언젠가는 식겠지. 사랑은 어차피 호르몬의 화학
작용일 뿐이라잖아'라는 차라리 몰랐으면 좋았을 '과학적 연구 성과'는 왠지 모
르게 우리의 가슴을 쓸쓸하게 한다. **사랑과 섹시함. 그 유통기한을 늘리기 위
해 우리는 생각보다 필사적인 노력을 기울이며 살아간다.** 이 노력은 행복에 대
한 욕망이자 생명으로서의 생존 본능이다. 파트너를 위한 선의의 노력이기도
하고 또한, 자신의 섹스어필한 생명력이 시들어감에 대한 슬픔과 두려움 때문
이기도 하다.

우리가 기울이는 노력은 실로 다양하다. 외모를
가꾼다, 내면을 가꾼다, 능력을 기른다, 출세한
다, 파트너에게 헌신한다, 대화한다, 파트너에게
요구도 해본다, 상대의 취향을 연구한다, 데이트
에 변화를 준다, 연애 심리를 탐구한다, 섹스를
공부한다, 타인의 조언을 구한다, 진실해져 본
다, 허세도 부려 본다, 나쁜 남자(여자)가 되어본

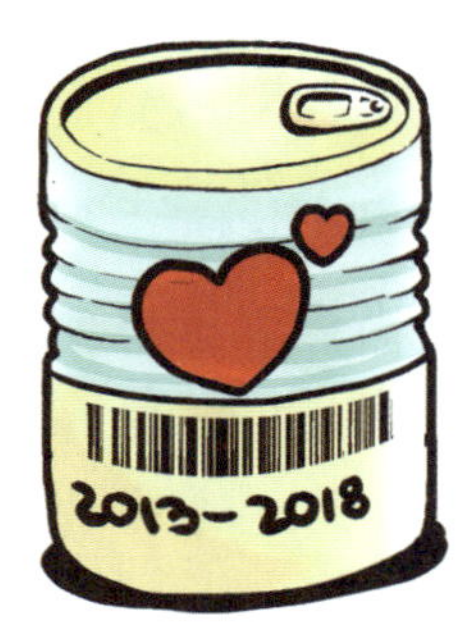

다, 운동한다, 정력 식품을 먹는다, 성인 용품을 기웃거린다, 성형한다, 결혼한다, 2세를 낳는다, 등등.

사랑과 섹시함의 수명을 늘리려는 가상한 노력에도 불구하고 사랑이든 섹스든 '권태'는 피할 수 없는 운명인지도 모른다. 대부분 생명에는 불멸이 아닌 '시작, 정점, 시듦'의 속성이 있으니. 하지만 한 가지 분명한 것은, 권태는 '관계에 노력하지 않을 때' 쉽게 찾아온다는 점이다. 영원한 사랑은 없지만, 위기를 극복하고 관계를 업그레이드시키며 멋지게 살아가는 커플들도 세상에는 많다. 물론 당신도 그러한 사실을 알고는 있을 것이다.

익숙한 파트너와의 섹스는 특유의 장점들이 있다. 포근하고 편안한 섹스, 안전하고 안정된 섹스, 익숙한 내음과 살결. 둘만의 역사책 페이지 수가 적은 커플은 결코 경험할 수 없는 장점들이 있음에 자부심을 가지는 마음 훈련을 하자. 사랑과 섹시함에는 세월, 나이, 질병 등 다양한 변수의 복병이 도사리고 있지만, 함께 공유해온 시간과 나이의 성숙에는 분명 고유의 아름다움과 가치가 있다. 오래오래 관계를 이어가는 커플들은 대개 그 가치를 귀하게 여길 줄 아는 능력이 있다.

다만 인간은 '안정'과 '일탈'을 동시에 꿈꾸는 변덕스럽기 그지없는 동물이므로 관계에 신선함을 불어넣는 노력을 해야 한다. 그러한 노력은 사랑과 섹시함의 유통기한을 늘려준다. 색다른 추억을 쌓거나, 가끔은 특별한 파트너로 변신하거나.

잦은 변화는 안정감을 뒤흔들고, 변화의 노력이 없다면 나태와 권태가 된다. 그러므로 '변화와 안정'에는 '리듬과 균형'이 있어야 한다. 어려울 것은 없다. 익숙한 데이트를 네 번 했다면, 색다른 데이트를 한 번 하는 식이다. '사랑과 섹시함의 처절한(?) 운명' 앞에 굴복하기 이전에, 그 가치는 가꾸기 나름이고 관점을 달리하기 나름이라는 자신감을 갖자. **노력한다면, 훗날 적어도 후회는 없을 것이기에.**

05

소나무와
카멜레온

이 상반되는 요소의 〈균형〉이 관계 유지에는 필수적이다. 사실 이 둘은 물과 기름이다. 그래서 '한 사람과의 관계'에서 오랜 기간 양립되기에는 매우 어려운 양가감정이다. (인정하고 싶지는 않지만.)

늘 색다른 매력을 발산하는 파트너는 흥미롭고 섹시하기는 해도 상대에게 안정감을 주지 못한다. 안정은 '안전'과도 직결되고 인간은 습관의 동물이라서 일반적으로 안정적인 습관을 추구한다. 파트너, 연애, 결혼이라는 인간관계도 그 안

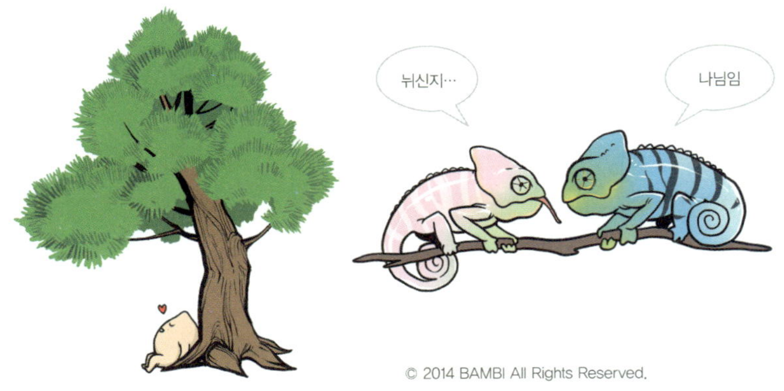

정적인 습관 중 하나다.

상대에게 '일관적인' 안정감을 주는 것은 사랑의 의무이기도 하다. 우리는 누구나, 돌아보면 늘 그 자리에 변함없이 있어주는 〈소나무〉같은 존재를 그리워한다.

아쉽게도 인간 본성 자체가 이중적인지라, 지루하면 또 견디지 못하는 '변덕쟁이와 사냥꾼의 기질'도 본능 한편에 지니고 있다.

그러니 자주는 아니더라도, 침대 위에서 변화를 주던, 데이트패턴에 변화를 주던, 패션에 변화를 주던, 파트너를 대하는 행동에 변화를 주던, 〈팔색조, 카멜레온〉같은 변신으로 상대의 나태해지려는 시선을 사로잡고 관계에 신선함을 불어넣는 센스가 필요하다. **나와 파트너의 서로 다른 개성과 가치관에 따라 '균형의 시소'를 타는 일도 필요할 수 있다.** 양보해 주고, 양보 받고, 그녀가 안정을 원한다면 안정을 더 어필해 준다거나. '휴……. 뭐가 이리 복잡하담?' 우리는 그렇게 인내심을 발휘하지 못한 채 만남과 이별을 반복하기도 한다.

안정이 없어도 우리는 곧잘 불안함에 굴복해 이별을 고하고, 변화가 없어도 우리는 권태로움에 철새처럼 한눈을 팔러 이륙한다. 그러니 관계 지속을 원한다면 '안정과 변화' 이 두 가지 리듬의 하모니를 잘 연주하려는 노력은 필수이고, 긴 연애스토리와 결혼역사책의 승자는 결국 이러한 균형을 잘 잡는 사람들이다.

사랑하면 그래도 힘이 덜 든다.
심리적으로, 자신이 진심으로 사랑하는 파트너라야 그나마, 쉽게 관계를 포기하지 않으며 파트너와의 관계에 안정이나 변화를 줄 필요성도 자각해 서툴지만 노력하게 된다. 그러므로 여기서도 다시금 확인되는 것은, '사랑'은 관계를(섹슈얼한 관계를 포함) 지키고 위기를 견디게 하며 더 확장된 관계로 발전시키는 '원천이자 원동력'이라는 불멸의 사실이다.

특별한
추억

사랑은 실체가 없다. 시시각각 모양이 변하는 아메바와도 같다. 우리는 파트너에게 진지하게 '영원한 사랑'을 약속하지만, 그저 하루하루 겸허하게 최선의 노력을 추구하며 살아갈 수 있을 뿐이다. 이는 연애 중인 관계든 결혼한 관계든 마찬가지다.

관계를 지키는 방법은 여러 가지가 있는데, 그중 파트너와 함께했던 특별한 추억과 행복한 기억들은, **둘의 관계에 '생기'를 부여하고 위기상황이 닥쳤을 때 '서로를 애지중지했던 첫 마음'을 상기시켜, 관계를 돌아보게 해주는 매개체가 된다.** 말하자면 '둘의 관계에 대한 마음가짐과 태도'를 가장 좋았던 시점이나 최초원점으로 복구시켜 주기도 한다는 말이다.

파트너와의 유대감을 끈끈하게 해줄 둘만의 추억

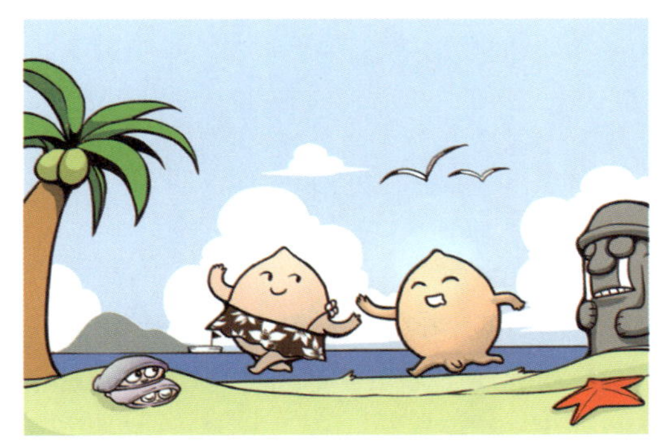

만들기는 '색다른 데이트, 특별한 여행, 같은 취미 만들기, 함께 위기상황 헤쳐 나가기' 등으로 쌓을 수 있다.

둘만의 특별한 추억과 더불어서 '둘 밖으로 확장해 공유하는 추억'도 가능하면 많이 만드는 것이 좋다. 둘 밖으로 추억을 확장하는 방법은, 파트너에게 서로의 친구, 동료, 지인을 소개하고 즐겁게 어울리는 자리를 자주 갖는 것이다. (부담만 되지 않는다면 가족도 소개하는 편이 좋다.) **그들은 '커플의 역사를 기억'해 주고 '안부를 물어 줄' 사람들이다.** 사귀다가 헤어져도 아무도 모르는 커플 보다는, 사귀다 헤어지면 만천하가 다 아는 커플이 좀 더 헤어지기가 힘들다. 둘의 사이를 아는 신뢰할 만한 지인들의 존재는, 일종의 관계 보호 역할을 하는 울타리가 되어준다.

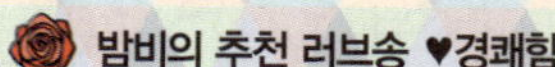

관계지속의
단순명료한 비법

섹스를 포함한 관계(relationship)를 잘 지속하기 위해서는 '존중, 배려, 사랑과 진심, 대화, 정서교감에 관심을 기울이기, 입장 바꿔 생각해보기'와 같은 **'기본 중의 기본'을 소중히 여기는 원론적인 자세**가 필요하다. 오래 사귀는 일에는 관심 없다거나, 특별하게 '나쁜 남자, 나쁜 여자'를 추구하고 혹은 선호하는 취향을 갖고 있지 않은 한은 말이다.

고루한 이야기처럼 들릴지라도, 그러한 기본을 자각하고 돌볼 줄 아는 사람이 남녀를 불문하고 섹스에 관한 능력도 발전하고, 파트너에게 관계를 오랫동안 지속하고 싶은 상대로서 선택받는다.

♂ 크기와 정력의 딜레마로부터 자신을 해방하기
남자의 페니스가 커야 한다거나 정력이 세야 한다는 강박관념은 '섹스를 보는 한 가지 시각'에 불과할 뿐, 관계 지속에 결정적인 도움이 되는 것은 아니다.

♀ 성적 자기 표현력 기르기
여자가 섹스 문제에 관해 지나치게 수동적이거나 표현하지 않을 때, 당장은 조신하고 참해 보여도 언젠가는 파트너를 지치게 한다. 그러므로 성적 자기 표현력을 기르는 것이 좋다.

밤일 교양

밤일 교양은 섹스와 관련된 정서(마음) 및 신체의 건강을 보호한다. 아울러 성적 만족도를 높여주고 관계를 지켜준다. 건강한 성을 위한 상식, 섹스 용품의 비상업적인 올바른 이해, 섹스를 나누는 환경(장소와 분위기), 섹스 대화법과 에티켓에 대해 살펴본다.

01
밤일용품

섹스 행위는 단순해 보인다. 정성과 체력만 있으면 잘할 수 있을 것 같기도 하다. 좌충우돌 경험해보고 나서야 우리는 깨달음을 얻게 된다. 절대 그렇지 않다는 것을 말이다. 밤일 석차 최상위권 진입을 위해서는 교양 과목 몇 가지를 이수해두는 것이 좋다. 이번 테마에서는 피임의 절친 콘돔군, 그녀의 베프 바이브레이터양 등 섹스의 소중한 벗들을 만나본다.

01

콘돔 탐구

콘돔의 기원, 역사

페니스(음경)에 아마포 재질 천 주머니를 씌운 고대 이집트 벽화를 그 기원으로 본다. 피임과 성병 예방의 현대적 용도로서 콘돔이 등장한 것은 17세기 중반으로, 영국 왕 찰스 2세의 주치의가 왕의 방탕함 때문에 어린 양의 맹장으로 최초의 콘돔을 만들었다고 전해진다.

고위층이 주로 사용했던 창자 소재 콘돔은 19세기 들어 피임이 사회적인 관심을 받게 되면서 대중화되기 시작한다. 이탈리아의 해부학자 팔로피우스가 매독 예방을 위해 리넨(linen) 콘돔을 만들었고 1884년, 미국의 발명가이자 고무 공업의 개척자였던 찰스 굿이어(Charles Goodyear)가 천연의 고무에 황 성분을 첨가할 때 탄력성이 커진다는 사실을 우연히 발견한 것이 계기가 되어, 콘돔의 대중적 보급이 비로소 가능하게 되었다.

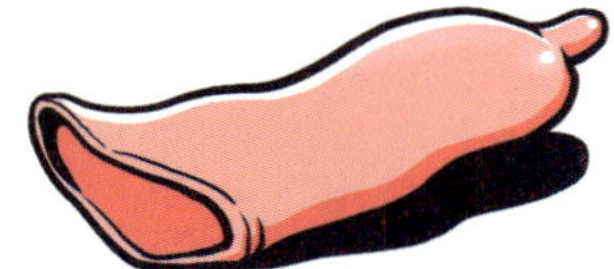

콘돔의 재질

고무나무 수액 추출물이 원료인 천연 라

텍스 소재가 있고, 이 라텍스 내 고분자인 폴리이소프렌을(이것이 천연고무이다.) 화학적으로 모방한 재질의 폴리이소프렌 콘돔, 폴리우레탄(합성고무) 콘돔 등이 있다.

콘돔의 윤활 성분

실리콘 오일이 대부분 사용된다. 지용성. 고분자 실리콘 화합물(화학 성분)인 폴리다이메틸실록세인*이 주성분.

흥미로운 콘돔 이야기

한국 기준으로 하루에 소비되는 콘돔은 약 40만 개이다. 콘돔은 1.5ℓ들이 탄산 음료수를 20캔 이상 쏟아 부어도 견딜 수 있는 강도를 지녔다고 한다.

폴리다이메틸실록세인* polydimethylsiloxane, PDMS

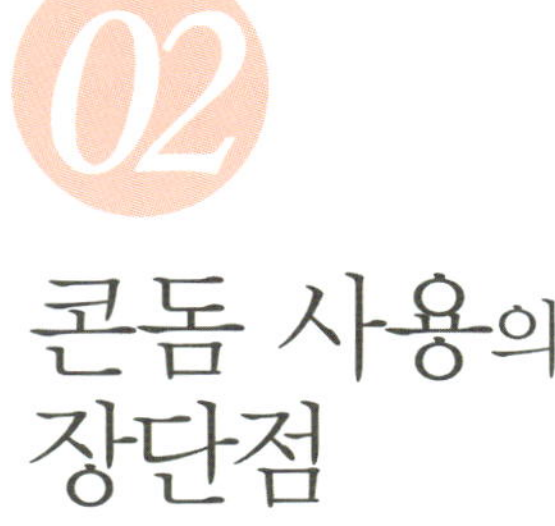

02

콘돔 사용의 장단점

콘돔 사용의 장점

남성이 콘돔을 착용하면 본인도 마음이 편하겠지만, 파트너에게도 안도감을 준다. 일단 임신 걱정에서 자유로워지기 때문이다. 그러한 심리적 장점이 크며, 실제로 '성병과 원치 않는 임신을 어느 정도 예방'하는 효과도 따른다.

콘돔 사용의 단점

콘돔의 미세 구멍을 통과하는 바이러스도 존재하는 등 성병 예방의 완벽한 대안은 되지 않는다.

질의 안쪽은 감각이 발달해 있지 않음에도 불구하고, 콘돔을 착용했을 때 페니스의 온도와 살결의 느낌이 덜 전해진다는 이유로 좋아하지 않는 여성도 있다. 남성 역시, 여성 파트너의 질 속 온도와 살결의 느낌이 덜 전해진다는 이유로 싫어하기도 한다. 그러나 이것은 대개 기분의 영향이다.

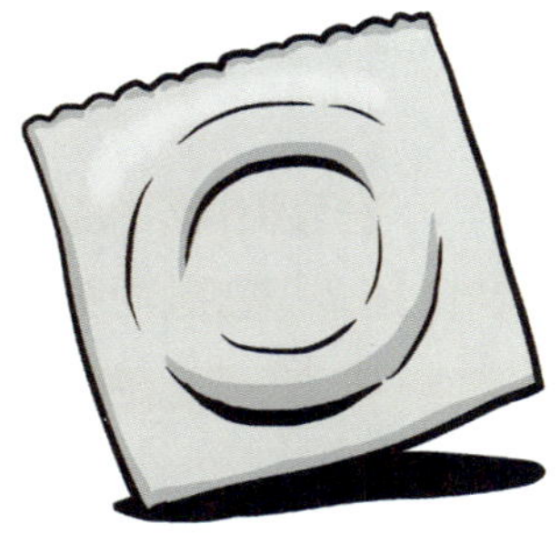

콘돔 윤활제에 관심을!

콘돔의 재질 자체와 콘돔에 묻어 있는 윤활 성분은 여성 질 내부의 점막에 직접 닿고 마찰한다. 페니스 삽입 전후, 질 입구와 요도구를 포함한 V존의 연약한 점막에도 닿게 된다. 그러므로 콘돔 윤활제의 성분과 안전성에 관해서도 관심을 가질 필요가 있다.

여성의 질액은 '수분·수용성'인데 반해, 콘돔에 묻어 있는 윤활제는 대부분 지용성이다(기름, 오일이라는 말이다). 또한, 제조사들이 콘돔 윤활 성분이 무독성이라고 주장하더라도 석유에서 화학적으로 추출된 성분을 100% 신뢰하기는 어렵다.

콘돔 표면의 윤활 성분은 물에 잘 씻기지 않는 특성이 있다. 이 때문에 손과 피부에 닿으면 불편한 느낌이 들기도 한다.

그래도 콘돔 사용의 장점은 단점을 앞선다.

장점만을 취할 수 있다면 좋겠지만, 그런 콘돔은 시중에서 찾기 힘들다. 잘 씻겨 피부 친화적이고 여성의 몸을 고려한 친수성 윤활제의 콘돔이 있다고는 하지만, 이러한 제품을 시중에서 쉽게 구하기는 어렵다.

그러나 콘돔에 묻은 화학 성분을 피하겠다고 사용하지 않는다면, 원하지 않는 임신이나 성병을 해결하기 위해 훨씬 더 많은 화학 성분을(잦은 의료 행위와 의약품들을 통해) 우리 몸에 주입하게 되는 날이 올 수도 있다.

그러므로 ① 장기적인 관점에서의 건강 케어(만에 하나 있을지도 모를 성병으로부터의 안전을 포함한), ② 피임, ③ 심리적인 안정을 위해서라면 콘돔 사용에 의한 장점이 단점을 훨씬 앞선다.

03

콘돔
바른생활

콘돔 쓰는 남자

남자는 두 부류다. ♂ 콘돔 사용 습관이 몸에 밴 남자, ♂ 전혀 배지 않은 남자. 이는 콘돔을 사용하는 남자는 항상 사용하려 하고, 사용하지 않는 남자는 콘돔에 대한 개념이 대체로 없다는 의미이다.

어떤 남성은 질외사정에 자신감 충만한 나머지, 그것을 자신의 성적 능력과 테크닉의 지표로 여긴다. 그러나 자신의 그러한 자신감과 파트너의 불안감은 전혀 별개의 문제다. 대부분 여자들은 콘돔을 사용하자는 의견을 적극적으로 표현하지 못하고 파트너의 리드에 따르는 소극적 경향이 있다.

콘돔을 꼭 써야 할까?

여자들의 임신 불안감과 스트레스는 남자들이 상상하는 그 이상이다. 임신에 주의해야 하는 가임 기간에 질외사정을 하기로 하고 나누는 삽입섹스는 그녀를 불안의 코너로 몰아버린다. 그러한 섹스라면 여자는 자신의 성적 느낌

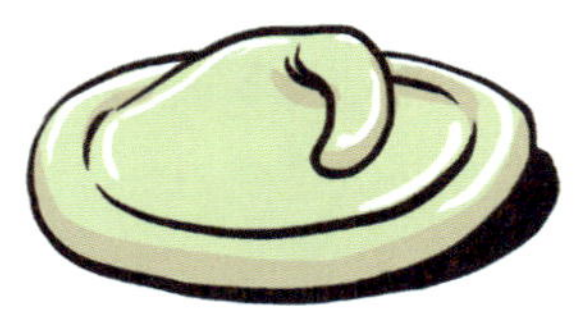

에 집중하기가 힘들어진다.

남자라면, 자신의 정액에 '임신이 일생의 목표'인 올챙이들이 팔딱팔딱 살아 있
다는 현실을 항상 상기해야 한다. 올챙이들은 '축복'을 만들 수도 '불행'을 만들
수도 있다. 그러므로 콘돔은 남녀 누가 먼저라고 할 것도 없이 파트너에게 적극
적으로 권유하는 습관을 들이는 것이 좋다. 후회할 때는 이미 늦다.

아래 상황에 한 가지라도 해당한다면 콘돔을 반드시 사용하는 것이 좋다.
① 어린 여성(임신이 잘된다.)
② 생리 주기가 불규칙한 여성
③ 임신 걱정 없이 성적 느낌에 몰입하고 싶을 때
④ 성병 걱정 없이 성적 느낌에 몰입하고 싶을 때
⑤ 거친 섹스 스타일의 남성
⑥ 삽입섹스를 길게 하는 남성
⑦ 컨디션이 좋지 않은 날*

많은 남자가 평생 적어도 몇 번은, 질외사정 피임을 하기로 해놓고 조절에 실수
하는 경험을 한다. 그러한 실수를 하기 쉬운, 아래 타입에 해당하는 남자들도
반드시 콘돔을 사용하자.

⇕ 어린 남성
⇕ 섹스 경험이 적은 남성
⇕ 오랜만에 섹스를 하게 되었을 때
⇕ 몸이 떨릴 정도로 좋아하는 상대와 섹스를 할 때
⇕ 술을 마셨을 때

컨디션이 좋지 않은 날* 몸과 마음의 컨디션이 좋지 않다면, 신체 면역력이 약한 날이다.

콘돔 표면 윤활제가 찜찜하다면?

콘돔에 묻은 윤활제는 일반적으로 화학 합성 오일인데 특유의 끈끈하고 불편한 촉감이 있다. 건강에 안전한지 확신하기도 어렵다. 찜찜한 사람은 아래 사용법을 참고하자.

페니스에 콘돔을 씌운 후, 콘돔 표면 윤활제를 깨끗하고 미지근한 물수건으로 부드럽게 닦아낸다. 물에 잘 씻기지 않는 성분이지만, 웬만큼은 닦아 없앨 수 있다. 콘돔을 씌웠다고 하더라도 질 입구에 미세한 상처를 내지 않도록 부드럽게 천천히 페니스를 삽입한다. 이때 질 입구는 우리 몸의 천연 젤(질액, 타액) 또는 인공 젤(유해 성분 없는 수용성 화학 젤)로라도 충분히 젖어 있어야 한다. 삽입섹스 시 뻑뻑한 성감이 문제가 아니라 여성 파트너의 건강을 지켜주기 위해서다.

기능성 콘돔, 특수 콘돔 선택 시 참고사항

기능이 하나 추가되었다는 것은? 인위적인 화학 공정과 첨가제가 하나라도 더 추가되었다는 의미다. 그러므로 콘돔은 가장 기본적인 것이 우리 몸에 가장 안전할 수 있다. 만약 기능성 콘돔을 사용한다면 오럴섹스는 하지 않는 편이 좋다(화학 성분들의 구강 내 흡수를 방지).

① 돌기 콘돔

돌기 콘돔들의 오톨도톨한 돌기가 질 점막에 상처를 낼 염려는 거의 없다. 하지만 여성 파트너의 성적 느낌 상승에 극적인 효과는 기대하지 않는 편이 낫다. 어차피 여성 오르가슴의 핵심인 클리토리스귀두는 질의 안쪽이 아닌 밖에 있으니. 돌기 콘돔의 '자극 능력'을 기대하기보다는 삽입섹스 전 그녀의 클리토리스에 뜨거운 키스를 건네는 편이 차라리 효과적이다.

② 향기 콘돔 (딸기향, 바나나향, 초콜릿향 등)

대부분 화학 성분인 착향료로 천연 향을 흉내만 낸다는 점을 알아두자. 여자들이 후각에 민감하다고는 하지만, 먹는 향에 특별히 성적으로 흥분하지는 않는다. 가장 관능적인 향기는 서로의 체취다.

③ 컬러 콘돔, 야광 콘돔

무독성이라는 것은 어디까지나 제조업체의 입장일 뿐이다. 색소나 향기에 사용된 화학 성분들이 우리 몸에 알레르기 등 예기치 않은 반응을 일으킬 수도 있으므로 참고하기 바란다.

④ 사정지연 기능성 콘돔

이 콘돔을 사용하게 된다면, 첨부된 사용법을 꼭 준수하자. 벤조카인 등 사정지연 성분의 건강 유해성에는 세계적으로 논란이 많으므로 이 또한 참고하자.

04

우리 몸의 다섯 가지 체액 고찰

우리 몸이 분비하는 섹스와 관련된 다섯 종류의 체액(분비액)에 대해 알아 보자.

질액(Vaginal Fluid)

질액은 대부분 '질 벽에서 분비'된다. 평상시에도 약간은 분비되어 세균이나 바이러스로부터 질 내부를 보호한다. 섹스(전, 도중, 오르가슴 후) 과정에서도 분비되는데 이 때문에 성적 감동 및 흥분과 연관 지어 '애액, 러브주스(Love Juice)'라는 말로도 부른다. 질액은 ♥그녀의 V존을 손으로 애무할 때와 ♥페니스 삽입섹스 시 마찰을 줄이는 윤활 역할도 한다.

질액 성분의 정체는?

대부분 '수분(moisture)'이다. 여성의 V존 내부에 혈액 유입과 흐름(혈류, 血流)이 활발해지는 정도에 따라, 혈액 성분 중에서 수분이 질벽

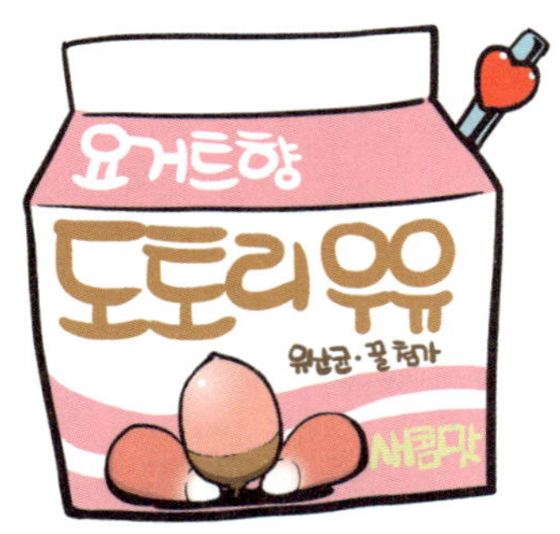

점막을 통해 배출되는 것. 또한, 질액에는 바르톨린선액(남성 쿠퍼액에 해당), 자궁경관 점액 등 다양한 분비액이 소량 섞여 있다.

흥분할수록 많이 분비되나요?

그보다는,

우 혈액 순환이 잘 되는 몸일 때

우 체내 수분이 충분할 때

우 마음이 편할 때(정서 이완, 몸의 이완) 잘 분비된다는 표현이 적절하다.

그러므로 개인 체질, 신체 컨디션, 정서(심리) 상태, 호르몬 주기 등에 따라 질액은 그 분비량에 차이가 있을 수 있다.

질액의 색, 점성, 냄새는?

우윳빛 또는 무색이다. 크림 같은 점성이거나 물처럼 맑을 때도 있고, 그 중간 정도의 점성일 때도 있다. 플레인 요구르트, 레몬, 식초, 딸기잼 향기와 비슷하다. 무향일 때도 있다. 약산성이므로 약간 시큼한 냄새(락트산의 영향 때문이다.)와 담백 달달한 냄새가 섞인 것 외에 건강한 질액은 다른 냄새가 나지 않는다.

불편한 냄새가 난다면 그것이 청결의 문제가 아닌 한, 질 내 생태의 자정(自淨) 기능에 문제가 생겼거나 트리코모나스균 등 감염 때문일 수 있다. 이때는 산부인과를 찾자.

정액(Semen)

남성의 오르가슴 도달과 동시에 페니스 귀두의 입구에서 뿜어져 나오는 분비액.

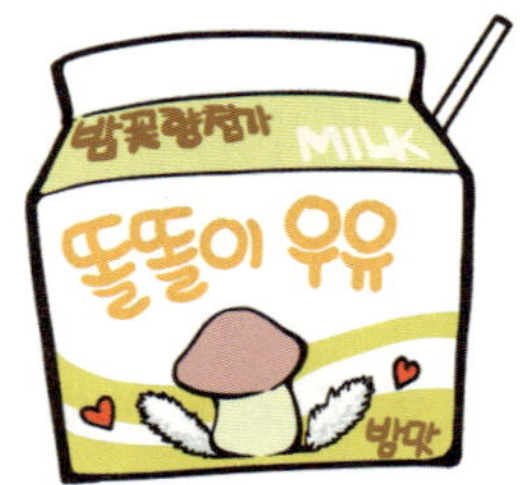

극미량의 영양소 * 단백질, 지방 등 정자 활동을 돕는 최소한의 양

정액 성분은?

90%의 수분, 정자, 극미량의 영양소*로 이루어져 있다.

정액의 색, 점성, 냄새는?

연유 색과 유사한 미색이다. 사정 직후에는 점성이 있고 미끈거리며, 시간이 지나면 그 미끈거림이 완전히 사라져 물처럼 액화된다. 한 번에 사정되는 양은 개인차가 있다.

냄새는 밤꽃 향과 비슷하다. 밤꽃 냄새의 주요 성분은 실제로 남자의 정액에도 들어 있다. 그 주성분은 '스페르미딘·spermidine, 스페르민·spermine' 등이며 **휘발성이 있고 특유의 비릿한 냄새**를 가지고 있다. 그 냄새가 왜 매력적이지 않고 불편하게 진화해왔는지? 명확히 밝혀지지 않았지만, 정자를 보호하기 위해서라 추측되고 있다.

정액을 삼켰을 때 몸에 좋다거나, 발랐을 때 피부에 좋다는 주장에 명확한 근거는 없다. 오히려 정액 내 단백질이 파트너에게 알레르기 반응을 유발할 수도 있다.

쿠퍼액(Cowper's Fluid)

페니스 입구에서 방울방울 이슬 맺히듯 흘러나오는 분비액으로 쿠퍼 샘(Cowper's gland, 요도구선)에서 분비된다. 성분은 알칼리성이며, 정액 배출 전 소변 배출구이기도 한 통로의 산성을 중화시키는 동시에 청결하게 한다. 쿠퍼액은 투명하고 무취이며, 달걀의 흰자처럼 미끈거린다. 손가락 끝으로 이 분비액을 찍어 천천히 위로 당기면, 10cm 전후까지 거미줄처럼 늘어나기도 한다. **파트너의 분비액이 부족할 때 쿠퍼액은 훌륭한 윤활제가 되어 준다. 단, 정자가 극소량 포함되어 있을 수 있다.** 그로 인한 임신 확률은 0.1%~1%선으로 알려져 있다.

타액(침)

타액은 부드럽고 원활한 섹스를 위해 필수적인 분비액이지만 의외로 사람들의 주목도는 떨어진다. 우리는 정액과 질액에 주로 주목하는데 이 두 가지 대표 분비 체액보다, 섹스 전 과정에서 압도적으로 다량 분비 및 소비되는 것이, 그리고 수고해 주는 것이 타액이다.

건강한 타액은 약간의 점성을 갖는 투명 무취의 따뜻한 액체로, 귀밑샘, 턱밑샘, 혀밑샘, 작은 침샘 등 여러 곳에서 분비된다. 타액에는 천연 항균 물질들이 포함되어 있어 평상시 입안에 상주하는 세균을 조절한다.

땀

땀은 섹스에 직접 도움을 주는 분비액은 아니지만, 섹스 타임 중 흘리는 파트너의 땀은 열정의 증표로서 고마운(?) 느낌을 주기도 한다. 단, 과도하게 흐르면 불쾌한 요소가 되기도 한다. 오래된 땀이 세균과 결합해 **안 좋은 냄새로 남지 않게 신경 쓴다면 땀은, 기화되면서 체취에 더해져 어쩌면 '페로몬의 묘한 마법'을 부릴 수도 있다.**

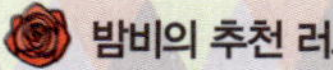

05

러브젤 탐구

러브젤이란?

섹스의 모든 과정에서 **피부 마찰의 열과 충격을 줄이는 윤활 액체이다.** ① 천연러브젤 ② 준 천연러브젤 ③ 화학러브젤로 나눌 수 있다.

우리 몸에서 자연적으로 분비되는 체액이 **천연러브젤**이다. 대표적인 예로는 질액, 쿠퍼액, 타액을 들 수 있다. 꿀, 요플레와 같은 먹을 것을 **천연러브젤 대용**으로 삼는 호기심 많은 사람도 있다. 이 밖에 우리 인간의 몸 분비액을 인위적으로 흉내 낸 **화학러브젤(성인용품)**도 있다.

응? 이것도 러브젤?

먹을 것도 아니며 화학러브젤도 아닌 베이비오일, 바셀린과 같은 미끄러운 오일류, 헤어 젤, 바디로션 등을 사용하는 사람도 있다. 점성이나 미끈거림이 있고 일단 코에 향긋하다면 그것이 무엇이든 별다른 의심 없이 러브젤 대용으로 사용해

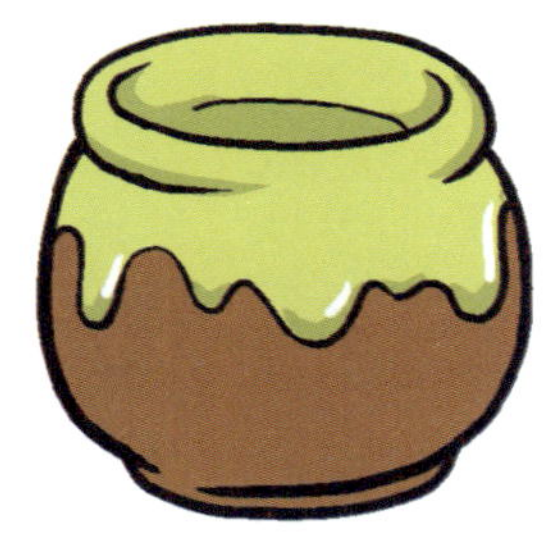

보는 것이다.

건강하고 청결한 몸에서 분비되는 천연러브젤이라면 우리의 건강에 위해가 되지 않는다. 그러나 그 이외의 것 중 어떠한 것들은 위해가 될 수도 있다. 무엇을 섹스에 이용하든 당사자들의 합의와 개인의 취향에 따른 선택이지만, 천연러브젤 외의 것을 선택할 때에는 올바른 지식과 판단이 필요하다.

✓ 왜 사용해야 하는지?
✓ 언제, 어떻게 사용해야 할지?
✓ 어떤 제품을 골라야 할지?

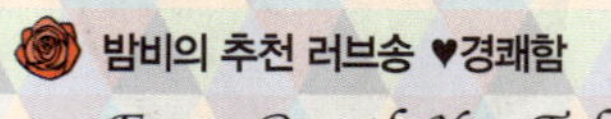

06

러브젤 사용
장단점

러브젤의 역할과 의의

✓ 점막과 피부를 보호한다.
✓ 성적인 쾌감을 부드럽게 한다.

몸에서 분비되는 천연러브젤이 아닌, 러브젤 대용품(준 천연러브젤)이나 화학 러브젤을 사용할 때의 장단점은 아래와 같다.

장점

① 천연러브젤의 분비량에 신경 쓰지 않아도 된다.
② 장시간 페니스 삽입섹스 시 계속된 마찰에 따른 통증과 발열을 줄여 준다.
③ 손바닥과 손가락으로 파트너의 몸을 애무할 때 매끄러운 느낌이 증가한다.
④ 빠른 속도의 애무로, 성감 고조에 도움을 준다.

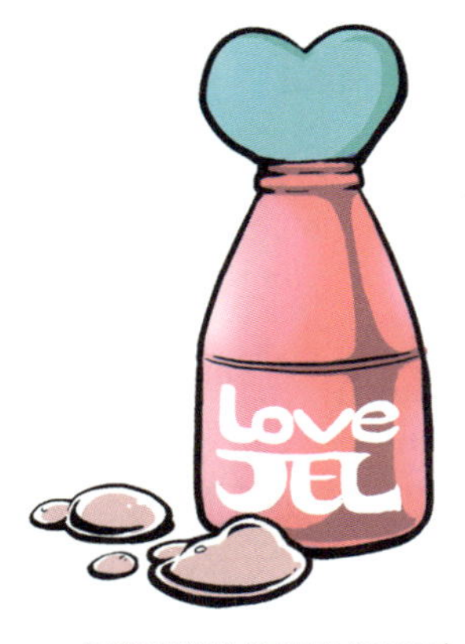

단점

① 러브젤을 발랐을 때, 차가운 감촉에 놀랄 수 있다.

② 미끈거리고 촉촉하다고 좋은 것만은 아니다. 과도한 미끈거림은 성감에 방해가 되기도 한다.

③ 기분이 찜찜하다. 어찌 되었든 화학 첨가제가 듬뿍 들어간 제품이 건강에 좋을 리는 없다는 염려 때문이다.

④ 성격에 따라, 자신의 성적 능력이 부족해 러브젤을 보조로 사용한다는 것이 고민될 수도 있다.

⑤ 의존성이 생길 수 있다.

⑥ 자연 분비 능력이 퇴화될 수 있다.

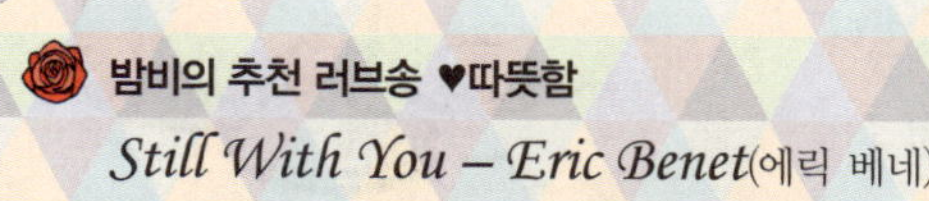

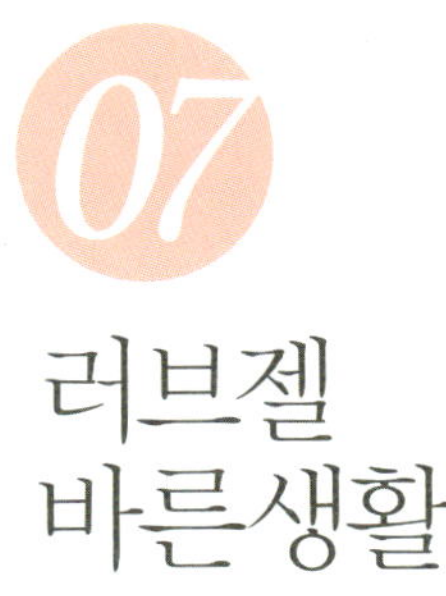

러브젤
바른생활

우리는 왜 화학러브젤 사용을 고려하게 될까?

① 색다른 섹스에 도전하기 위해
✓ 바디 러브 마사지　✓ 페니스 애무　✓ 클리토리스 애무

대부분의 경우 **② '페니스 질 삽입섹스'의 원활함을 위해** 화학러브젤 사용을 고려한다. 질 입구와 질 안이 충분히 젖어 있지 않으면 페니스를 넣기도 어렵고, 피스톤을 하기도 어려워지기 때문이다. 나름대로 열심히 노력했는데도 파트너의 질 입구가 충분히 젖지 않으면 우리는 난감해 하면서 그녀의 불감증이나 나의 섹스 테크닉 부족을 걱정한다.

이럴 경우 우리는 보통
✓ 파트너의 마음이 편해지도록 배려하거나
✓ 더 공을 들여 그녀를 애무하거나
✓ 그녀에게 컨닐링구스 하거나
✓ 질 입구나 페니스 귀두 또는 콘돔 위에 타액을 몇 방울 바른 후에 삽입섹스

를 재시도하기도 한다.

이는 모두 좋은 방법으로서, 성급하게 '화학젤의 힘을 빌릴까?' 생각하는 것보다는 현명하다.

여성 파트너의 질 입구가 젖지 않은 상태에서 삽입섹스를 감행하는 것은 위험한 습관이다.
우 질 입구와 질 내벽에 미세상처를 내고 ♂ 피스톤도 뻑뻑해 피차가 아프다.

언제 사야 할까?

서로의 몸에서 샘솟는 분비액이 가장 안전한 러브젤이다. 그러나 천연러브젤 분비가 잘 안 된다고 해서 바로 시중에서 파는 화학러브젤을 구매할 생각을 하지는 말자. 원인을 먼저 생각해야 한다. 섹스는 둘이 하는 것임에도, 여자들이 특히 러브젤의 분비에 스트레스를 받게 된다. 삽입섹스 시 여성의 질액(애액) 윤활 의존도가 높은 탓이다.

러브젤 역할을 하는 질액 분비가 적은 이유는 복합적이다. 흔히, 성적 흥분이 덜 되어서라고 생각하기 쉽지만, 그와 상관없이 다양한 근본 이유가 있을 수 있다(이 책의 다른 파트들을 참조하자). 먼저 그러한 **근본 원인을 개선하려고 시간을 두고 노력해야 한다. 그래도 안 될 경우에만 화학러브젤의 힘을 잠시 빌리자.**

어떻게 사용할까?

✔ 화학러브젤이 삽입섹스 용도인지? 바디 러브마사지 용도인지? 구분을 두는 것이 좋다. 바디용이 삽입섹스 용도로는 적합하지 않을 수 있기 때문이다.
✔ 자주, 다량 사용하지 않는다. (습관적, 일상적 사용은 자연분비기능 퇴화를 일으킨다.)

✓ 먹지 않는다.

✓ 섹스 후에는 피부에 남은 젤을 깨끗이 씻어낸다.

어떤 것을 고를까?

✓ 삽입섹스용 러브젤은 수용성 제품을 고른다(질의 환경이 '약산성'이라는 점도 고려한다).

✓ 전체 성분이 표시된 제품이 좋다.

✓ **기능이 단순한 제품*일수록 건강에 안전할 가능성이 높다.**

✓ **건강 유해논란 성분*이 가급적 없어야 한다.**

✓ 먹을 것, 오일류, 바셀린, 화장품 등은 삽입섹스용 윤활 젤로 사용하지 않는다.

✓ 바디 마사지용 오일을 쓴다면, 천연 허브 계열이 좋다.

기능이 단순한 제품* 무향, 무발열, 무색상 등
건강 유해논란 성분* 파라벤 등

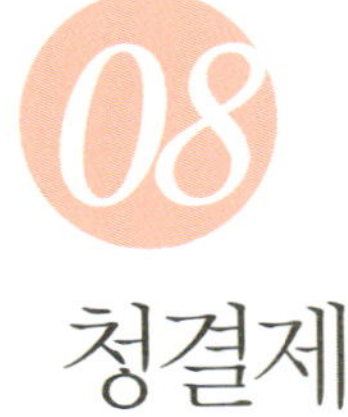

청결제

여성청결제, 질 세정제는 같은 말이다.

왜 여성청결제를 사용하려고 할까?

V존을 씻을 때 비누가 아닌 전용 세정제를 사용해야 하는 것 아닐까? 라고 무심코 생각하기 때문이다. 물론, 여성청결제 제조사들의 광고 영향도 크다. 일반 세안용 비누와 바디클렌저는 대부분 알칼리이고, 질 입구와 질 내부는 자연 약산성이다. 그러므로 질 환경에 맞는 세정제로 씻어야 한다는 것이 일리는 있다.

언제 사용할까?

예방 차원에서 일상적으로 사용할 필요는 없다. 평소에는 깨끗한 물로 씻는 정도면 충분하다.

♥ 질 입구가 가렵거나 불편한 냄새가 날 때 여성청결제의 사용을 고려한다. 그럴 경우에도 일단 깨끗한 물만으로 가볍게 씻고, 상태가 나아지는지 기다려 본다.

사용 전에 잠깐!

♥ 사용하는 생리대와 맞지 않아 그런 것은 아닌지 고려한다.

♥ 위생은 물론, 컨디션, 식생활, 복용하는 약, 사용하는 휴지, 속옷의 재질이
  나 세탁 상태(건조 후에도 속옷에 남아있는 세탁세제의 잔존 잔여물)도 영
  향을 미칠 수 있으므로 개선해 본다.

♥ 파트너의 청결, 섹스 환경과 방법에 문제가 있었을 수도 있다.

어디에 사용할까?

질 입구를 씻는 용도인지? 질 안쪽까지 씻어내야 하는지? 10대~20대 전후의
나이라면 헷갈리기 쉽다(심지어 30대가 넘어도!). 결론부터 말해, 질 안쪽에는
사용하지 말아야 한다. 질 입구 주위를 포함한 V존 외부에만 사용한다.

어떻게 사용할까?

청결제가 질의 안쪽으로는 흘러들어 가지 않게 하자. '질은 스스로 건강과 청결
을 유지하는 신체기관'이므로 외부 이물질의 유입으로 인한 영향을 받지 않는
편이 좋고, 성분을 100% 신뢰할만한 청결제 또한 시중에 드물어서, 이러한 원
칙을 세워두는 것이 좋다. 너무 뜨겁거나 차갑지 않은 물로 헹구고, 씻은 후에
는 깨끗한 전용 수건으로 톡톡 누르듯이 두드려 닦아준다.

천연 세정제

직접 약산성의 물을 만들어 사용한다. 깨
끗한 물(생수나 끓여 식힌 수돗물)에 오
가닉 식초나 천연 식초를 1~2방울 떨어뜨
리면 된다.

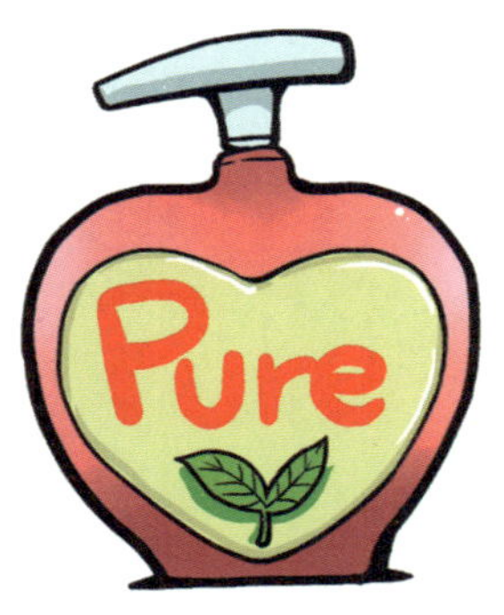

화학 세정제

여성청결제의 잦은 사용은 질 안팎에 사

는 정상적인 좋은 균까지 약화하고, 질 내 생태의 자연 균형을 무너뜨릴 수 있어, 매일 사용하지 않는 편이 좋다. 또한, 성분을 잘 보고 선택한다. 천연 성분이 '일부' 첨가되었다고 안심하지 말고 '전체 성분'을 다 확인하는 습관을 기르자. 유해성 논란이 있는 화학성분*이 성분표에 보이거나, 향료가 들어간 제품도 피하는 것이 좋다.

전 성분 표시가 없다면?

일단 피한다. 전 성분 표시도 없는 제품은 최소한의 기업적 책임감조차 없는 제품이라고 보면 된다.

법적 기준량을 지켰어요!

첨가 화학 성분이 법적 기준치를 준수했더라도 그것은 '단독 제품'에 해당하는 양이 그렇다는 것이다. 우리가 하루 동안 먹고, 바르고, 입과 피부로 호흡하며 흡수하는 화학 성분과 환경 호르몬의 종류와 양은 우리의 상상 그 이상이다. 물로 씻어내는 성분이라 하더라도 점막과 피부를 통해 순식간에 흡수되어 체내에 축적될 수 있다. 더욱이 여성청결제라는 여성용품은 질과 자궁경부, 자궁, 난소의 건강에 직결된다. 그러므로 안전한 제품 선택과 습관적이지 않은 사용, 바른 사용법의 준수가 필요하다.

유해논란이 있는 화학성분 * 파라벤(방부제), 페녹시에탄올(방부제), 트리클로산, 프로필렌글라이콜, 소듐라우레스설페이트(계면활성제류) 등.

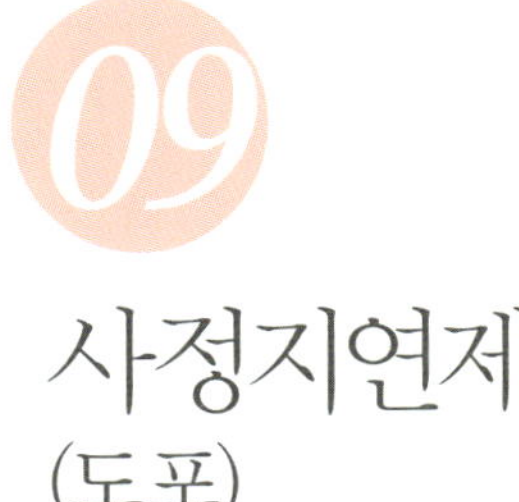

09

사정지연제
(도포)

'바르거나 뿌리는' 도포 방식 사정지연제의 주요 성분은 일반적으로 '벤조카인·benzocaine, 리도카인·lidocaine'이다.

부분마취, 말초 신경을 마비시켜 감각을 둔화시키는 효과로 남성의 사정현상 지연을 목적으로 사용된다. 주로 겔 타입의 크림을 남성 페니스 귀두에 발라주고, 일정 시간 후 남은 크림을 제거하거나 물로 씻어준다. 약국에서 구매할 수 있거나, 한국의 러브호텔들은 객실에 일회용 사정지연 크림을 비치해 고객들에게 비공식적(?)으로 기본 제공하는 경우가 많은 것 같다(합법인지는 모르겠다). 사정지연제 성분을 함유한 콘돔도 편의점 등지에서 쉽게 볼 수 있다.

바른 사용에 참고

① 반드시 의사 상담 및 처방 하에 사용하는 것이 좋다.
② 광범위한 부위에 사용하지 않는다.
③ 고농도 제품을 사용하지 않는다.
④ 상처 주위에 사용하지 않는다.

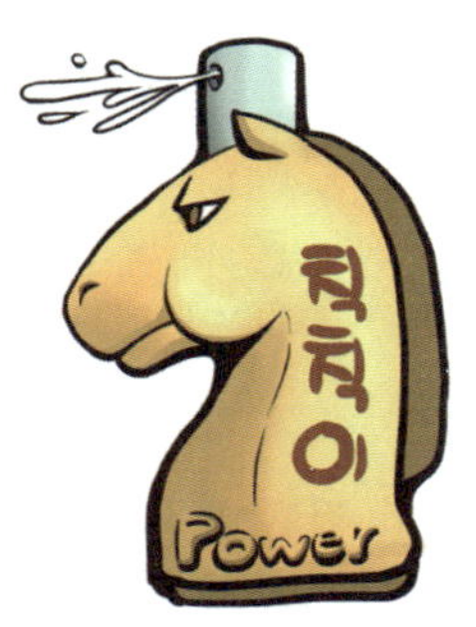

⑤ 자극받은 피부에 바르지 않는다.

⑥ **여성 질 점막과 클리토리스에 사정지연제 성분이 유입될 수 있다.**

⑦ **그러므로 반드시 콘돔을 페니스에 씌워야 한다.**

⑧ **파트너의 구강 점막에 사정지연제 성분이 흡수될 수 있으므로 펠라치오는 금지한다.**

⑨ 장시간 삽입섹스가 여성 파트너의 오르가슴을 보장하는 것은 전혀 아니므로 사정지연제를 남용하지 않는다.

이러한 기능성 콘돔이 정부 기관의 인증을 받았다고 하더라도 완벽한 안전성을 담보할 수 있는 것은 아니다. 안전성 논란에 관한 국제적 추세도 알고 있어야 부작용 시 대처할 수 있다.

미국 식품의약청(FDA) 경고, 2009년

도포 타입(피부에 바르는) 제품들이 혈액 내로 리도카인, 벤조카인 등 마취 성분을 유입시킬 수 있으므로 적절치 않게 사용될 때에는 호흡 장애, 불규칙한 심장 박동, 경련, 혼수상태 등 중증의 부작용과 심할 경우에는 사망까지 초래할 수 있다고 경고.

한국 식품의약품안전청, 미국 식품의약청(FDA) 경고, 2012년

표면 마취 등에 사용되는 벤조카인 함유제제에 대해 안전성을 경고함. 부작용으로는 입술과 피부의 청색증, 두통, 현기증, 피로, 빠른 심장 박동 등. 또한, 혈류 산소량의 급격한 감소로 심각하면 사망에 이를 수 있음.

피부 병변, 두드러기, 성욕 감퇴, 발기 부전 등을 일으킬 수 있다. 추가적인 상세 정보는, 식약청(식품의약품안전처) 산하 식품의약품안전평가원에서 제공하는 '독성 정보 제공시스템'에서도 얻을 수 있다. http://www.nifds.go.kr/toxinfo/Index

10

사정지연제
(복용)

남성용 발기부전 치료제, 사정지연제를 처방받아 복용하는 것이 도움되는 때는
아래와 같다.

① 페니스가 전혀 발기되지 않을 때(이 경우는 때에 따라서, 여성 파트너가 '내
 가 매력이 없어 그런가? 생각해 자존심 상해 할 수도 있다.)
② 섹스할 기회도 자주 있고 발기는 되지만, 삽입 후 1~2분도 채 지나지 않아
 사정하는 일이 장기간 반복될 때(그래서 파트너가 불만을 표현하는 때에만)
③ 파트너가 완고하게 컨닐링구스와 애무받기를 거부해, 오로지 삽입섹스만으
 로 성감의 상승을 이끌어주어야 할 때

바른 복용에 참고

발기가 어렵고 빨리 사정하는 것이 심
리적인 문제인지 몸의 문제인지부터, 전
문의와 상담하는 것이 좋다.

심리적 문제의 대표적인 예로는 장시간

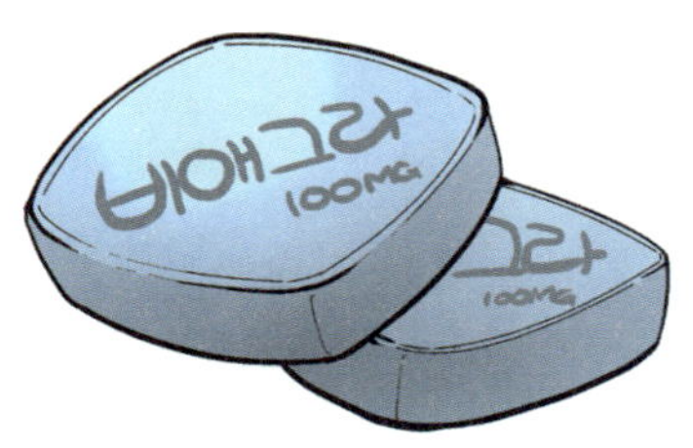

삽입섹스 해야 파트너를 만족하게 할 수 있다는 강박이 있다. 그러나 포르노 배우들의 삽입섹스 롱런은, 현실의 여자들에게는 환영 받지 않는다. 여자들은 특별한 경우를 제외하고는 피스톤(삽입섹스) 지속 시간이 수십 분 이상인 것을 달가워하지 않는다. 섹스 시간이 행복하게 긴 상황과 삽입섹스 시간이 긴 상황은 완전히 다른 것이다.

발기가 어렵거나 빠르게 사정하는 성향이라도, 삽입섹스 외의 다양한 섹스법으로 부드러운 정성을 기울이는 남자라면 충분히 파트너에게 몸과 마음의 오르가슴을 선물할 수 있다.

비아그라 이야기

상표명 '비아그라'로 잘 알려져 있다. 사정지연 효과보다는 페니스의 발기 상태를 일정 시간 유지해 주는 개념의 보조제다. '비아그라'라는 상품명이 '정력(vigor)과 나이아가라 폭포'의 합성어라는 점에서 정력제로 생각할 수 있지만, 의학적으로는 정력제가 아니라 발기를 강제로 시키는 약에 속한다. 이 약은 발기부전 치료 효과가 높아 남자의 자존심을 살려주는데, 안면홍조, 심장 뜀, 두통, 소화불량, 현기증, 임신 가능성 저하 등 부작용도 있다. 삼키는 알약, 씹어 먹는 약, 침으로 녹여 먹는 필름, 가루약 등 다양한 제품이 있다.

1998년 비아그라 첫 출시 이후 오리지널 제품의 특허기간 만료로 제네릭(카피 의약품)이 쏟아지는 춘추전국시대다. 그에 따른 오남용이 쉬운 만큼 꼭 필요할 때만 그 힘을 빌리도록 하자.

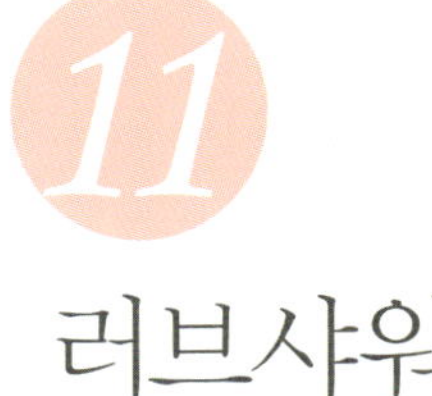

러브샤워와 입욕제

섹스를 앞두고 혼자 또는 파트너와 함께하는 로맨틱한 러브샤워는 몸과 마음의 긴장을 완화한다. **목욕은 혈액 순환을 도와 러브주스(질액, 쿠퍼액, 타액) 분비에도 도움이 될 수 있다. 섹스 만찬을 위한 분위기를 돋움은 물론이다.**

입욕제 고르기 (액상, 분말, 고형 제품)

입욕제는 '버블배스'라고도 부른다. 입욕제는 사용 특성상 거품을 많이 내고, 향을 내며 때로는 분위기 있는 색을 내야 한다. 그러므로 확실한 천연 제품이 아닌 한, 다량의 화학 합성 계면활성제와 방부제(보존료) 외에도 인공 향료와 타르 계열(석유가 원료인) 색소가 보통 여러 종 첨가된다.

거품은 계면활성제가 만든다. 샴푸 성분 중 30~40%가 계면활성제다. 입욕제는 샴푸보다 훨씬 많은 거품을 내야하므로 통상 계면활성제의 비율이 더 높다.

피부 층을 뚫고 인체 깊숙이 해로운 성분들이 침투하는 것은 주로 이 합성 계면활

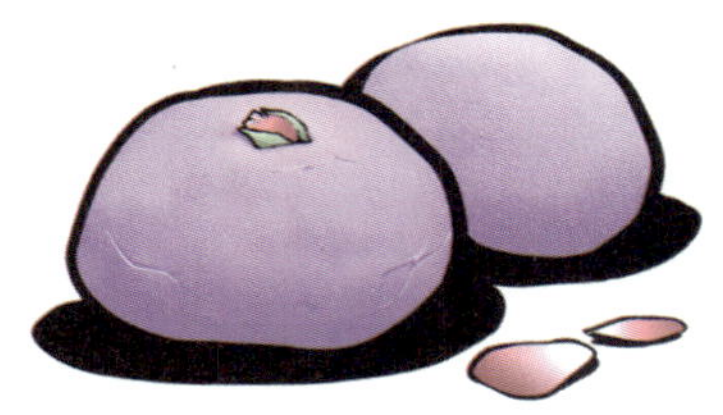

성제 때문이다. 피부는 호흡 면적이 매우 넓은 신체 기관이고 욕실에서는 모공이 이완된다. 그러므로 되도록 '전체 성분'이 안전한 천연 입욕제를 구해 즐기는 편이 좋다. 천연이면서 유기농이라면 건강에 최대한 안전할 것이다(인터넷 검색으로 손쉽게 찾을 수 있다).

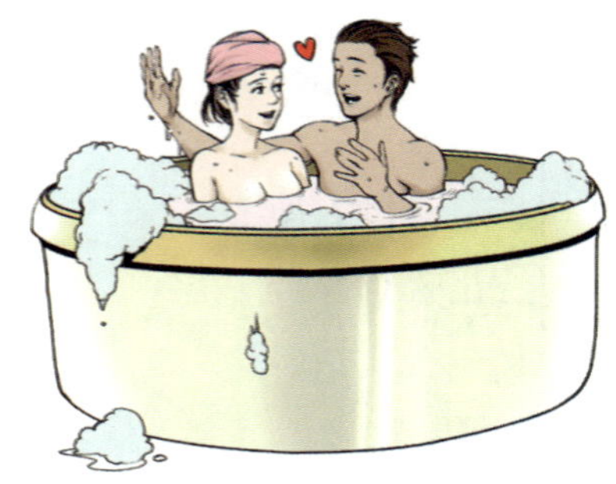

러브샤워의 온도

물 온도는 체온보다 약간만 높은 정도가 좋다. 온도가 높으면 수증기도 많이 발생하며 그에 따라 호흡기로 유해 성분의 체내 유입이 활발해지기 때문. 그리고 밀폐되지 않은 입욕을 하자. 환기가 잘되는 환경에서의 입욕이 좋다. 창문이나 환풍기가 없다면 욕실 문이라도 열고 입욕하자. 그 이유는 ① 피부 호흡, ② 코와 입의 호흡을 통해 수돗물 잔류염소나 입욕제의 해로운 성분 체내 유입량이 증가하기 때문이다.

요약 : '뜨거운 수증기' 가득한 '밀폐된 욕실'에서의 '장시간 입욕'은 피해야 건강에 좋다.

12

어덜트 토이,
성인용품점

섹스토이와 삼각관계?

체위를 자주 바꾸거나 섹스용 장난감에 호기심을 보이는 남자들의 행동은 섹스를 일종의 놀이, 유희, 실험적인 것, 판타지, 모험에 대한 동경 등으로 곧잘 여기기 때문이다. 이와 비교해, 많은 여자가 섹스를 일대일 사랑의 행위로 여기는 경향이 있다 보니, 침대에 '섹스토이'라는 제삼자(?)가 끼어드는 것에 부담을 느낀다. 그녀들의 호기심과는 별도로.

파트너가 사전 합의 없이 불쑥 '성인용품'을 들고 온다면 그녀는 '우리 사랑에 무슨 문제가 있나?' 걱정할 수 있다.

섹스가 사랑이나 교감이 아닌, 보조 도구 실험이 될 것이라는 생각에 로맨틱한 기분이 깨지기도 한다. 그러므로 그녀에게 성인용품을 제안할 때에는 시도해보고 싶은 이유에 대해 센스 있게 대화를 잘 유도해야 한다.

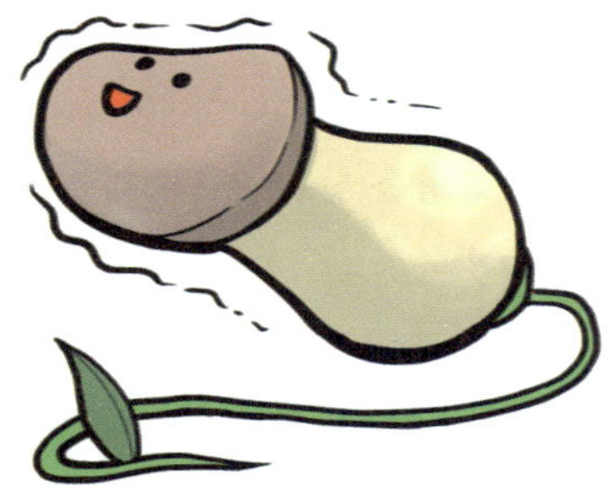

성인들의 장난감, 그 장점

① 섹스를 나눌 수 있는 신뢰할만한 파트너가 없을 때

② 파트너가 있지만 자주 못 볼 때

③ 섹스에 들이는 시간이나 체력이 부담스러울 때

④ 손으로 하는 마스터베이션이 귀찮을 때

이러할 때, 기본적 성욕의 해소를 위해 성인용품을 사용하는 방법은 건전한 대안이다.

도구를 이용한 섹스가 비교적 **간편한 오르가슴**을 준다면, 인간 대 인간의 섹스는 **타인과의 교감, 함께 노력해 얻는 오르가슴**을 준다.

거부감 없애기

파트너에게 성인용품을 사용하자고 뜬금없이 권하기보다는 "자기가 나 없이 혼자 있을 때에도 자기 몸 사랑해주라고 사 봤어.(+윙크)" 이와 같은 애교와 함께 선물하면 어떨까? 물론 이러한 방법은 관계가 안정된 오랜 커플 사이에서나 통할지도 모르겠다.

보관이 음…….

섹스토이를 갖고 있다면 독립해서 혼자 살고 있다고 해도 '안 보이게 둬야 한다는 생각'을 하기 마련이다. 여자들은 그런 생각 자체가 싫어서라도 성인용품 살 생각을 잘 안하게 된다. 이는 남자보다는 여자가 대체로 성적인 면에 자기 검열적인 성향이 강하기 때문이다. 그래서일까? **남자는 성기의 실물과 닮은 섹스토이 모양을 선호하는 데 비해 여자는 정반대 선호를 보인다는 외국의 조사 결과도 있다.**

여자들이 관심 있어 하는 대표적 섹스토이

우 바이브레이터(진동기)

바이브레이터는 여자들의 '히스테리아'라는 증상(일종의 성적 불만족)을 개선하고자 1880년대 영국의 젊은 의사*가 발명한 것이 대중화되어 오늘에 이르렀다. 오르가슴을 해소할 목적이라면 진동기 사용은 커플 섹스보다 시간도, 물리적 힘도 적게 든다. **여성용 바이브레이터는, 질 삽입 없이 단지 클리토리스 부근을 가볍게만 마사지하는 심플한 사용법으로도 짧은 시간에 오르가슴을 얻게 한다. (그것도 진하게 여러 번!)**

질 내부를 함부로 건드리는 위험한 행위나, 긴 손톱이 있는 손을 이용한 마스터베이션보다 차라리 여자들이 바이브레이터 하나 정도는 여성용품으로서 갖고 있는 것도 괜찮다고 본다. 요즈음 시대에는 다행히 색상도 밝고 패셔너블한 디자인의 예쁜 바이브레이터들도 만날 수 있다.

☝ 딜도

딜도는 페니스 모양의 섹스토이다. 체온도 없는 딜도를 질에 삽입하는 행위가 큰 매력이 있다기보다는 시각적 흥분에 좋다. 많은 딜도가, 발기된 페니스에 솟은 핏줄까지 섬세하게 재현해놓았다. 색상, 크기, 모양도 다양하다(실물 페니스의 촉감은 따라가지 못하지만). 여성 오르가슴을 위해서라면 진동 기능이 포함된 딜도가 낫다. 그렇지만 페니스를 닮은 딜도는 앞에서도 언급했지만 여자들 입장에서는 보관이 좀…….

선택의 기준

∨ 제조자 표시, 연락처는 있는가?

∨ 원산지는 어디인가?

∨ 재질 표시가 상세한가?

∨ 재질이 무엇인가?

1880년대 영국의 젊은 의사* '닥터 모티머 그랜빌'. 19세기 빅토리아 시대 런던의 실제 인물. 바이브레이터의 '원전'이 궁금하시다면, 여성감독 타니아 웩슬러(Tanya Wexler)의 영화 '히스테리아(Hysteria, 2011)'를 독자분들께 추천한다. 매우 멋진 영화다. 공식 홈페이지 http://www.sonyclassics.com/hysteria/

✓ 안전한 재질인가?

섹스토이는 성기 점막에 닿고 삽입하기도 하므로, 먹는 식품이나 얼굴에 바르는 화장품만큼 선택 기준이 까다로워야 하지만, 드러내놓고 팔고 사는 상품이 아닌 것으로 취급되는 까닭에 관심의 사각지대에 방치되어 있다.
대부분의 성인용품은 공업용 실리콘, 연화제, 경화 촉진제, 인공 색소 등 석유 화학 합성원료로 만들어진다. 법적 기준이나 제재가 까다롭지 않다 보니 제조자와 판매자의 의식이 느슨할 수 있는 제조분야인 만큼, 시판 제품들이 극과 극을 달리는 것과 같다(조악한 제품들 vs. 훌륭한 제품).

성인용품점, 섹스숍

일본 신주쿠 번화가에서 마치 '화려한 팬시 선물가게'처럼 아기자기하고 밝은 분위기의 섹스숍을 발견하고 신선한 문화 충격을 받았던 적이 있다. 한국의 섹스숍들은 그러한 건전해(?) 보이고 발랄한 분위기와는 사뭇 다르다. 선뜻 들어가기 망설여지는 음침한 분위기가 대부분이다. 그에 비하면 인터넷의 성인용품 몰은 사정이 좀 나아 보인다(나름 명랑해 보인다).

아쉬운 것은, 온라인이든 오프라인이든 성인용품의 재질 표시라던가 원산지와 제조사 표기관리가 부실하다는 점이다. 섹스용품이 대중적으로 확산되기를 원한다면, 제조사들은 건강에 안전한 제품 개발과 제조 표기의 투명성에 노력을 훨씬 더 기울여 주셔야 할 것이다. 부디, 여성들의 신체에 해로울 수 있는 환경 호르몬과 화학 성분의 위험성으로부터 안전한 인증 제품들이 더 많이 선보여지기를 기대한다.

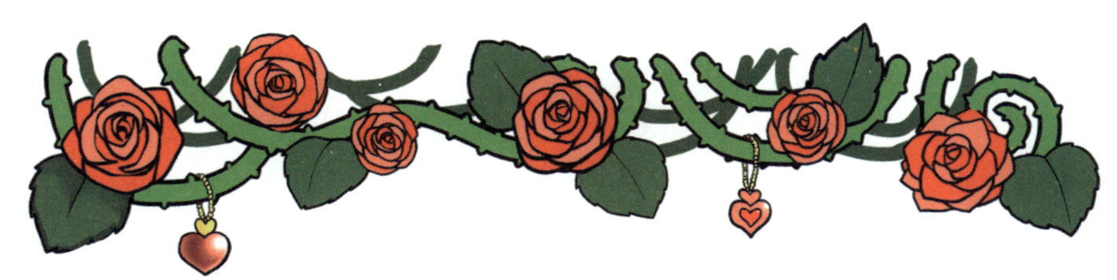

밤비의 추천 러브송 ♥에로틱

Kissing A Fool – George Michael(조지 마이클)
Careless Whisper – George Michael
One More Try – George Michael

02

밤일 분위기 내기

(분위기 있으면 섹스가 행복하다)

그래요. 사랑만 있으면 되죠. 제겐 오직 당신의 숨결만 있다면 낙원입니다. 그렇지만 나의 여신, 당신이 머물 그 '향기로운 자리' 또한 소중하게 준비할게요. 당신은 나의 가슴에 머무는, 단 하나의 빛나는 별이니까요. 당신과 함께 나눌 '유한한 시간'을 보살피는 것 역시, 그대와 나 사이에 찾아온 사랑이라는 행운에 대해서라면 당연한 예의입니다.

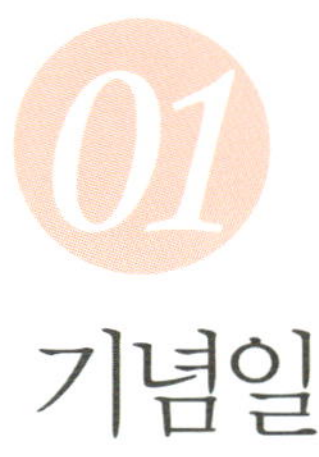

01

기념일

기념일은 챙기는 편이 좋다. 처음 만난날, 생일, 일주년, 결혼기념일, 크리스마스와 같은 날들을 기본으로 하되, 화이트데이와 밸런타인데이 때에도 나의 소중한 사람을 그 흔한 사탕, 초콜릿 하나 못 받는 사람으로 만들지는 않는 편이 좋지 않을까?

기념일 선물은 커플 제품, 액세서리, 패션 아이템과 속옷, 향수와 화장품, 인형, 여행선물 등 선택의 폭이 다양한데, 거기에 상대방의 취향과 필요가 반영되었거나 돈으로 살 수 없는 선물의 의미가 부여된다면 그 가치는, '감동 쓰나미급'이 되기도 한다. **특별한 날이라면, 아름다운 추억을 데코레이션하자. 선물은 천천히 잊히지만, 추억은 오래도록 우리 가슴에 남는다.**

노래, 춤, 악기, 글에 재주가 있다면 재능을 썩히지 말고 특별한 날에 선물하면 어떨까? 자신을 찬찬히 살피면 재능

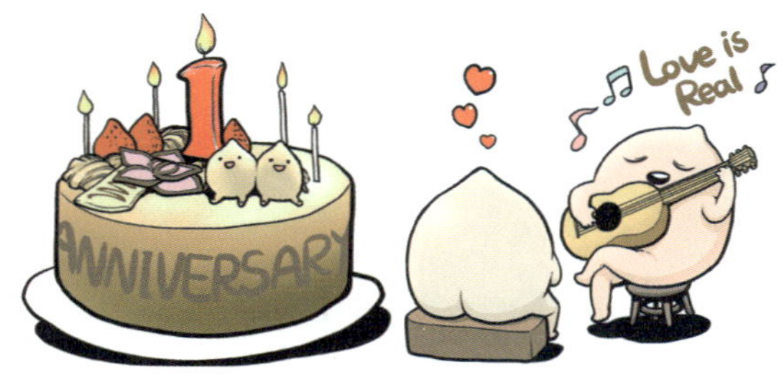

한가지씩은 가지고 있다. 특별한 재능이 없다면? 그래도 괜찮다. 좋아하는 사람을 관찰할 줄 아는 정성만 있으면 된다. 아래, 몇 가지 선물 이야기를 소개한다. ♥

음악 선물 스토리 ♥

정식 데이트를 결심한 계기는 그의 노래 선물이 내 마음을 흔들었기 때문이었다. 어느 날 그는 내 모습이 요즘 우울해 보인다며 기타를 메고 일터로 찾아왔다. 위로로 노래를 들려주겠다고 하면서. 사람들이 둘러싼 가운데 그가 나를 마주 보고 앉아 기타를 연주하며 아름다운 로맨틱 송을 몇 곡 들려주었고, 그 노래선물 덕분에, 그날은 우리가 함께한 나날들의 첫 발자국이 되었다. 그가 노래를 잘 불렀었는지 기타 실력이 수준급이었는지는 기억에서 희미하지만 사랑을 받고 있다는 따스했던 감정과, 핫초코처럼 달달하게 녹아내렸던 그 날의 감동은, 내 인생의 가장 특별했던 선물 중 하나가 되었다.

춤 선물 스토리 ♥

어느 해 생일, 그녀의 손에 이끌려 클럽에 갔다. 평일이라 그런지 클럽은 한산했다. 신나는 음악에 귀 기울이고 있는 동안 그녀가 어디론가 사라졌다. 잠시 후 클럽에는, 귀에 익은 Can't Fight The Moon Light 전주가 흘러나왔다. 내가 그즈음 제일 좋아했던 영화 코요테어글리 주제가! 그리고 곧 그녀가 나타나 "생일 선물이야"라며 싱그럽게 윙크했다. 그리고는 스테이지에서 춤을 추기 시작했다. 노래 한 곡이 끝날 때까지 그녀는 춤을 추었고, 깜짝 놀란 나는 그녀가 춤을 마칠 때까지 얼마나 기쁘게 웃었던지. 그 해 생일, 온전히 나만을 위한 것이었던 그녀의 근사했던 춤 선물을 떠올리면 지금도 내 입가에는 미소가 번진다.

진심과 함께인 선물은 '보석'이 된다 ♥

오래된 커플이었던 우리. 생일에 그가 나를 데리러 왔다. 그날따라 진지한 미소로 한마디 한다. "타."

올림픽대교를 지나서 그는 어느 전자제품 대리점 앞에 차를 세웠다. "내리자."
그는 나의 손을 덥석 잡고 성큼성큼 가게 안으로 들어갔다. 그리곤 오디오 진열
코너 앞에 섰다.

"자, 갖고 싶은 거 골라봐."
"?………."

우리는 그런 고가의 선물을 주고받기에 아직 어렸고, 전혀 예상하지 못했기에
나는 많이 당황했다. 아마도 언니가 결혼하면서 두고 간 낡은 오디오를 애지중
지 고쳐가며 음악을 듣던 나를 지켜보면서 새 오디오를 생일에 선물하겠다고
결심한 것 같았다. 가슴 깊은 곳에서 뭉클한 감동과 미안한 감정이 동시에 샘
솟았다. 부담을 주기 싫어 사양했지만, 그는 내게 결국 오디오를 선물했다.

그리고는 당황해 어쩔 줄 몰라 하는 나를 횟집에 데려갔다. 회를 먹지도 못했
던 그였는데……. 회를 좋아했던 나를 위해 데려간 것이다. 내가 미안해할 거라
고 생각했는지 그날따라 그는 의논도 하지 않고 터프하게 회를 주문했다. 그리
고는 첫 한 점을 나의 입에 넣어주었다. "많이 먹어." 하고는 물끄러미 바라보던
그의 자상했던 눈빛과 표정은, '눈부신 보석'이 되어 나의 '추억보석함'에 소중
하게 담겨있다.

그날 느낀 그의 진심은 내 사랑의 태도 또한 성장시켰다. 오디오나 회가 값비싼
선물이라 기억에 남은 것이 아니다. 상대의 일상과 취향을 지켜보고 무엇이 필
요한지, 무엇에 그 사람이 행복해할지를 고민하지 않으면 생각할 수 없는 선물
이었기에 그 선물의 의미가 값진 것이었다.

데이트

사랑하는 사람은 누구나 영화감독이다. 그녀가 곁에 있는 것만으로도 '로맨스 영화'의 완성이다. 시야에 들어오는 그녀의 자태는 그 자체로 '한 폭의 명화'다. 그래서 '함께 있기만 해도 좋다'는 연인들의 말은 대부분 진심이다. 그럼에도 불구하고 새순이 돋아 사랑이 성장하기를 바라고, 시들지 않기를 바란다면, 둘 사이를 가꿔야 할 화분처럼 여겨야 한다.

연애 화원을 돌보는 방법은 많고, 데이트에 '편안'과 '설렘'을 적절히 가미하는 노력도 그중 하나다. 노력해보지 않고 권태기를 논하지는 말자. 데이트코스의 개발은 남자란 성별만 하라는 법은 없다. **어느 관계에서든, 조금 더 리드하는**

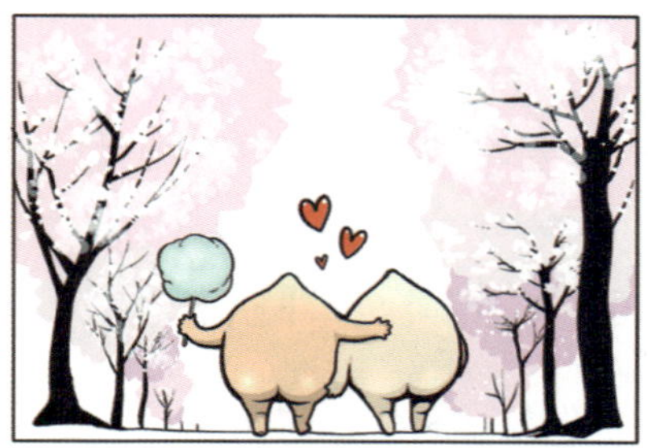

쪽이 있기 마련이지만 기본적으로 연애는 '함께 노력하는 것'이어야 생명력이 오래간다.

기분 좋은 데이트는 기분 좋은 섹스로도 이어진다.
보편적으로, 데이트를 잘 리드하면 침대에서의 리드도 잘한다. 데이트 때 배려를 잘하는 사람이 침대에서도 잘 배려한다. 데이트코스 개발에 애쓰는 사람이 침대에서도 노력하는 경향이 있다. 둘의 익숙한 데이트코스에, 기분 전환용 코스로 '변화구'와 '악센트'를 준다. 데이트코스는 '주제별'로 생각하거나 '파트너의 취향'을 고려하면 답이 나오는 경우가 많다. 아래 일반적인 몇몇 사례들을 소개하며, 다양한 응용은 당신의 몫이다.

계절별 데이트코스

♥ 봄날 벚꽃 나들이, 수목원 산책 ♥ 여름날 바닷가, 선상 여행 ♥ 가을 낙엽길 산책, 고궁 투어 ♥ 겨울 온천 ♥ 지역 특산 계절 축제들

날씨별 데이트코스

♥ 따뜻한 날 자전거 타기 ♥ 무더운 날 수영하기 ♥ 비 오는 날 민속주점에서 한국적인 분위기 내기 ♥ 눈 오는 날 보드, 스케이트, 스키 즐기기

콘셉트별 데이트코스

즐거운 데이트

♥ 영화 관람 ♥ 음식 테마거리, 맛집 탐험 ♥ 이색 마을 투어 ♥ 재래시장과 대형마트 투어 ♥ 특정한 주제로 쇼핑하기 ♥ 헤어스타일 함께 바꾸기 ♥ 게임 즐기기

편안한 데이트

♥ 차 안이나 집에서 음악 듣기 ♥ 커플 마사지 받기 ♥ 공원 피크닉 ♥ DVD 감상하기

에로틱 데이트

♥ 서로의 속옷 골라주기 ♥ 아로마 전신 마사지 나누기

지적인 데이트

♥ 대형 서점 투어 ♥ 북카페 투어 ♥ 지역 도서관 데이트 ♥ 보드 게임 대결

동심 데이트

♥ 테마 파크 ♥ 서바이벌 레저 ♥ 함께 만화책방 가기

특별한 데이트

♥ 자동차 극장 ♥ 직접 요리해 먹이기, 함께 요리하기 ♥ 여왕님으로 모시기, 왕자님으로 모시기 예 호텔과 레스토랑의 기념 이벤트

취향별 데이트코스

활동적인 파트너, 사교적인 파트너라면?

♥ 춤추러 가기 ♥ 캠핑, 글램핑, 등산 ♥ 봉사 활동 ♥ 야구장, 스포츠 관람 ♥ 포켓볼, 당구 ♥ 배드민턴, 테니스 ♥ 함께 헬스클럽 다니기 ♥ 더블데이트 ♥ 서로의 지인들과 함께 어울리기

음악을 좋아하는 파트너라면?

♥ 음악회, 콘서트, 뮤지컬, 라이브 카페 ♥ 노래방 ♥ 드럼, 기타 등의 악기 함께 배우기

지적인 파트너라면?

♥ 미술관, 갤러리, 박물관 투어 ♥ 연극 관람 ♥ 함께 어학 배우기

일벌레인 파트너라면?

♥ 나란히 앉아 일하기 ♥ 파트너의 일 돕기 ♥ 다양한 분야의 비즈니스 전시, 컨퍼런스 투어

알려진 데이트코스 경험하기

♥ 인사동, 삼청동(걷기, 전통카페, 갤러리) ♥ 이태원(걷기, 카페, 맛집) ♥ 홍대 앞 예술시장 ♥ 남산(산책, 드라이브, 카페) ♥ 한강 공원 ♥ 용산 가족 공원(피크닉) ♥ 남대문시장, 동대문 야시장, 광장시장, 통인시장 ♥ 헤이리 출판단지, 파주 영어 마을 ♥ 허브 마을 ♥ 방송 프로그램 촬영지 투어

※ 필자가 서울에 거주하고 있어, 편의상 서울 중심의 예를 들었음에 양해 부탁드린다.

오글 데이트, 사랑하는 자들의 특권

드라마에 등장하는 손발 오글대는 '버터 명대사'들이 있다. 그 느끼한 대사들에 우리는 썰렁해서 코웃음 치지만 한편으론 왠지 부러워지기도 한다. 파트너를 피식 웃게 하는 유치한 '오글 화법'으로 데이트 분위기를 환기하는 것도 가끔은 관계의 활력소가 된다. 담백하고 단정하기만 한 대화는 때로는 지루하니까. 썰렁한 오글 화법으로 담백 화법에 빈틈을 주자. 인터넷에서도 많이 찾아볼 수 있고, 자신만의 깜찍한(!) 대사를 개발하는 창의적인 자세도 좋다.

♥

"자기, 집 이사했더라?"

"……?"

"나의 마음속으로……."

♥

"자기, 나 수영복 챙겨올 걸 그랬나봐."

"……?"

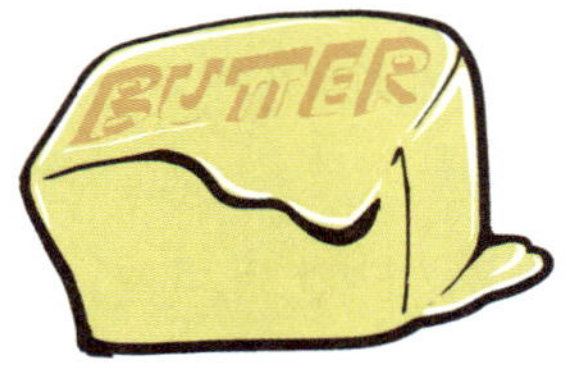

"당신 눈에서 헤엄치고 싶어서. 오늘따라 눈매가 호수 같네?"

♥

"여보야, 내가 세상에서 가장 사랑하는 술 두 가지가 뭐게?"
"……?"
"그대의 두 입술……. +_+"

♥

"우리 자기 참 '부티'난다……."
"……?"
"그대 두 눈에 보석이 들어 있잖아요."

♥

"나 요즘 자꾸 몸무게가 줄어든다?"
"……?"
"당신이 매일 매일 내 마음을 1g씩 가져가잖아……."

♥

"오늘 피곤해 보이네? 이유는 알 것 같음. 훗."
"……?"
"어제 꿈에서 내 곁에 있느라 고생했어요, 고마워요."

♥

"참, 전에 가져간 것 좀 돌려줄래요?"
"……?"
"당신이 가져간 내 마음."

03

집

사랑하는 사람이 일상을 보내는 집은 그 자체로 스페셜하다. 누군가를 좋아한다면 상대의 많은 것에 호기심이 생기니 서로의 집은 남들에게는 특별할 것 없어 보여도 당사자들에게는 호기심 구역인 것이다.

안정된 연애기에 접어들면 서로의 집은, 데이트하기에 편안하고 안전한 장소가 된다. 스킨십을 나누더라도 집 밖과는 전혀 다른 편안함을 느낄 수 있다. 호텔처럼 외박에 대한 죄책감, 환경의 청결 여부, 몇 시까지 체크아웃할 것인지 등을 신경 쓰지 않아도 되는 까닭이다.

익숙한 환경이 주는 '둥지(집) 특유의 안락함'도 있다. 집에서 파트너와 함께 시간을 보낸다는 것은, 친밀한 신뢰의 표현이기도 하다.

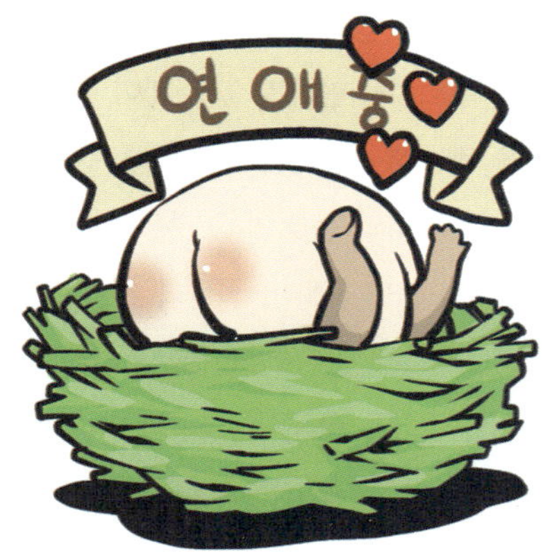

성인이 되어도 부모와 자식 간의 심리적 분리가 힘든 한국에서는, 남자라면 몰
라도 여자라면 부모님과 사는 집이 섹스까지 나누기에는 심리적으로 부담스러
울 것이다. 부모님이 집에 계시지 않아도, 나와 파트너 누구의 부모님이든 말이
다. 그녀가 그러한 성향이라면, 집에서는 스킨십을 자제하고 담백한 데이트만
즐기는 배려도 필요하다.

서로의 집과 방은
♥ 좋아하는 사람의 일상 체취가 배인 침구가 놓여 있으며,
♥ '청결과 분위기'를 스스로 컨트롤할 수 있는 매력적 공간이자 안전한 울타리
임에는 틀림없다.

① 파트너를 존중하지 않게 되는 요소,
② '섹스 매너리즘' 원인이 될 만한 요
소는 애초부터 만들지 않는 것이 좋다.
집을 쾌적하게 정돈할 수 있다면, 어
중간한 가격과 품질의 호텔을 이용하
느니, 서로의 집을 스킨십의 주 공간
으로 이용하는 것이 여러모로 바람직
할 수도 있다. 물론, 파트너가 동의해
야 하고 강요해서는 안 된다.

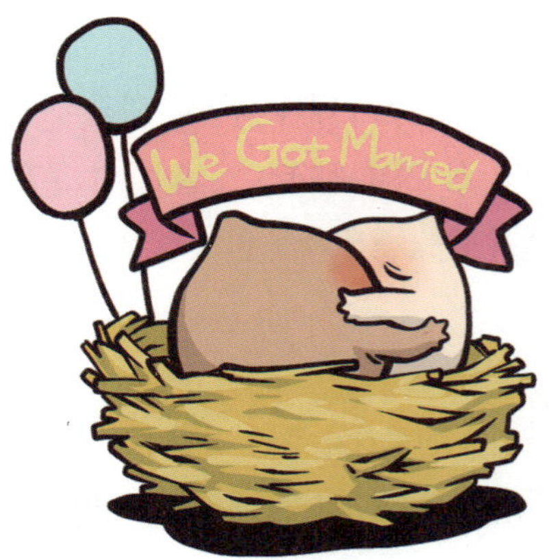

기혼커플의 둥지 섹스

섹스 리스로 고민하는 부부가 많다.

원인을 ① 환경이나, ② 자신의 태도에서 찾고 개선하려는 시도보다는 많은 사람이 '파트너의 섹스 거부' 같은, ③ 상대의 태도에 먼저 속상해한다.

섹스를 거부하게 되는 간과하기 쉬운 원인 중 하나는 '환경'이다. 이는 특히 여자에게 중요한 요소인데, 섹스를 나눌 장소가 편안해서 심리적으로 잡념이 없어야 그 행위를 적극적으로 시도할 마음이 싹튼다.

집이라 편안한 것과 섹스를 나눌 장소로서의 편안함은 때로 다른 문제다. 예를 들어 시부모님, 처부모님과 한집에 살면 부부 관계를 할 때 어르신들을 의식하게 된다. 집안에 부모님이 계시다는 현실 자각 때문에 여자는 '집에서 나누는 섹스'에 의식적, 무의식적인 신경을 쓰고 있을 확률이 높다. 자녀들이 있을 경우도 비슷하다. 그러한 복잡한 심연은 섹스에 대한 거부감으로 나타날 수 있다.

털털한 성격이면 다행이겠지만 '부담스러운 환경'이 신경 쓰여 섹스를 차일피일 미루고 사는 그녀들이 많다. **'하기 싫다'** 라기 보다, **'부담스럽다'** 는 것. 이때에는 가끔이라도 집 밖에서의 시간을 만들어 홀가분하게 부부만의 시간을 보내는 시도가 도움될 수도 있다.

더불어, 결혼한 부부들의 섹스에 관해서는 알랭 드 보통(Alain De Botton)의 「인생학교 섹스」라는 책을 함께 읽어보시기를 추천한다. 그는 '늘 그 자리에 있는 카펫과 거실 의자'가, 성적인 관계가 소홀해지는 데 영향을 미칠 수 있다는 점을 지적하고 몇 가지 해결책을 제시하고 있다.

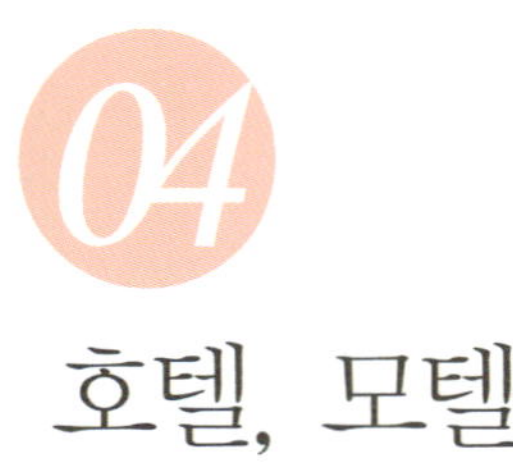

04

호텔, 모텔

호텔, 모텔 고르기

특별한 날에 호텔이나 모텔을 이용한다면, 오프라인 사전 답사를 하는 편이 좋다. **인테리어가 산뜻한지는 인터넷으로 사람들의 방문 후기도 찾아볼 수 있지만, 쾌적한 공기나 청결은 직접 확인해보는 것이 정확하다.** 기왕 숙박을 할 것이라면, 쾌적하고 기분 좋은 추억이 될 만한 수준 있는 호텔을 고르자. 요즈음은 '디자인호텔' 개념의 세련된 테마 숙박들도 있어 색다른 분위기의 하룻밤을 보낼 수도 있다.

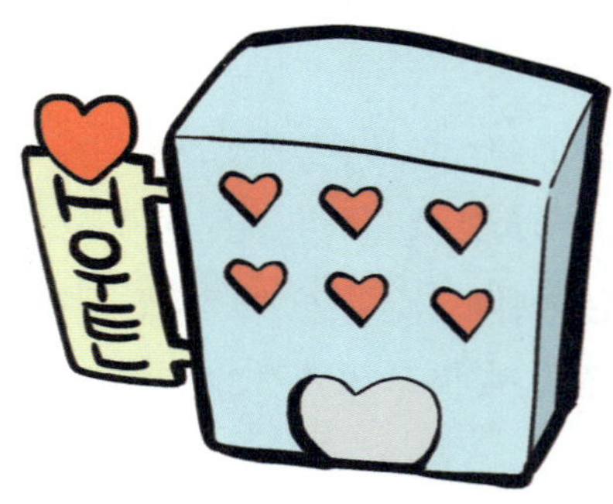

쾌적한 공기(후각)

아래 두 가지 체크는, 해당 숙박시설의 '수준'을 가장 잘 보여주는 요소다.

✔ 객실의 커튼과 공기에, 묵은 먼지 냄새나 담배 냄새가 배어있는 곳은 최악으로, 관리를 대충하는 곳이다.

✔ 시트와 침구, 수건에서 살균 소독약(락스) 냄새가 진동하는 곳은 피한다. 불특정 다수가 이용하기 때문에 소독은 반드시 필요하지만 과하게 살균 소독제를 썼거나, 충분한 헹굼 후에 건조되지 않은 섬유는 두통, 메스꺼움, 알레르기 등을 일으킬 수 있다.

스피커(청각)

남자들은 비교적 단순해서 야한 분위기라면 황홀해 하는 경우가 많지만, 여자들에게는 입체적으로 자극이 있으면 좋다. 청각 자극도 그중 하나다. 타고난 명품 성대의 소유자라서 세레나데를 직접 들려주거나, 분위기 있는 목소리 자체로 감성을 터치할 수도 있겠지만, 단지 **좋은 음악의 선곡만으로도 에로틱하거나, 로맨틱하거나, 기분이 '업' 되거나 하는 여러 무드를 잡을 수가 있다.** 스마트 기기에 함께 들을 음악을 담아 준비해도 좋다.

호텔이나 고급 모텔 중에는 오디오 스피커 시설을 잘 갖춰 놓은 곳들이 있다. 객실 천정에 성능 좋은 스피커를 매립해 인테리어 했다던가. 그런 곳들을 파악해둔다면, 당신의 로맨틱 지수는 쑥쑥 상승.

간접조명(시각)

✔ 단계별 밝기 조절이 가능한 조명이 좋다.

✔ 침대 무드에 흰빛의 형광등은 별로다(우리가 사무실에서 업무를 볼 것은 아니므로. ^^). 천정이나 벽에 간접 조명 또는 침대 곁에 은은한 빛을 발하는 스탠드가 제공되고 있는지 확인한다.

✔ 붉은 전구의 조명은 홍등가나 정육점(?)을 연상시킨다. 엉뚱한 이야기 같지

만, 여자라면 본능적인 심리적 불편함을 느낄 수 있으니 참고하자.

비치 물품

✔ 침구의 청결을 가장 먼저 살펴야 한다.
✔ 깨끗하게 포장된 가운이 비치되어 있으면 좋다.

남자는 누드를 별로 수줍어하지 않지만, 그녀는 샤워 후, 그날 차려입었던 데이트 의상을 입고 있자니 불편하고, 속옷만 입고 있기도 수줍다. 이때 **가운이 있으면 그녀의 마음이 한결 편안해지기도 한다.**

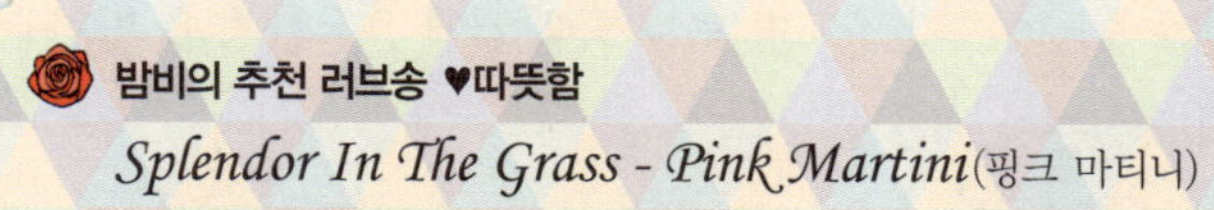

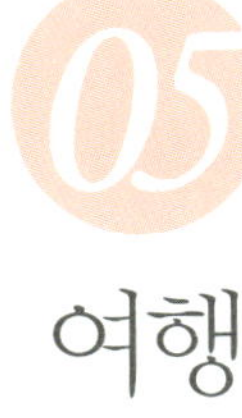

여행

행복한 '커플여행'의 조건들

좋아하는 사람, 편안한 사람, 신뢰할만
한 사람, 배려심 있는 사람, 함께하면 즐
거운 사람, 센스 있는 사람, 커뮤니케이
션이 원활한 파트너, 계산적이지 않은 파
트너, 멋진 풍경, 안전한 여행지, 설렘,
화창한 날씨, 청결한 침구, 깨끗한 숙박,
맛있는 음식, 감당할 수 있는 비용.

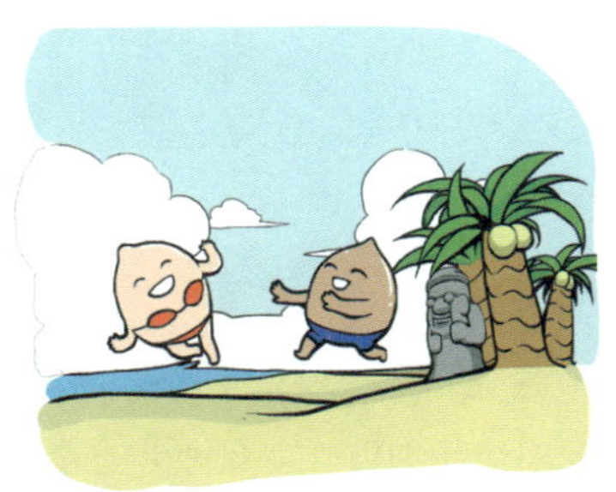

봄향기로의 여행 예, '허브 여행지'

눈과 코가 특별하게 호강할 수 있는 여행지, 사계절마다 한 번씩 들려보아도 좋
을 여행지이다. 허브를 기르는 향기로운 밭과 정원을 산책할 수 있고, 화려한
허브 요리와 허브차를 맛볼 수 있으며, 허브를 모티브로 꾸며진 숙박 시설도
있다. **천연 허브테라피의 효과로 둘 사이의 교감에도 향기로운 도움을 줄 여행
이다.** 한국의 경기, 전라도, 강원도, 경상도 등지에 잘 조성된 허브 여행지들이
있다.

여름여행의 예, '바다와 호수의 랑데부'

강릉 경포 여행지는, 바다와 호수가 길 하나를 사이에 두고 마주 보고 있어 특별하다. 파트너와 손을 잡고 안개 낀 청명한 아침 호수를 걷거나 커플자전거 또는 꽃마차를 타고 호수 주변을 돌 수도 있다. 경포 해변에는 멋들어진 해송 숲이 있고, 숲 사이로 산책로가 잘 조성되어 있다. 모래사장에는 큼직한 원목 흔들의자들이 구비되어 있다(이용료는 없다). **숙박은 이왕이면 바다나 호수가 한 눈에 들어오는 전망 좋은 핫스팟이 분위기를 내기에 좋다.** 이 여행지의 진가를 즐기려면 인파가 북적대는 휴가 성수기는 피해야 좋다.

가을여행의 예, '타임머신을 타고…….'

서울 안에서도 조금만 노력한다면 판에 박힌 도심데이트가 아닌 낭만적인 여행을 시도할 수 있다. 남산은 서울 야경이 멋진 스팟이다. 낙엽을 밟으며 남산 산책로를 손잡고 걸어도, 드라이브를 해도 분위기 있다. 근처에는 전망 좋은 레스토랑과 카페도 많다. 일부 특급 호텔들의 전망 근사한 객실들을 제외하면 한국의 대도시 호텔과 모텔의 분위기는 어쩌면 비슷하다고도 할 수 있는데, **남산과 인접한 고즈넉한 한옥 마을 등지에서 숙박하는 경험은 시대를 거슬러 여행을 온 듯 고전적인 분위기를 선사해줄 것이다.** 다음날 그다지 멀지 않은 고궁들을 산책한다면 한국적 데이트 코스의 완성.

겨울왕국으로의 여행 예, '설국 펜션'

함박눈 내리는 날은, 사랑하는 '스페셜썸원'과 예정에 없던 하룻밤을 보내도 좋을 것이다. 눈송이가 하늘 가득 내리는 모습을 볼 수 있도록 탁 트인 시야가 있는 객실이라면 좋다. 침대 위에서 바깥의 설국 풍경을 볼 수 있으면 더더욱 좋다. 통유리 문이 딸린 테라스가 있거나 침대 높이의 큰 창문이 있는 펜션이나 호텔을 고른다. **순백의 눈을 배경으로 전라의 파트너와 침대에서 보내는 시간은 잊을 수 없을 특별한 추억이 되어줄 것이다.**

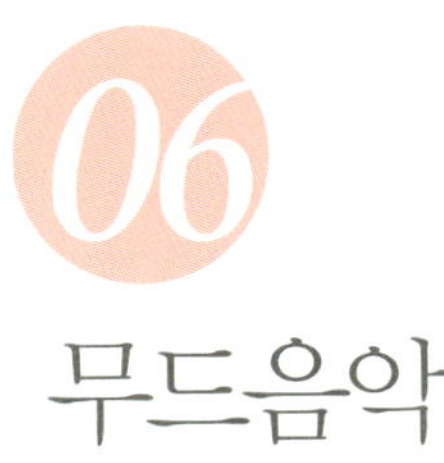

06

무드음악

'음악은 말로 표현할 수도 침묵할 수도 없는 것을 표현한다.'
−빅토르 위고(Victor-Marie Hugo)

말수가 적은 편이거나, 말솜씨가 부족하다고 느낀다 하더라도 파트너의 기분을 특별하게 만들어줄 방법은 많다. 음악도 그중 하나다.

좋은 음악을 준비해 파트너와 함께 듣는 시간을 가지는 것이다. 상대의 취향을 살펴서 그에 어울리는 음악을 찾는 것도 좋고, '로맨틱한 감성, 에로틱한 감성' 등 정서를 터치할 수 있도록 테마별로 노래를 찾아 선별하는 것도 좋다.

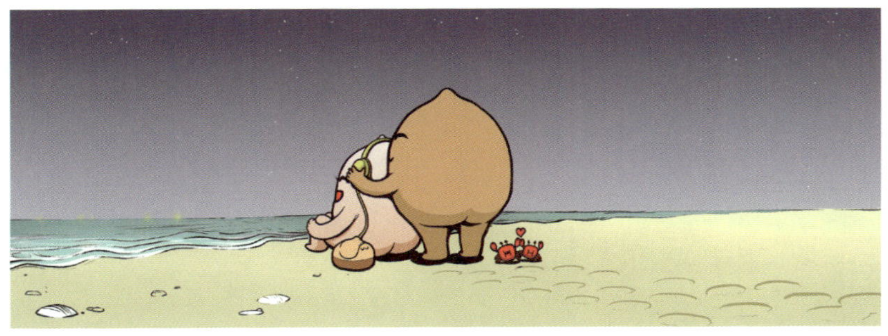

03
오가닉섹스
(건강해야 자주 섹스하고 싶다)

섹스가 건강을 지킬까? 건강이 섹스를 지킬까? 키스를 하면 몇 칼로리가 소모된다거나 주기적으로 섹스를 즐기면 건강에 좋다는 정보가 넘쳐난다. 그렇다. 섹스가 건강을 지켜주기도 한다는 점은 분명한 사실이다. 이번 테마에서는 이 둘의 상관관계를 거꾸로 뒤집어보자.

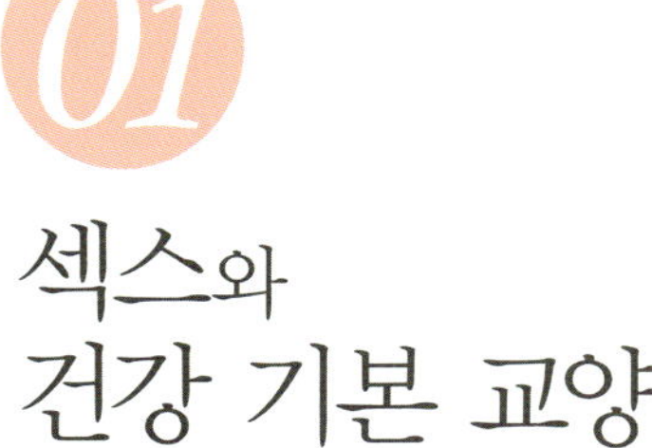

섹스와
건강 기본 교양

사랑과 섹스를 유지하려면 몸과 마음이 모두, 부지런해야 한다. 건강은 '편안한 마음 유지, 규칙적인 생활과 운동, 좋은 식습관, 환경과 몸의 청결' 외에도 우리의 입과 코가 먹고 호흡해 흡수하는 것들은 물론 피부에 바르고 닿아 흡수되는 모든 생활용품 사용 습관도 건강할 때 더욱 잘 지켜낼 수 있다(마음 편한 것이 제일이라 생각하는 독자시라면, 이 파트는 스킵하자.)

예를 들어, 우리가 '수돗물로 15분간 샤워를 하면, 몸속에 들어오는 염소의 양이 수돗물 1ℓ를 마셨을 때의 무려 600배에 이른다는 연구 조사 결과'와 같은 정보는, 장기적인 건강 유지를 위해 참고하면 좋을 정보다. 수증기 가득한 욕실, 버블배스로 거품을 듬뿍 낸 욕조에서 커플목욕을 즐길 때 건강에 유익하려면 어떻게 하면 좋을 것인지도 건강한 섹스를 위해 알아둘 만한 정보다.

성과 관련하여 먹는 것은 물론이거니와 생활용품, 성인용품에 이르기까지 평소 관심을 두는 것은 리치한 섹스라이프를 오래도록 유지하는 숨은 비결의 하나다. 그렇다고 그런 생활에 돈이 많이 들어가는가 하면 그렇지도 않다. 인지도 있는 유명상표나 고가라 해서 반드시 건강에 친화적인 상품인가 하면, 별로 그렇지 않은 경우도 많기 때문이다. 중요한 것은 '정보력'이다.

현명한 정보 선별과 그에 따른 소비만이 제조사들의 마인드를 바꿀 수 있고, 장기적으로 우리들의 건강을 지켜준다. 낙관주의도 좋지만, 유해성이 '오늘' 당장 눈에 보이지 않는다 해서 일상적으로 사용하는 생활용품에 무관심한 것은 자신과 파트너의 '내일'에 대한 안일한 태도라고 할 수 있다. **과거와 현재는 언젠가 모두 '미래'가 될 테니까.**

해로운 화학 성분, 환경 호르몬들은 흔히 알려진 정보들과 달리 인체 외부로 잘 배출되지 않으며, 몸 안에 차곡차곡 저장되었다가 '역치 점'을 넘고 신체 면역이 떨어진 생의 어느 시점에 그 유해성이 질병으로 발현될 수 있다. 쌩쌩하게 살아가다가 어느 날 갑자기 건강에 이상이 생긴 이후부터 섹스 문제로도 고민하는 일이 소리소문없이 빈번해지는 시대다. 그러므로 이 주제에 대해서도 가볍게나마 생각해 볼 기회를 배치하였다.

무려 남성 2명 중 1명, 여성 3명 중 1명이 암에 걸린다는 시대. 여전히 많은 이들이, "다 따지고 나면, 뭘 먹고 뭘 쓰지? 스트레스 안 받는 게 제일이지."라는 '케세라세라(Que Sera Sera, 될 대로 되라)' 마인드를 갖고 있다. 당신은 어느 날 '암'과 같은 질병을 얻고 '맹독성 병원 치료'가 눈앞에 닥쳤을 때 그제야 "나는 술 담배도 한 적이 없는데……."라며 우왕좌왕하게 될지도 모른다. 당장 효용이 눈에 보이는 문제가 아닐지라도, 자신의 일상을 점검하고 차차 개선해나가려는 성실한 시도는, 단 한 번인 우리 삶에 대한, 기본적인 사랑의 자세다.

02

생활실천

생활의 실천은 거북이처럼 천천히 하면 된다. 억지로 갑자기 생활을 바꿀 필요는 없다. 어차피 완벽한 생활 실천이란 불가능하므로 마음이라도 느긋하게 갖는 것이 우선이다. **건강을 위한 생활실천은, 아주 조금씩 범위를 넓혀나가면서 자기 자신에게 스트레스를 주지 않는 방법이 좋다.**

그 첫걸음은 다양한 건강 정보들을 습득하는 것이다. 지식 습득을 위해 꾸준히 노력하다 보면 언젠가 자연스럽게 행동도 따라오게 된다.

예 다양한 건강 서적 읽기. 동영상과 다큐멘터리 감상하기(유튜브 같은 매체에는 좋은 프로그램들이 다양하게 올라와 있다). 생활용품들의 성분과 원료 이름에 관심 두기.

다음 단계는, 비교적 쉽고 부담 없는 것부터 실천한다.

당신이 남자라면 ♥ 담배와 술 줄

이기 ♥ 독한 술부터 줄이기 ♥ 요리 배우기,
당신이 여자라면 ♥ 사용화장품 개수 줄이기 ♥ 염색과 파마 횟수 줄이기
성별 상관없이 실천할 수 있는 것들에는 ♥ 일찍 자기 ♥ 화학 성분, 환경 호르
몬 체내 유입을 최대한 줄이기 ♥ 즉석식품 덜 먹기 ♥ 생활 화학제품을 최소량
만 쓰거나 사용하지 않기(섬유유연제, 방향제, 탈취제, 구강 청정제 등) ♥일회
용품 덜 사용하기 등이 있다.

기초 화장품, 샴푸와 린스, 세안용 비누, 바디워시, 세탁 세제, 치약, 립밤, 생리
대와 팬티 라이너, 양념류 및 기본 음식재료와 같이 **건강에 가깝게 직결되고
자주 사용하는 생활용품들은 사용 적정량을 남용하지 않거나, 유기농 제품으
로 바꾸는 것도 좋다.**

유기농은 100% 신뢰할 만하므로 권장하는 것이 아니다. 인위적인 화학 성분
들과 환경 호르몬 범벅인 생활용품과 먹거리들보다는 그래도 그나마 안전한
최선책이나 차선책이기 때문에 선택한다는 '중립적인 소비가치관'을 가지는 편
이 좋다.

03

여성용품 이야기
1. 생리대

가격이 비싸다고 좋은 생리대는 아니다. 여성의 건강에 도움이 되는 착한 생리대를 선택할 때 참고하면 좋은 기준은 아래와 같다.

♥ 커버가 면(cotton)인가?

♥ 부직포, 레이온, 폴리에틸렌 필름과 같은 화학 원단인가? 천연섬유인가?

♥ 천연 섬유인 '면'은 유기농으로 재배된 것이 낫다.

♥ 흡수층까지 면(펄프)이면 좋다.

♥ '고분자흡수체' 함유 여부를 눈여겨본다.

♥ 눈처럼 하얀 패드를 선호하지 말자.

♥ 제조 일자는 최근 것이 좋다.

여성들은 생애 중 약 37년간 500번의 생리를 하고 1만 개가 넘는 생리대를 쓴다고 한다. 생리대는 여성의 성 기관 및 생식기관의 건강에 직결되는 여성용품이다. 생리대가 단순히 질 입구에 밀착해 있다

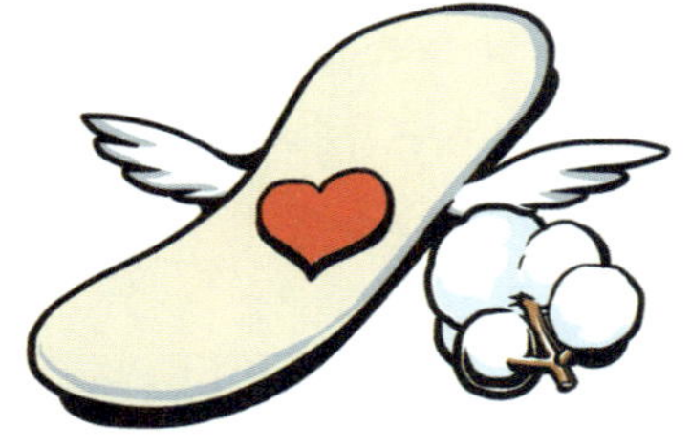

가 흘러나오는 피를 흡수하는 '수동적 역할'만 하지는 않는다. 얼굴 피부에 흡수시키는 스킨과 크림처럼 생리대도 여성의 민감한 부위와 상호작용한다.

생리 기간에는 평소와 달리, 질과 자궁 사이 연결 통로가 느슨해진다. 이는 생리대에 해로운 성분이 있다면 질과 자궁 내부에까지 역으로 유입되어 여성의 건강에 장단기적인 영향을 미칠 수 있다는 것을 의미한다. 당장 건강에 아무런 이상이 없다고 해도 그것은 언제나 '지금만' 그렇다는 의미다. 그리고 어떠한 유해 성분이 인체에 무해하다는 말도, 극소량이기 때문에 괜찮다는 말도, 그 앞에 '적어도 현재는'이라는 표현이 생략된 것이라고 봐야 한다. 그러므로 건강에 안전한 생리대 사용은 결코 사치가 아니다.

여성들의 평상시 피부 트러블(성기 점막의 트러블을 포함한), 두통, 생리통의 원인은 다양하고 복합적일 수 있는데 사용하는 생리대도 원인이 될 수 있으니 살펴보는 것이 좋다.

생리대의 독성물질 검출 법적 기준치는 존재하지만, 한국의 현행법상 재질(원료)에 대한 관리 감독은 느슨하다.

생리대를 선택할 때 고려하면 좋은 사항들

1. 흡수 능력에 연연하지 않기

자신의 생리 양보다 생리대의 흡수력이 강력하면 질 내 건조증이 생길 수 있다. 흡수율 높은 생리대는, 화학 산업의 마법에 의존한다. 생리패드 내 특정 화학물질(고분자 흡수체*)은 생리혈 뿐만 아니라 질 내외의 정상적인 잔존 수분까지 빨아들일 수 있다.

고분자 흡수체* 자가 부피의 수백 배가 넘는 수분을 흡수하는 화학 물질 복합체. 옷장용 습기 제거제 등 생활용품 제조에도 쓰이는 공업용 등급이다. 거의 모든 생리대 흡수 시트에 들어 있으며, 강력한 흡수력을 얻는 대신, 장기적으로 여성의 건강에 안전하다는 보장은 어디에도 없다. 특히 요즘은 방사능 내부 피폭의 위험성 때문에 고분자흡수체를 제조한 원산지를 확인해볼 필요도 있다.

2. 광고, 이미지메이킹에 속지 않기

순면 재질 느낌. 순면촉감이라는 표현은 정확히 말해, 순면 촉감이 드는 화학 원단이라는 말이다. 이는 천연섬유 흉내를 낸 것일 뿐, 실상은 화학 섬유이다. 적어도 정보를 헷갈리도록 현혹하는 이러한 광고 문구는 구분할 수 있는 능력이, 현명한 소비에 도움이 된다.

3. 하얀 재질에 무관심해지기

생리대에는 하얗게 보이기 위해 형광증백제 같은 화학 물질을 첨가하기도 한다. '희면 깨끗하다'는 환상을 충족시키기 위해서다. 그 환상은 우리의 편견이라기보다는, 대부분 생리대 광고들이 심어준 것들이기는 하다. 생리혈 자체는 좋은 호르몬과 영양이 농축된 피다. 우리는 생리가 더러운 것이라는 잘못된 편견과 '새하얀 청결'의 강박에서 마음을 내려놓아야 한다. 그나마 요즈음은 대다수의 제조사가 자발적으로 형광증백제를 피한 제품을 생산한다.

펄프 표백 과정에서 환경 호르몬인 다이옥신이 발생하기도 한다. 패드 착용 시간이 길면, 유해 성분이 여성 성기의 피부에 묻고 피부트러블이 생길 수 있다.

4. 무향 제품 사용하기

패드의 향기는 천연향을 흉내 낸 화학 성분인 경우가 많다. 이러한 성분은 알레르기 등을 유발할 수 있다. 생리대의 향에 의존하는 습관을 버리고, 패드를 자주 갈아주거나 세정을 잘 해주는 것이 좋다.

5. 오가닉 생리대로 바꿔보기

생리대 제조사들은 주로 새지 않고, 흡수율이 높으며 착용감이 편안한 생리대 제조에 주안점을 둔다. 제조원가 때문인지, 아무래도 여성들의 장기적인 건강까지 고려된 생리대는 잘 개발하지 않는다. 제조회사 이름을 밝힐 수 없지만 완전하게 훌륭한 생리대로 판단되는 제품은 시중에(한국 기준) 단 2종뿐이다.

그것도 두 제품 모두 한국산이 아니라는 점이 아쉽다.

생리대는 한 달에 일주일을 입어야 하는 속옷과도 같다.
유기농 생리대는 화학 첨가제, 환경 호르몬, 잔류 농약, 고분자 흡수체 등으로부터 안전하다. 가려움증, 염증 등의 피부트러블이나 심한 생리통을 겪다가 유기농 패드로 바꾼 후 개선되는 때도 있다. 이러한 사례들은 당장 눈에 보이는 장점에 불과하고, 장기적인 신체 건강을 위해서라면 이러한 생리대는 선택할 가치가 충분하다.

오가닉 생리대 선택의 참고 기준

- ♥ 커버(피부에 닿는 생리대의 표면)가 유기농 순면인가?
- ♥ 표백 처리하지 않은 면을 사용했는가?
- ♥ 흡수층도 유기농 펄프인가?
- ♥ 화학 성분인 고분자흡수체를 피하자.
- ♥ 방수층까지 천연인 편이 좋다.
- ♥ 속옷 접착제도 안전한 성분인가?
- ♥ 제조 일자가 최근인가?
   (유통기한보다는 제조 일자를 확인한다.)

여성용품 이야기
2. 브래지어

문화권에 따라 다르겠지만, 브래지어를 아예 하지 않고 생활하기란 어렵다. 그러므로 브래지어 착용의 장단점을 알고, 건강에 도움이 되도록 실천하는 것이 최선이다.

많은 여자들이 가슴 처짐을 걱정하거나 '노 브래지어'가 수줍거나, 가슴 퍼짐 없이 예쁘게 보이고 싶어서 파트너와 잠들 때조차 브래지어를 착용하고 있으려 한다. 그럴 때 나의 역할은? **그녀 마음을 편하게 해주어 노 브래지어 슬리핑을 취할 수 있도록 유도하자.**

브래지어 사용법 권장

♥ 집에서 노 브래지어로 지내기

♥ 노브래지어로 취침하기

♥ 자신의 가슴에 편안하게 맞는 브래지어로 가슴의 스트레스를 줄여주기

♥ 부드럽게 가슴 마사지하기

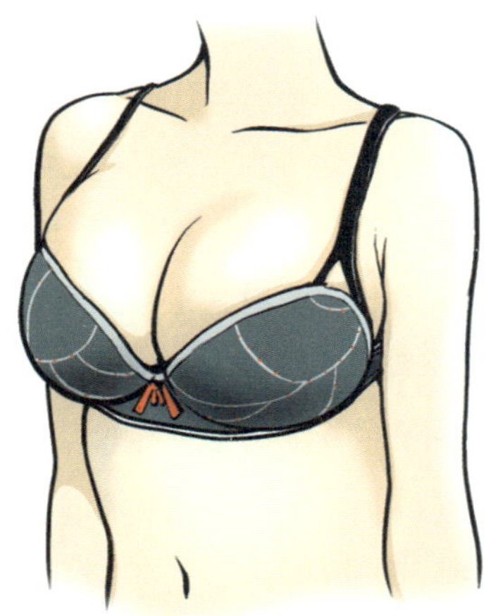

- ♥ 철심을 빼내고 착용하기(꿰매진 부분을 살짝 절개해 빼내면 된다)
- ♥ 와이어가 없는 브래지어를 주로 착용하기
- ♥ 천연섬유인 면 소재 브래지어 선호하기(가슴에 닿는 부분만이라도)
- ♥ 짙은 염색 가공, 기능성 소재보다는 '기본에 충실한, 평범한 속옷' 선호하기

브래지어에 와이어는 필수일까?

브래지어의 컵 밑에 들어가는 언더와이어는 가슴 처짐과 퍼짐을 방지하거나 올려주기 위해 들어간다. 건강과는 그다지 상관없는 것이다.

옷을 입었을 때의 실루엣과 같은 미적인 부분도 중요하기는 하다. 그런데 브래지어에 들어있는 이 언더와이어가 여성 건강에 해롭다는 과학적 근거, 임상데이터와 연구결과는 꽤 많다. 와이어 브라를 24시간 동안 착용한 그룹의 여성이 비 착용 그룹과 비교하면 125배가량 유방암 발생률이 높다는 연구도 있다. 20대 여성의 약 60%는 24시간 브래지어를 착용한다고 한다.

와이어브라를 오래 착용하면?

- ♥ 가슴 부위를 압박한다.
- ♥ 호흡 방해(심폐기능 저하)
- ♥ 산소 결핍을 일으킨다.
- ♥ 혈액 순환이 약 30% 감소한다.
- ♥ 림프액의 흐름을 방해한다(노폐물 배출, 면역, 신진대사에 영향).
- ♥ 주요 장기로 가는 흉추(등뼈의) 신경망을 방해한다.
- ♥ 소화를 방해한다.
- ♥ 금속이 24시간 몸에 밀착되면 인체의 자기장을 교란할 수 있다.

브래지어의 원단 이야기

화려한 속옷은 화학 섬유가 많다. 그러면서 가격이 착하지도 않다. 브래지어는

어깨끈, 컵, 레이스 등의 장식, 볼륨업 패드, 와이어, 후크 등 원부자재에 대체로 화학 섬유와 금속이 사용된다.

당연한 말이겠지만, 각종 화학 공정을 거친 속옷보다는 면 소재와 같은 단순한 천연섬유 속옷이 건강에는 더 낫지 않을까? 전 세계 농약 살포의 약 30%가 목화(면) 재배에 이용된다니 유기농 면이 아닌 한 순면도 100% 안전하다 할 수 없지만 그래도 화학 원단보다는 천연 소재가 건강에는 최선이다.

여성용 속옷은 장식과 컬러가 다채롭다. 그녀의 화려한 속옷 차림에 붉게 달아오르고, 섹시한 속옷을 입은 그녀가 더욱 관능적으로 보이는 것이 때로는 사실이다. 그러니 <u>입지 말자는 것이 아니라 가능한 한 최소한의 시간만 착용하자는 이야기이다.</u> 아울러 덜 화려하더라도 건강 친화적인 속옷을 입는 그녀를 칭찬하고, 예쁘게 보는 습관을 들이자.

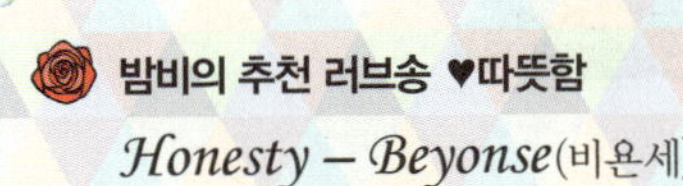

05

별다방 커피와
그녀

건강한 섹스에, 보양식도 아니고 '커피'는 왜?

요즈음은 별다방과 같은 프랜차이즈 커피점에서 자발적으로(?) 아메리카노와 수다를 즐기는 남자들도 많아졌지만, 일반적으로 남자들은 커피 한 잔에 매일같이 몇천 원씩 들이는 그녀들의 라이프스타일을 이해하지 못한다. 그런가 하면 그녀들은 남자들 세계의 과도한 유흥비 지출 이해가 어렵다. 이러한 우리들의 언쟁이 남녀 대립이 아닌, '서로를 아껴주려는 건강에 관한 언쟁'이라면 세상이 얼마나 아름다울까?

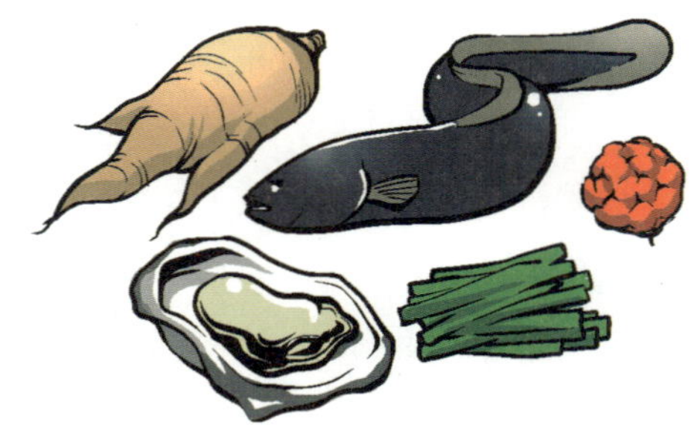

프랜차이즈 회사들의 폭리는 분명 문제가 있지만, 이와는 별도로 별다방 콩다방 등의 음료를 즐겨 마신다고 해서 그녀가 사치를 한다고 생각하지는 않아주었으면 좋겠다. **공장식의 대량생산 인스턴트 음료보다는?** 매장에서 갓 만들어 내어주는 음료가 건강에는 조금이라도 낫기 때문이다. 모두가 알다시피, 건강은 돈으로 살 수 없고, 지킬 수 있을 때(=멀쩡할 때) 지키는 편이 현명하다.

저가의 대량 생산 음료들은 최소 원가로 고급스러운 맛을 흉내 내고, 장기 보존하기 위해 화학 마술에 의존한다. 보통 이 음료들에는 착향료, 유화제, 증점제, 보존료, 색소, 인공 감미료, 액상 과당 등의 첨가 재료가 여럿 들어간다. 진하고 걸쭉한 식감을 위해 '증점제'를 넣어 음료의 점도를 높이는 식이다(우리는 천연 재료가 듬뿍 들어가 그런 줄 안다).

우리가 하루에 섭취하는 식사와 간식, 그리고 음료는 적은 양이 아니다. 이를 통해 영양만 섭취한다면 좋겠지만, 어쩔 수 없이 먹게 되는 화학 성분들의 양도 적지 않다. 어떠한 경로로 유입되었든, 이 각종 화학 성분과 환경 호르몬들이 우리 몸 지방세포와 장기에 축적되거나 그 성분들이 체내에서 뒤섞여 일으키는 더욱 해로운 이차적 상승작용에 대해서 외국에서는 이미 오래전부터 논란이 되어오고 있다. 그러므로 가려서 먹는 것은 사치가 아닌 건강의 문제다.

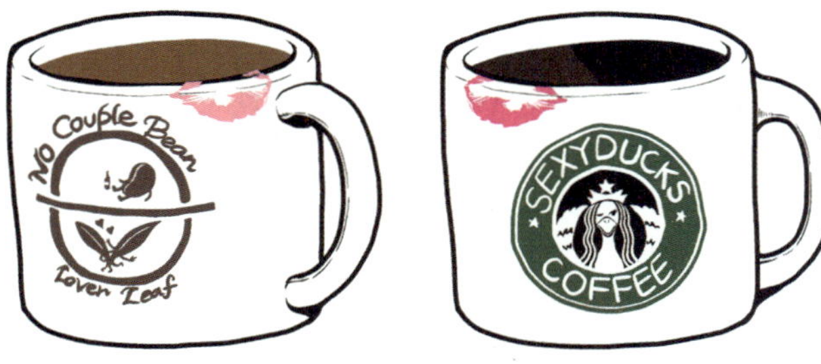

여성은 특히 생리주기와 호르몬 변화로 건강 상태와 컨디션이 불규칙할 수 있으므로 세심하게 건강을 챙겨야 한다.

사랑하는 사람이 아프면 내 마음도 아파져 오지 않던가?
건강해야 오래 사랑하고, 원할 때 섹스도 나눌 수 있다.

어느 날 갑자기 병을 얻고 나서야 식생활 패턴을 바꾸느라 애쓰고, 섹스 고민을 겪는 사람들을 보았기에(그런 자신들을 위한 주제를 실어달라는 부탁도 하셨다), 다소 오버라 생각할 독자 분들이 있을 것을 알면서도 이 주제를 실었다.
자신에게도 마찬가지겠지만, 사랑하는 파트너의 소중한 몸에 '몹쓸' 성분이 차곡차곡 축적되길 바라지 않는다면, 앞으로 그녀들이 카페 음료를 마시는 것에 너그러운 시각을 갖자. 물론 콩다방 별다방 등 프랜차이즈 커피점 음료를 100% 신뢰할 수 있다는 말은 결코 아니다.

프랜차이즈점 음료에 들어가는 우유로 항생제를 섭취하게 될 수도 있고, 커피 원두에서 잔류 농약이 검출되었다는 뉴스도 있다(2013년 한국 기준).

그들의 음료 재료가 전부 오가닉인 것도 아닐뿐더러, 우리가 직접 만들어 마시는 방법이 가장 좋겠지만, 데이트는 집 밖에서 하는 경우가 많으므로 저가의

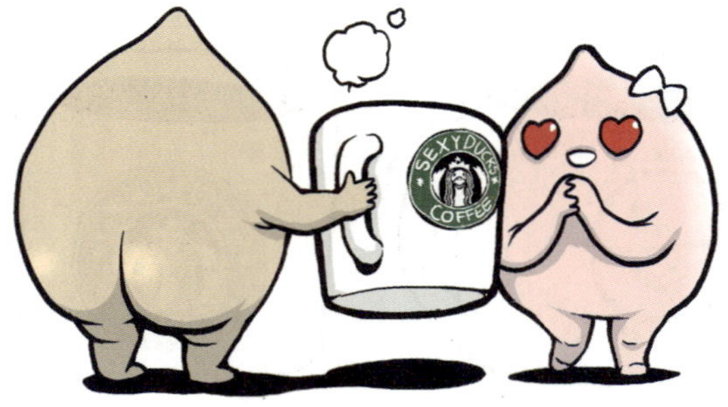

음료수들보다는 그래도 낫다는 의미다.

저라면, 사랑하는 사람에게 이런 음료를 골라줍니다.

편의점과 마트에서 파는 음료라면, 용기에 표시된 원재료 '전성분표'를 확인하고, ♥ 나열된 첨가물 개수가 최대한 적은 단순한 제품을 고르자.

음료가 담긴 용기는 환경 호르몬 용출에 취약할 수 있는 플라스틱, 내부 코팅된 종이와 금속 재질보다는 ♥ 유리 재질의 용기가 낫다.

프랜차이즈 커피점에서는 종이컵보다 ♥ 머그잔을 요청하거나 텀블러를 사용하자.

프랜차이즈 커피점에서 ♥ 시럽보다는 비치된 설탕을 넣자.

유명한 프랜차이즈 커피점보다는, 규모가 작은 ♥ 개인 운영 커피점들이 때에 따라서는 더 좋은 재료를 사용할 수 있다는 점도 참고하면 좋다.

그녀를 따뜻하게
지켜주세요

일상적으로 시도하는 커플은 거의 없겠지만, V존을 차가운 얼음으로 자극하는 행위는 삼가야 한다(남성이 만든 어느 유명했던 어플에 이러한 애무 스킬이 실려 있다). 얼음으로 그녀의 클리토리스와 음순, 요도구, 질 입구를 직접적으로 자극한다거나 입술로 얼음을 문 채 애무하는 행위는 모두 삼가자. 특히나 **여성의 성기와 생식기관은 따뜻하게 보호되고 체온이 잘 유지되어야 혈액 순환과 전신 건강에 이롭다.** 차라리 얼음보다는 따뜻한 생수나 녹차를 입안에 머금어 입술과 혀 온도를 높인 후 컨닐링구스나 펠라치오에 도전하면 성적인 느낌도 새롭고, 혈액 순환에도 좋다.

또한, 몸이 차가워지는 성질의 음식을 파트너에게 자주 먹이지 말자. 당신이 한 의사가 될 필요는 없지만 찬 성질의 음식, 뜨거운 성질의 음식, 그러한 요리의 재료들 몇 가지 정도는 상식으로 외우고 있으면 좋다. 섹스를 앞두고 있다면, 차가운 음료나 술도 되도록 권하지 말자. 체온과 비슷한 생수나 천연 차를 마시는 것이 혈액 순환을 도와 섹스 시 우리 몸의 천연 윤활제(타액, 질액, 쿠퍼액) 분비를 원활하게 한다.

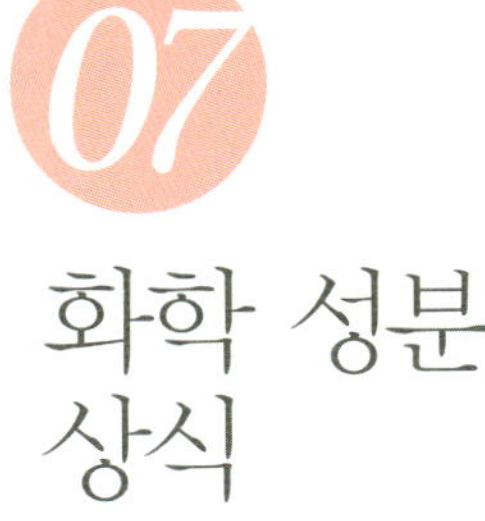

화학 성분
상식

'FDA에 따르면 우리는 매일 평균 아홉 가지의 개인 생활용품을 사용하며, 대략 126가지의 화학 성분이 그 속에 함유되어 있다.' '만약 당신이 여성이고, 10대부터 화장품을 사용했다면 1,000가지 이상의 성분이 포함된 다양한 독성 물질을 체내에 흡수했을 것이다. **FDA에서는 여성 화장품의 65%에 잠재적인 발암 성분이 있는 것으로 추정하고 있다.**' (「100년 동안의 거짓말 -식품과 약이 어떻게 당신의 건강을 해치고 있는가?」 중에서)

화학 성분들은 우리 몸속의 지방 세포와 장기 깊숙이 농축되고 축적되어 장기적으로 건강을 해칠 수 있다. **화학 성분들은 역치점이 되는 시기까지는 체내에 쌓일 뿐 미리 '드라마틱한 예고편'을 날리지는 않는다.** 아래는 실생활에서 자주 사용하는 생활용품, 화장품에 함유된 가장 대표적인 유해성 논란 화학 성분명들이다.

계면활성제 계열

소듐라우레스황산염(**소듐라우레스설페이드**, Sodium Laureth Sulfate), SLS, SLES. 제품마다 표기가 약간씩 다르지만 같은 성분으로 보면 된다.

방부제 계열

파라벤(메칠파라벤, 에틸파라벤, 부틸파라벤, 프로필파라벤), 파라옥시안식향산(에스테르), 페녹시에탄올

타르색소 계열

벤젠, 나프탈렌, 톨루엔 등으로 합성하는 석유 석탄계 착색료. **적색O호, 황색 O호, 청색O호** 등으로 표기된다.

인공 향료, 미네랄 오일, 트리에탄올아민(TEA), 벤조페논, 트리클로산

일상생활 속 화학 성분, 환경 호르몬과 관련하여 풍부한 상식을 원하는 독자들에게는 아래 책들을 추천한다.

- 「100년 동안의 거짓말」 (렌덜 피츠제럴드 지음)
- 「독성프리」 (데브라 린 데드 지음)
- 「대한민국 화장품의 비밀」 (구희연, 이은주 지음)
- 「깐깐한 화장품 사용 설명서」 (리타 슈티엔스 지음)

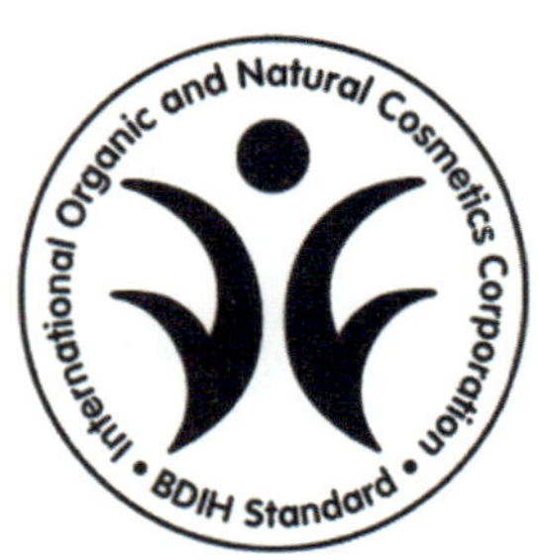

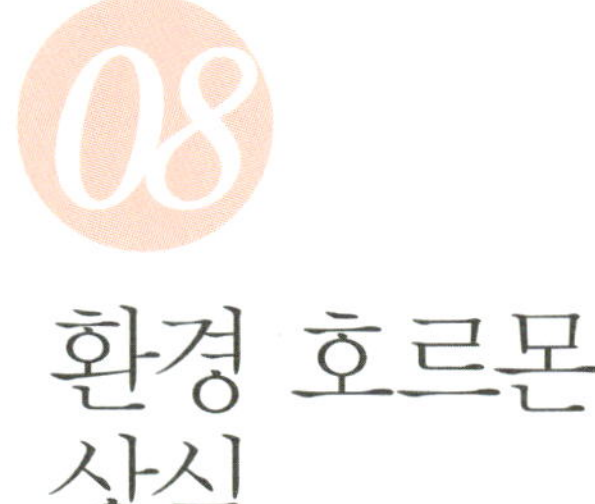

환경 호르몬
상식

환경 호르몬은 인체에 들어오면 자연 호르몬과 비슷한 활동을 하며, 성호르몬 교란 등 내분비계 이상을 가져온다. **여성의 심한 생리통, 자궁근종 등의 이상, 암 발병의 원인은 물론 성조숙증과 남성 유선 발달의 원인으로도 추정되고 있다.**

대표적인 환경 호르몬으로는 비스페놀A(BPA), 프탈레이트, 테프론(PFOA), 과불화 화합물인 PFOS 등이 있다.

영수증 등의 프린트물, 스티로폼과 플라스틱 제품, 코팅 제품, 도색 제품, 극세사 제품, 방향제, 세정제, 드라이클리닝 제품의 사용과 관리 등에 유의해야 한다. 스티로폼과 플라스틱 용기에 담긴 뜨겁거나 기름진 음식 피하기(장시간 해당 용기에 보관하지 않기), 플라스틱 주걱과 국자로 뜨거운 음식 뜨지 않기, 내부 코팅된 종이컵과 랩 등 일회용품의 사용 자제하기, 일회용 비닐 또는 코팅 종이상자 포장 용기로 배달되는 음식 자주 먹지 않기(또는 가정용 용기를 가져가 포장해오기)와 같은 일상 실천을 할 수 있다.

09

식품 첨가물
상식

아래 식품 첨가물 세 가지는 **건강의 유해성에 관해 논란이 큰 대표적 성분들이**므로 섭취를 최대한 줄이는 것이 바람직하다.

- **아질산나트륨**(육가공 제품 발색제. 발암 위험, 약1g이 치사량)
- **소르빈산**(합성 보존료. 알레르기, 유전자 이상, 발암 위험)
- **아스파탐**(합성 감미료. 미국에서만 수십 종 이상의 독성 증후군이 보고되었다. 신경계 이상, 발암 위험)

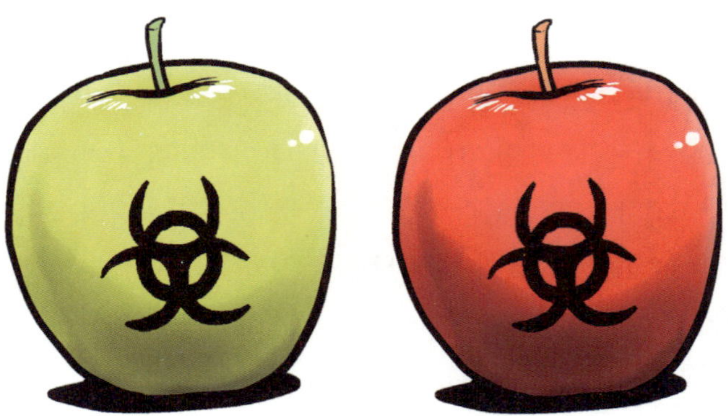

액상 과당(당류. 혈당 관리 체계를 교란할 수 있음), 글루타민산나트륨(MSG), 증점제, 유화제(계면활성제의 일종), 합성 착색료, 합성 착향료, 캐러멜색소, pH조정제(보존료의 일종), 단백 가수 분해물 등도 섭취를 줄이는 편이 좋은 식품 첨가물들이다.

여러 종류의 첨가물들이 체내에서 섞여 일어나는 상승 작용과 그 독성에 대한 연구는 독성학 미개척 분야의 하나로, 선진국에서는 연구가 활발해지고 있는 추세다.

식생활의 건강과 관련하여 기초적인 정보를 원하는 독자들에게 아래 책을 추천한다.
- 「인간이 만든 위대한 속임수 식품첨가물」 (아베 쓰카사 지음)
- 「100년 동안의 거짓말」 (렌덜 피츠제럴드 지음)

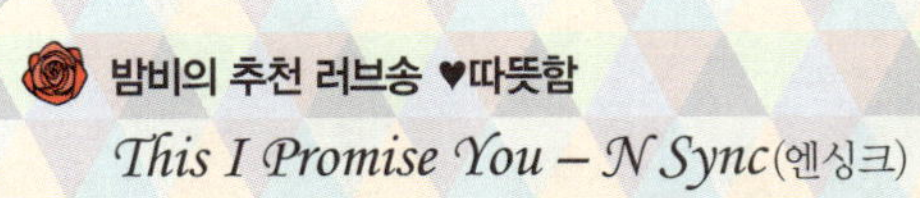

04

밤일화법

'화술'은 침대 위에서도 유용하다. 몸이 서툴지라도, 말이 서툴지라도, 바른 언어습관, 좋은 태도, 그리고 솔직한 정공법의 매치는 파트너의 마음과 몸을 움직이게 할 수 있다. 엄청난 것을 알아야 할 필요는 없다. 이제 소개할 바디 커뮤니케이션의 '품위와 품질 업그레이드' 비법 단 몇 가지만 알아도, 당신은 특별한 행운트로피를 거머쥐게 될 것이다.

01

사정 표현

'사정'에 관한 착한 화법

페니스에서 정액을 뿜는 행위를 '싼다'고 표현하는 남자가 있고(Bad!), 그 표현을 사용하지 않는 남자가 있다(Good!). 심지어 여성이 오르가슴을 느낀 상황을 '쌌다'고 표현하는 사람도 있다. 유심히 남자들을 살펴보면 가방끈 길이나 (학력) 파트너에 대한 애정도와는 전혀 상관없이 싼다는 표현에 별 문제를 느끼지 않으며, 가끔은 이 표현을 따라 사용하는 여자들도 있다.

자신의 교양이야 그렇다 쳐도, 저급한 표현을 파트너가 듣게 하는 것은 배려심 없는 태도다. 남자들은 ① 노폐물인 소변 배설과 정액의 분출을 같은 통로로 처리하기 때문에 싼다는 표현에 거부감이 덜 하다. 또한, ② 여성을 성적으로 비하하는 포르노물과 인터넷 문화에 젖어 살다보니 현실에서 그녀가 막상 그러한 표현을 들었을 때 기분이 어떠할지 생각할 필요성을 스스로 자각하는 경우가 드물다. 잘 말하지 않을 뿐 많은 여자가 잠자리에서 '싼다'는 상대

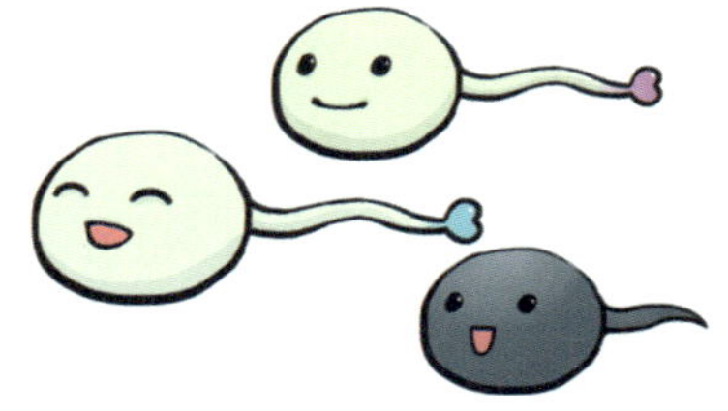

방의 표현에 놀란다. 그러니 적어도 여자의 면전에서는 그러한 표현을 입에 담지 말자. 마음속으로 흠칫 놀라버린 그녀가 당신의 수준과 교양에 회의를 느끼기를 원치 않는다면.

당신이 정액을 사정하는 그녀의 몸은 화장실이 아니다.

그녀의 몸은 어쩌면 당신의 2세가 잉태될 수도 있는 신성한 궁전이다. 그래서 질 가장 안쪽의 이름도 '자궁(子宮)'이 아닌가. 정액 역시 찌꺼기가 모인 분뇨가 아니며, 화장실 표현 역시 싼다는 표현보다 '눈다.'는 표현이 듣기에 편안하다. 여성의 청결한 생식기관에 정액을 머물게 하는 일은, 변기에 소변 및 대변을 배설하는 것과는 전혀 다른 행위다.

그녀들은 침대에서 "쌀 것 같아", "싸도 돼?", "싼다, 쌌다.", "쌌어?" 이와 같은 표현을 들으면 속상하다. 그 감정의 본질은, 자신의 몸이 마치 화장실 변기가 되어버린 듯한, 몸이 존중받지 못한다는 순간적 연상(聯想)과 판단에서 기인한 당황스러움이다. 정말 별것 아닐 것 같지만, 남자가 싼다는 표현을 사용하면 사용할수록 여자는 섹스라는 행위를 부정적으로 여겨 꺼리게 된다. 삽입섹스는 물론이거니와, 펠라치오와 같은 오럴섹스는 더더욱. 그러므로 싼다는 표현은 변기에 소변, 대변을 눌 때나 쓰도록 하자.

싼다는 표현으로 '싼 남자(cheap men)'가 되지 말자.

평범하고 부드러운 표현들이 있다. "사정할 것 같아", "곧 나올 것 같아", "거의 다 느꼈어. 사정할게요." 여자는 파트너에게 '싼다'는 표현을 들었을 때 기분이 별로라면 그에게 솔직하게 말하자. 파트너가 배려있는 언어를 사용하게 함으로써 여자 스스로 존중받을 줄 아는 능력을 길러야 한다. 대부분 남자는 그 표현에 상대의 기분이 상할 수도 있다는 것을 잘 인지하지 못하고 사용한다. 악의의 의도는 없다는 말이다. 그래서 차근차근 말해 주면 "아 정말……? 몰랐어. 사용하지 않을게요." 미안해하며 흔쾌히 고치는 경우가 대부분이다.

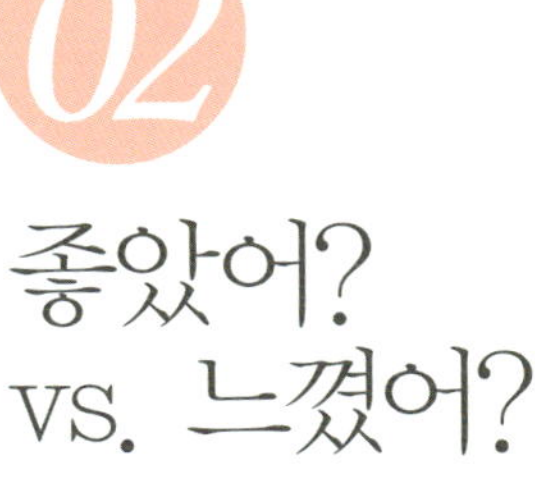

좋았어?
vs. 느꼈어?

섹스에 도움이 되는, 쉽고도 효과 만점인 화법을 소개한다. 이 화법을 배우면, 여성 파트너가 자신의 성적인 느낌을 구체적으로 표현하는 습관을 지니도록 유도할 수 있다.

평범남 밤일 화법

섹스 도중 남자는 파트너에게 묻는다. "좋아?"

섹스 후 남자가 그녀에게 다시 묻는다. "좋았어?"

이때 여자는 대부분 "응", "좋아", "좋았어.", "너무 좋았어." 정도로 대답한다. **남자들이 이러한 질문을 하는 자체를 불편해하는 여자들도 많다. 그 속마음은?** 오르가슴은 느끼지도 못했지만, 대충 섹스 자체가 좋았던 것으로 본의 아닌 거짓말을 해야 해서 부담스럽거나, 자기 위주로 섹스를 리드해놓고 그러한 질문을 던지는 파트너가 얄밉기(?) 때문이다.

[해석] "좋았어?"는 범위가 넓은 질문이다.

보통은 남자가 그 질문을 할 때 "당신, 오르가슴 느꼈어?"라는 의미도 포함할 것이다. 그러나 대답의 의미는 다양할 수 있다. 그녀가 "응, 좋았어."라고 대답할 때, 그것은 그저 정서적인 대답일 수 있다. 그녀 자신도 몸의 오르가슴을 느꼈는가? 여부와는 전혀 상관없이 말이다.

"(몸은 힘들었지만, 그래도 마음은) 좋았어."라는 대답을 남자들이 듣기 원할까? 남자라면 아마도 그녀의 절정 도달을 포함한 몸과 마음의 만족이 모두 궁금할 것이다. 오르가슴을 느껴서 "좋았어."라고 대답하는 때도 있지만, **많은 여자들이 '진짜 속마음과 진실'을 생략한 채 대답한다.** "(실은 오르가슴 근처에도 못 갔지만, 당신과 교감해서 행복하고) 좋았어."

"(오르가슴까지 갈 뻔했는데, 못 느꼈어……. 하지만 괜찮아. 당신을 사랑하니까) 좋았어."

이것이 리얼한 현실이다.

이 "좋았어?"라는 습관적이고 영혼 없는 질문은, ① 남성 입장에서는 파트너가 나와의 섹스에서 무엇이, 어떻게, 얼마만큼 좋았는지 구체적으로 알 기회를 차단한다. ② 여성 입장에서는 무엇이, 어떻게, 얼마만큼 자신의 몸을 즐겁게 하는지? 자신의 성적 느낌을 직시할 기회를 잃어버리게 된다.

센스남 밤일 화법

섹스 도중 남자는 파트너에게 묻는다. "좋아? 느낄 것 같아?"
섹스 후 남자가 그녀에게 다시 묻는다. **"느꼈어?"**

[해석] **"느꼈어?" 라는 질문은 구체적이다.**
"자기도, 오르가슴 느꼈어?", "좋았어? 절정 느꼈어?"
그렇게 더욱 구체적으로 물어도 좋다. **이렇게 질문 자체가 직설적이면, 대답도 구체적으로 돌아오게 되는 때가 많다.**
"응, 느꼈어. 너무 좋았어요, 자기"

"몰라(휴, 노력도 대충하고 그런 거는 왜 묻니…….)"

"거의 느꼈어. 그래도 좋았어요."

"느낌 올라가던 중이었는데 조금만 더 하지~미워"

"(수줍) 그런 것도 같아."

"아니. 못 느꼈어. 그렇지만 안 중요해, 지금 너무 행복해요."

"느꼈어?"라고 물어주는 것만으로도 여자는 자신의 성적 느낌을 회피하지 않고(못하고) 자연스럽게 직시하게 된다. 여자들에게는 자신의 '성'을 직시하는 훈련과 입 밖으로 내어 표현하는 훈련이 필요하므로 이는 매우 간단하고도 좋은 대화법이다. 파트너가 구체적으로 질문하게 되면 그녀는 조금 당황할 테지만, 느꼈느냐는 '사실'에 대한 질문을 받았으므로, 자신의 성적 느낌을 구체적으로 되돌아보게 된다. 여자들은 오르가슴을 느꼈거나, 느끼지 못했어도 파트너에게 적나라하게 말하는 것에 심리적으로 어려움을 느낀다. 그럴 때, "느꼈어?"라고 자상하게 던져지는 이 구체적 질문은 그녀에게 풀어야 할 숙제가 된다.

성적 느낌에 대해 구체적인 질문답변을 주고받는 훈련이 반복되면,

① 여성은 섹스에 대해 솔직한 자기표현을 할 수 있게 된다.

② 남성은 파트너의 느낌을 구체적으로 알게 되어 다음번 섹스를 리드할 때의 참고정보를 얻게 되는 이점이 있다. 어떤 남자들에게는 파트너에게 절정까지 주지 못했을 것 같아서 "느꼈어?"라는 질문이 두려울 수도 있다. 여자들도, 느끼지 못했는데 자꾸 그런 질문을 받으면 피하고 싶을 수 있다.

"느꼈어?"라는 질문과 대답은, 침대 대화의 좋은 첫 단추다. 절정이 없었다는 이유로 그녀가 사랑하는 상대를 떠나가는 일은 거의 없으므로 안심하자. 그렇지만 이왕 섹스를 나눈다면 그녀도 절정을 느끼는 것이, 만족도 높은 사이를 지키는 비결이 되어준다. 그러므로 오르가슴을 못 느꼈거나, 느끼다 말았다면, 다음에 어떻게 해주는 것이 좋을지 다정하게 대화하고, 함께 노력해 나가자.

화기애애한 섹스
vs. 침묵의 섹스

침대 위는 '둘만의 장밋빛 낙원'이다. 이는 실오라기 하나 걸치지 않은 자연 그대로의 순수한 상황이므로 평소의 일상적 데이트 때보다 진솔하고 친밀한 대화가 가능해지기도 한다.

침대에서 대화를 나눠야 한다는 법은 없지만, **섹스를 나누는 전후 다양한 주제의 대화를 즐겁게 나눌 수 있다면, 파트너와 침대에서 보내는 시간이 점점 더 좋아진다.** 침대에서 대화 없이 썰렁하게 섹스에만 몰두하는 커플보다는 화기애애한 커플이 섹스 만족도도 높고, 관계도 오래간다. 대화가 별로 없으면 서로의 취향을 구체적으로 알 길이 없으므로 질 좋은 섹스가 되기 어렵다.

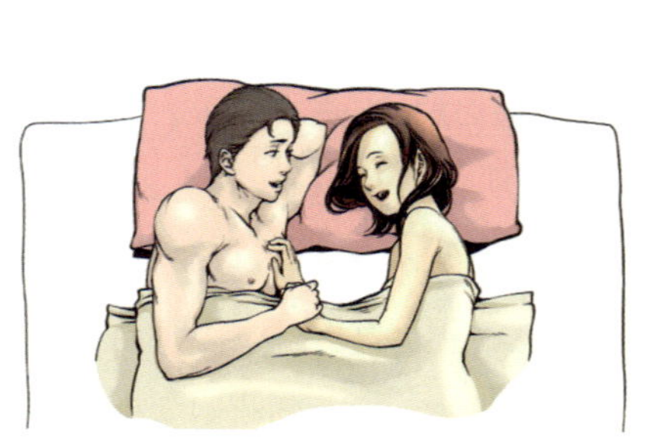

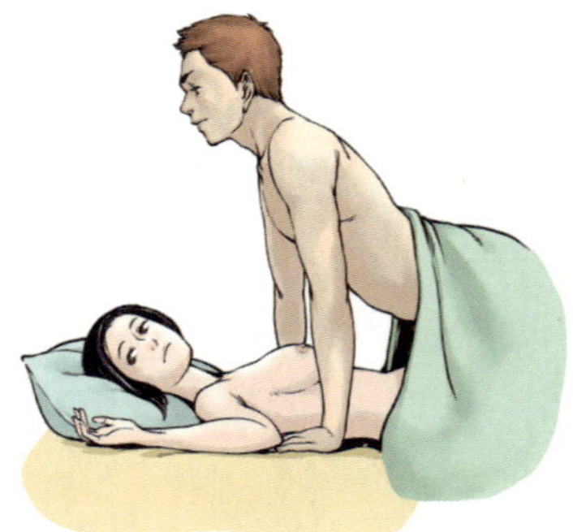

안정된 커플이라면, 가끔은 한 마디 대화 없이 정열적으로 섹스에만 몰입하는 시간도 좋다. 어차피 섹스도 '커뮤니케이션'이니. 반면, 섹스를 처음 나누기 시작한 커플에게 침묵 속의 섹스는 좋지 않다. 서로가 원하는 '바디 커뮤니케이션 취향'을 탐험할 시기이기 때문이다. 섹스에 대한 구체적인 대화를 포함한 '다정다감한 온갖 수다'가 장기적인 관계 유지에 도움이 된다.

남자가 말해야 하는 이유 ♥

섹스에서는 남성의 대화 리드가 중요하다. 자신의 성적 느낌과 성적 욕망, 요구 사항을 적극적으로 말하는 여자가 적기 때문이다. 자질은 누구나 내면에 갖고 있고, 남자 쪽에서 그녀의 자질을 이끌어 주면 된다. 일상에서라면 몰라도 침대에서는 적어도, 남자가 말이 없으면 여자의 말수도 적어지고, 파트너가 침대 위 대화를 잘 리드하면 그녀도 차츰 '관능적인 대화'를 즐기게 된다.

또한, 청각과 언어 관련 뇌 중추의 신경 세포는 여성이 남성보다 11%쯤 더 많다고 한다. 이 근거만 보더라도 침대에서 그녀의 귀에 솜사탕처럼 속삭일 때 상당한 자극이 될 것이라는 점을 쉽게 알 수 있다. 여자들은 '언어'로 대화 나누기를 좋아하는, 지적으로 발달한 동물들이라는 점도 기억하자.

남성이 원하는 청각 자극?

둘 사이의 교감이 원활한 커플은 침대에서 섹스 외에도 다양한 주제의 대화를 시시콜콜 자연스럽게 나누는 케이스가 많다. 오늘 하루 있었던 사소한 일에서부터 회사 일, 뉴스에서 들었던 사건들, 신작 영화 개봉소식, 지인들의 안부, 자신이 살아온 이야기에 이르기까지.

그러나 어쩌다 포르노물을 보면, 침대에서의 대화란 '여자의 신음'밖에 없어야 할 것만 같다. 신음에서 조금 길어져 봤자 "야메떼~"(やめて, 그만둬~)라던가

"키모치 이이"(持ちいい, 기분 좋아.) 정도의 대사가 대부분이다. 대화라고는 할 수 없는.

포르노에야 '사랑이나 관계의 발전, 배려와 존중'이라는 가치는 존재하지 않으니 '대화'는 당연히 불필요하다.
침대에서 특히 여성의 자기표현은 오로지 교태 어린 신음만 내라는 식으로, 포르노물들은 시·청각적으로 우리를 세뇌한다.

우리는 남자나 여자나 그 포르노물의 노예다. 동영상의 시·청각 자극은 강력한 기억강화 작용으로 우리들 뇌리에 박혀 있게 된다. 이러한 **주입식 시·청각 자극의 입·출력에 익숙해지다 보면, 점점 생각하기도 귀찮아지고 언어적 대화도 귀찮아지는 부작용이 생긴다**(이는 결국에 어떠한 방식으로든지 인간관계에 문제가 발생하는 것으로 귀결될 것이다). 이 때문에 포르노물로 성을 학습한 남자들일수록, 침대에서 파트너와 대화를 시도하기보다는 말 수가 줄고 '그녀의 신음 듣기'나 '관찰하기'를 좋아하는 방향으로 '뇌가 더욱 단순화'된다.

밤일 교양남이 알아야 할
싼티남사전

최첨단을 고공 행진하는 스마트폰 발달로 '온라인'은 우리의 일상에 더욱 진하게 밀착되어 있다. 그러므로 인터넷 문화는 현실 문화에 예전보다 어쩌면 훨씬 깊고 다양한 영향을 미치는 시대일 것이다. 성 문화 역시 마찬가지다.

'나는 싼티남이다.'

한국의 인터넷 공간에 흔한, 여자들을 대상으로 폭력적 인성을 드러내는 성적 비하 언어들을 짚어보자. 여성의 성기, 여성의 외모, 성 경험이 있는 여자, 섹스에 능동적인 여자, 여성과의 섹스 행위를 비하하는 '소수' 싼티남들의 언어가 우리의 정신 '다수'에 어떠한 영향을 끼치는지 가볍게 살펴보기로 한다.

성 비하 언어에 노출되었을 때의 부작용

① 여자들이 스트레스를 받는다. 심리적으로 위축된다. 자존감이 낮아진다. 자신의 성적 욕망과 몸에 수치심이 생긴다. 섹스를 외면하게 된다. 성

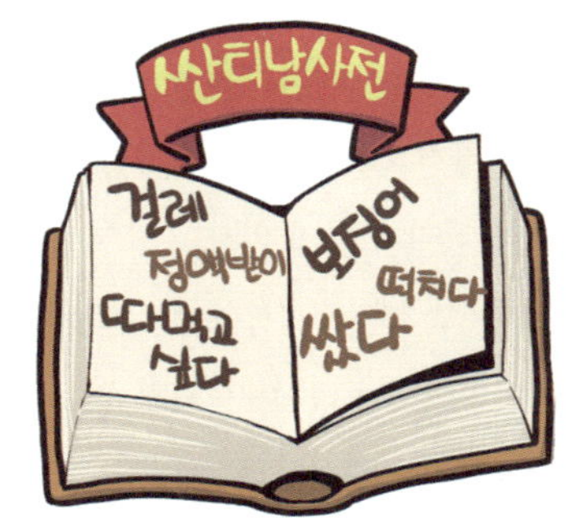

에 수동적이 된다. 심하게는, 남성을 혐
오하게 된다.

② 그러한 부정적인 영향을 받은 여자가
많아질수록 남자들에게도 언젠가는 반
드시 불리해진다. 남자를 믿지 않는 성
향이 되거나, 연애 중 또는 결혼 후 섹
스를 기피하거나, 특정 섹스 방법들을
거부하는 그녀와 성적인 트러블을 겪게
될 확률도 높아지게 되는 식으로, 여성
을 비하하는 화살은, 결국 남성에게도 돌아와 부메랑처럼 꽂힌다는 말이다.

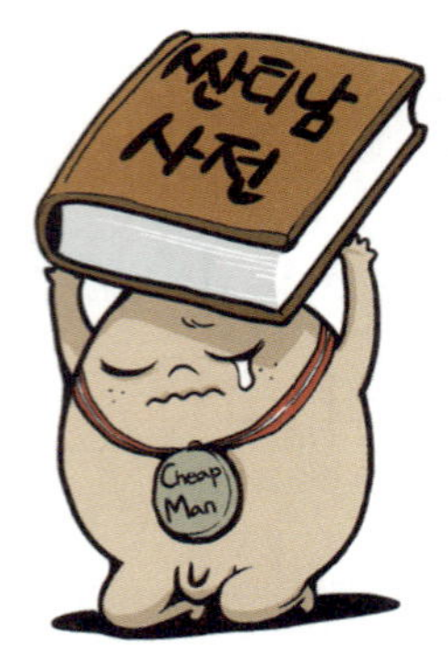

③ 여성을 비하하는 언어문화는 그 잠재적 위험에 있어서 포르노물과 막상막
하다. 한쪽 성을 함부로 대하는 폭력적 언어 모델은, 포르노와 마찬가지로
인격체인 여성을 가볍게 여기는 가치관에 영향을 미침으로써 현실 성폭력과
성범죄를 묵인하고 부추기게 된다.

이에 대해 인터넷을 안 보면 된다는 식의 조언은 현실적 해결책이나 근본적인
위로가 되지 않는다. 이는 나만의 문제가 아닌, '우리의 문제'다.

오프라인(일상)은 현실이고, 온라인(인터넷)은 가상인가? 하면,
이제 더는 그 분리가 무의미한 시대다. 유독 한국의 인터넷에 여성 비하가 넘치
고 방치되는 사실과 한국의 성폭력 범죄 발생이 실제로 세계 탑(TOP)을 달리
는 현실은 절대 무관하지 않다. (그래도 아랍권 또는 아프리카보다는 한국 여자
들의 인권이 낮지 않느냐며 '수준 낮은' 비교를 하지는 말아 달라.)
인터넷의 현실적 영향은 우리의 우려보다 긴밀하다. 그러므로 성 문제들이 긍
정적 방향으로 나아가려면 일부의 고질적인 병폐를 소수라고 간과해서는 안 되
며, 반드시 개선하려는 다각도의 시도가 필요하다.

바나나, 똘똘이, 똘이장군, 주니어, 매직봉, 매직스틱 등 페니스에 남자들이 스스로 붙이는 애칭은 대부분, 남성 자신의 몸에 대해 긍정적 의미를 부여한다. 반면, **여성의 클리토리스나 질은 이렇다 할 긍정적인 애칭과 별명이 없다.** 주로 '조개를 따 먹는다'는 식의 표현으로 비하되거나 '그곳, 거기'로 애매하게 불릴 뿐.

이 책의 명예의 전당 '애교 필살기의 황태자' 파트를 꼭 함께 읽어보자. 한 남성이 한 여성의 클리토리스에 사랑을 담은 애칭을 붙여주고 불러준 것이 그녀가 자신의 몸을 사랑하고 긍정적인 자존감을 키워나가는데 얼마나 좋은 영향을 미쳤는지에 대한 실제 사례로, 아마 괜찮은 남자가 되고 싶은 분들에게라면 좋은 본보기가 될 것이다.

'나는 부티남이다.'

언어 분리수거로 밤일 교양남 되기

'보지'라는 한자어는, 버리는 편이 차라리 나은 대표적 단어다. 생식기를 지칭하는 순수한 단어라며 그 이름을 여성 성기의 별명으로 권장하는 페미니스트들도 있다지만, 여성의 성기를 비속하게 부르는 그 단어는 일부 싼티남들이 그

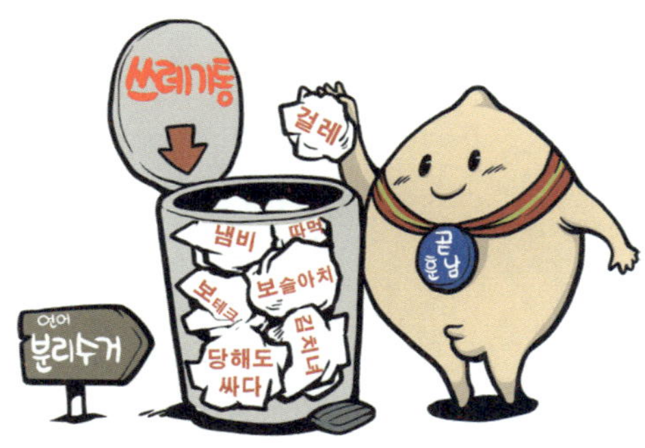

어감의 타락을 시켜온 지 이미 오래다. 이는, 그 단어에 대한 의미 부여를 오랜 세월 부정적인 방향으로 축적, 퇴적시켜 왔다는 말이다.

이제 와서 어감을 개선하려는 노력을 한다고 하더라도 되살리기 힘들 만큼, 성비하 언어의 폭력성은 갈 데까지 가 있다. '보'로 시작하는 수많은 여성 비하 용어들이 인터넷 곳곳에 쓰레기처럼 굴러다닌다. 청소년들도 쉽게 접하는 언론 기사들에 일상적으로 달리는 무수한 댓글들만 해도 그렇다. 그리고 이에 대해 아무도 책임지지 않는다. 그러므로 차라리 조금 다른 방향으로 각도를 틀어, 뜻 있는 개인들이 새로운 문화를 창조하는 시도를 해야 한다.

침대에서도 근사한 남성이 되려면 낯부끄러운 단어들부터 말끔히 뇌에서 리셋 하고, 언어 습관부터 분리수거하는 편이 좋다. 바른 언어습관이, 바른 마음과 행동을 만든다.

이 땅의 대다수 좋은 남성분들에게 부탁드린다.
'가장 개인적인 것이 가장 정치적인 것'이라는 말이 있다.
당신에게 사랑하는 그녀가 생긴다면 부디, 그녀의 소중한 '그곳'에 아름다운 이름을 지어주고 사랑을 담아 자주 불러주시기를. (예 소중이, 마시멜로, 새콤이, 사탕이, 달콤이, 달달이, 기쁨이, 능력이, 깜찍이, 토리, 우리 신비, 앙증이 등) ♥

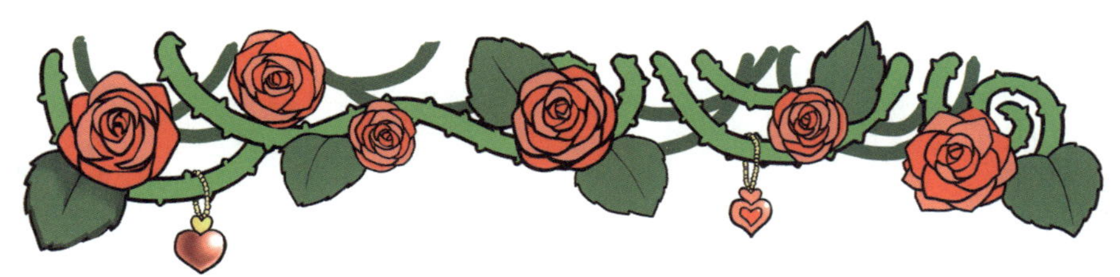

밤비의 추천 러브송 ♥경쾌함
Love Love Love (feat. Jason Mraz) – Hope(호프)

05

밤일 에티켓

당신은 에스프레소의 진한 향보다 향기로워집니다. 배려 한 스푼만으로 말이죠. 당신은 찬란한 태양보다 눈부시게 빛날 겁니다. 그녀 마음에 비추는 한 줄기 센스만으로도 말이죠. 깨알 같은 당신만의 히든카드는 어떨까요? 그녀는 섬세하게 노력하는 그런 당신을 떠나려 하지 않을 겁니다.

01

건강이
먼저다

그녀의 건강을 지켜줄 자제능력

어떤 남자들은 파트너의 잦은 섹스 거부에 힘들어하고, 항상 그 자세가 그 자세인 섹스라이프에 권태를 느낀다.

전자의 문제는 충분히 이해하고 공감이 된다. 다만 섹스 체위나 기술에 변화를 주어서 섹스를 놀이처럼 즐기기 원할 때 꼭 기억해야 할 것이 있다. '섹스는 건강과 직결된 놀이'라는 점 말이다.

포르노물에서 보여주는 수십, 수백 가지 패턴의 체위와 기술 중에는 현실적으로 그녀의 건강에는 무리가 되는 것들이 많다. 또한, 그녀의 성적 감흥을 오히려 반감시키는, 단지 '판타지형' 체위인 경우도 많다. 그러니 체위의 다양성에 과도하게 현혹되지 말자. "섹스 방법이 다채로워야 관계가 오래갈까?"

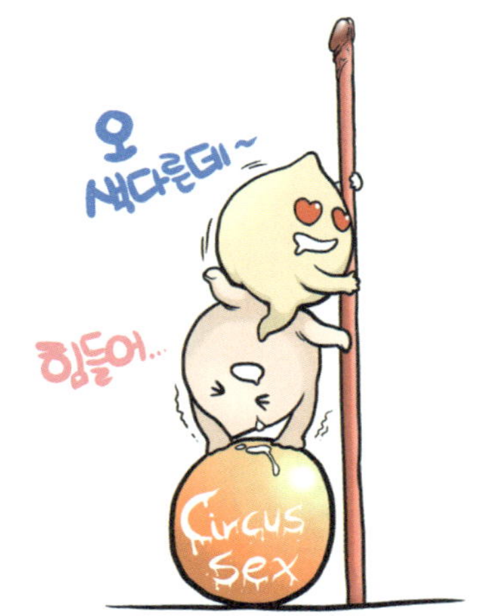

라는 질문은 자기 자신에게 종종 던져볼 가치가 있는 주제다.

그녀의 건강을 우선시하는 든든한 남자가 되자.
① 곡예와도 같은 불편한 체위, ② 여성 파트너가 통증을 느낄만한 격렬한 섹스, ③ 상처가 날 수 있는 거친 애무가 몹시 흥분되고 당신에게 즐겁더라도 그것들이 파트너의 건강보다 우선시되어서는 안 된다.

오늘 하루, 이 순간만 즐거우면 된다거나 나만 느끼면 된다는 이기심은 우선적으로 자신의 머릿속에서 지워 버리자. 포르노에서 본 것을, 인터넷에서 들은 것을, 실제 시도해보고 싶다는 욕망을, 현실적으로 자제할 줄 아는 능력이 필요하다.

그녀는 기꺼이 믿고 섹스를 허락한 당신에게, 자신의 몸과 마음을 존중받기를 간절히 원한다.

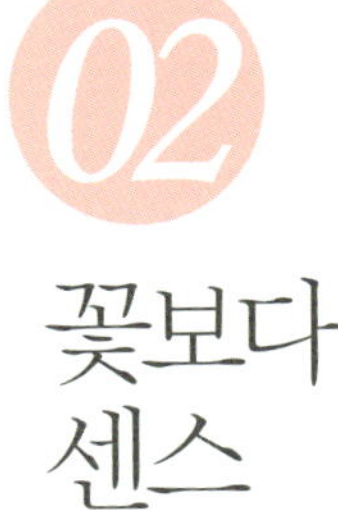

02

꽃보다
센스

연령대별로 여자가 파트너 앞에서 부끄러워하는 신체 부위가 있다. 그녀가 20대 초·중반이라면, 화장 지운 맨 얼굴을 수줍어할 것이다. 제모하지 못한 종아리나 겨드랑이를 부끄러워할 수도 있다. 20대 후반에서 30대 초반이라면, 조금씩 신경 쓰이기 시작하는 옆구리 살을 부끄러워할지도 모른다. 30대 중반을 넘어가기 시작하면, 뱃살이나 누웠을 때 가슴이 봉긋하지 않을까봐 걱정할지도 모른다. 공통적으로, 컨닐링구스를 받을 때 자신의 성기를 적나라하게 보이는 것이 아무렇지도 않은 여자는 거의 없을 것이다. **그러므로 밝은 시간대의 섹스라던가 불을 끈 상황이 아닐 때에는 그녀가 부끄러워하고 신경 쓸 만한 그곳을 살짝 담요로 가려주는 센스를 발휘하자.**

당신의 조그만 배려에 그녀는 훨씬 마음 편히 당신의 손길에 몰입할 수 있을 것이다. 담요 속에서도 그녀를 탐닉하는 일은 얼마든지 가능하다. **적나라하게 전라를 드러내고 나누는 섹스의 여유는, 향후 언제가 되던 차차 가능하게 만들면 된다.**

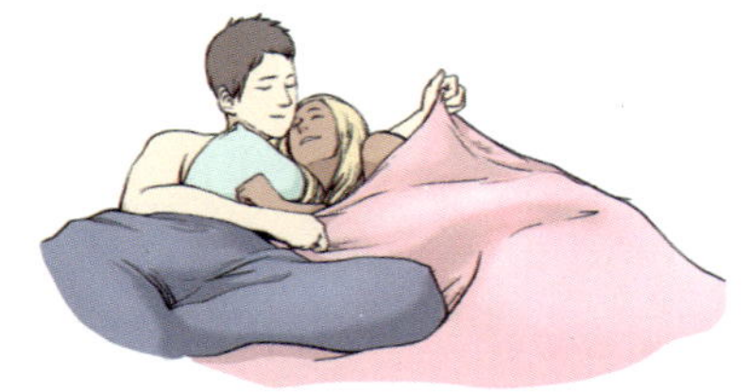

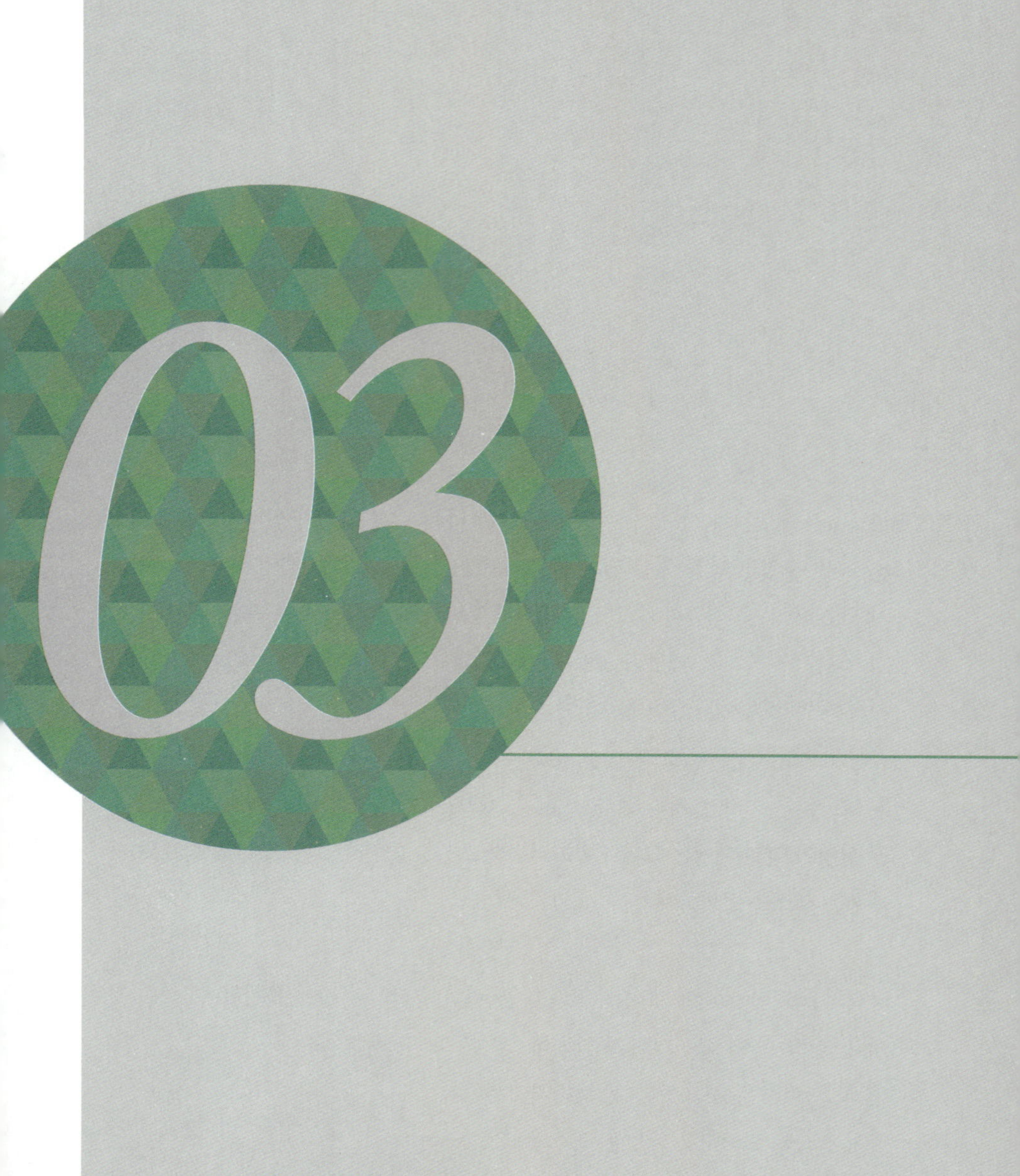

밤일 명예의 전당

밤일을 잘하면 다음날 아침 밥상이 달라진다는 '웃픈' 이야기가 있다. 실은 아침 밥상만이 아니다. 그날 하루가, 인간관계가, 한 사람의 가치관과 인생 자체가 달라질 수 있을 만큼 섹스라는 행위의 퀄리티는 중요하다. 그 퀄리티의 핵심은 공감 능력, 화술, 배려와 같은 요소들이다. 여전히 여자들은 성적 제약이 많기에 세상에 침대 위 '훈남'이 많아지는 것은 중요하다. 이번 테마에서는 그 훈훈한 역할 모델들을 소개한다.

01

명예로운 사례들

'특급칭찬'을 안겨주고 싶은, 그녀들의 가슴속에 아름다운 추억의 보석을 영롱하게 새겨준 연인들을 소개합니다. 당신이 만일 남자라면 이들처럼 살아보아야 하고, 당신이 만약 여자라면 이런 파트너를 만나는 것이 행복일 겁니다.

01

따뜻한
도시남자, 준

첫경험 리드의 모범적인 본보기

남자와의 '첫 경험'을 했던 첫날밤, '사랑'이라는 마취제 덕분에 두려움을 의식하지는 않았다. 그리고 오랜 키스와 부드러운 그의 손길에도 불구하고, 삽입 섹스 때 날카로운 통증과 동시에, 아련한 첫 절정이 희미한 불빛처럼 스쳐갔다.

첫경험 직후 그가 나를 꼬옥 안았을 때, 왠지 모르게 가슴이 뜨거워졌다. 일종의 카타르시스 감정이었는데, 뜨거운 눈물이 양 볼을 타고 주르륵 흘러내렸다. 가쁜 숨을 고르던 그가, 나의 눈물을 알아채고는 왜 우냐며 내 눈가와 양 볼을 연신 닦아 주었다. 그리고는 나를 안고 토닥였다.

그렇게 얼마쯤 흘렀을까… 갑자기 내 뺨이, 뜨거운 무언가에 적셔지는 것을 느꼈다. 그의 눈물이었다. 그가 울고 있었다. 나와 같이.

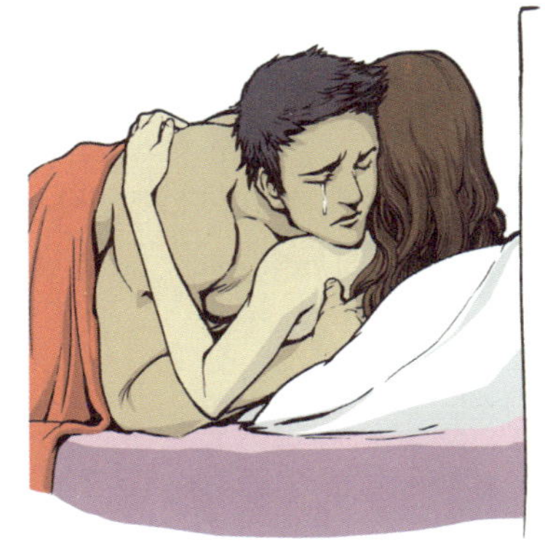

감정에 취해 울던 나는 당황스러워하면서 놀라 물었다. "당신은 왜 울어?"

그가 대답했다,

"몰라… 사랑하는 네가 우니까, 나도 눈물이 나."

"……."

그렇게 우리는 말없이 한참을 안고 있었다.

사실, 그날의 의미를 이해한 것은 긴 세월이 흐른 후다. 그렇지만 확실했던 것이 있다면 **그날이 있은 이후, 나의 첫 성경험은, 언제나 '소중한 것'이었다. 어떤 귀하고 깊은 가치로서 말이다.** 그것은, 생각지도 못하게 눈물까지 흘리며 '공감' 해 준 그의 사랑 덕분이었다.

성은, 함께 하는 것이며 공감하고 나누는 것이라는 의미를 그의 '눈물'과 '한마디의 말'로 인해 배웠던 것이기 때문이리라.

단언컨대 나의 성 가치관이 세월 지난 지금까지도 긍정적인 근본 이유는, 첫사랑과의 첫 성 경험 기억이 가치 있는 화석처럼, 빛나는 보석처럼, 기억 깊숙이 추억으로서 행복하게 자리하고 있기 때문이다.

♥ 파트너에게 받았던 첫 경험에서의 배려가,

♥ 공감의 태도가,

♥ 가슴 시리게 좋아했던 사람과 첫 경험을 치른 것에 대한 감사가…….

그와 나누었던 그날의 첫 섹스는 몸의 오르가슴보다 값진 만족감과 정서적 안정감을 나에게 선물했다. 친밀감, 신뢰할 수 있는 열정, 그의 숨소리, 그의 온도, 그의 체취, 따스하게 젖은 촉촉했던 느낌들, 사랑받는다는 행복감…….

섹스는 나에게 이런 것이다. '소중한 사람과 나눌 수 있는 친밀하고 따뜻한 커뮤니케이션 언어.' 그것을 '남자의 아름다운 눈물'로 가르쳐주었던 내 생애 첫사랑에게, 영원히 감사한다.

02

애교 필살기의
황태자, 민

남자의 애교를 예찬한다.

그는 내가 오럴섹스를 허락한 첫 사람이다.

세월 지나고 회상해 볼 때, 그건 나의 노력이었기 보다는, 굳게 닫혔던 내 마음의 문을 자연스럽게 열어주었던 그의 '좋은 태도'와 '특별한 센스' 덕분이었다.

그는 영혼이 자유로운 낭만주의자였다. 나의 모든 것을 아껴주었고, 느끼고 싶어 했다. **첫눈에 반해 그를 찬란히 사랑했지만, 사랑하는 마음의 크기만큼 나는 그 앞에서 수줍었다.**

**그가 '애교 필살기'를 발휘한 것은
오럴섹스를 나눌 때였다.**

정확히 이야기하면, 컨닐링구스. 나의 클리토리스꽃과 그 꽃잎에 그가 키스하고, 입술과 혀로 사랑해주는⋯⋯. 두 다리 사이 빗장을 풀어, 가장 은밀한 '비밀정원'

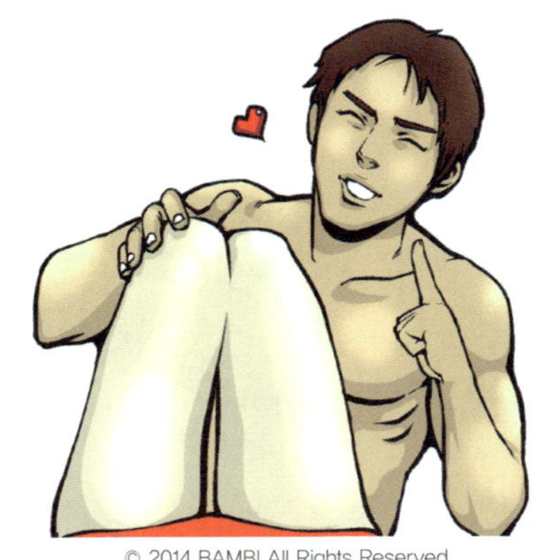

을 사랑하는 파트너에게 보인다는 일은 상상할 수 없는 일이었다. 생각하기도 싫은.

삽입섹스는 서로의 얼굴을 마주보고 나누지만, 오럴섹스는 파트너의 얼굴과 나의 그곳이 적나라하게 마주하게 된다. 여자에게는, 컨닐링구스가 심리적으로 감당하기 힘든 수위에 속한다.

'그대가 컨닐링구스를 원하면 나의 마음은 복잡해진다.'

♥ '정상적인 섹스(삽입섹스)'만 해야 하는 것은 아닌지?

♥ 오럴섹스를 허락해도 괜찮은 건지?

♥ 행여 헤픈 행동은 아닌지……

♥ 그곳의 모양새가 괜찮게 보일는지?

♥ 씻었지만 안 좋은 냄새라도 나지 않을지?

갈등과 당황, 불안, 두려움, 부끄러움, 수치심이 마음을 혼란스럽게 뒤흔들었다.

만년설, 굿바이

나는 그날을 기억한다. 컨닐링구스 받기를 거부하고 어쩔 줄 모르는 내 두 무릎을, 그가 두 팔로 꼬옥~ 껴안은 채 애교 신공을 발휘했다.

"한 번만. 응? 한 번만~"(윙크 작렬)

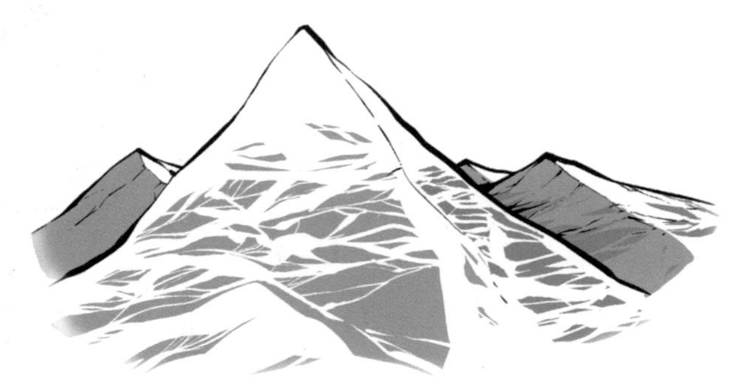

"싫어;;;……."
"아잉~ 오늘은 딱 뽀뽀 한 번만 할게. 응?"

깜빡깜빡, 큐피드급 폭풍 윙크를 날리며 그는 눈웃음을 지어 보였다.
침착하게 한동안, 인내심 어린 애교로 조르는 그의 태도에 내 만년설처럼 얼었던 마음이 어느 순간 천천히 녹아내리기 시작했다.

내 클리토리스에 가벼운 첫 키스를 건네던 날, 그는 상기된 표정으로 말했다.
"알아? 당신 거기, 정말 예뻐."
그리고는 다정하게 꼬옥 안아주었다.

그는 그렇게… 나의 은밀한 그곳이 예쁘다 말해 준 첫 사람이기도 하다. 고맙게도, 이 남자가 꾸준히 예쁘다 예쁘다 표현해준 덕분에(진짜 예뻤다기보다 '사랑해서' 한 말이었을지언정) 나는 언제부턴가 '음. 정말 그런가?' 믿어버리게 되었다. 그리고 '내 몸이 누군가에게 진심어린 사랑을 받고 있다'는 느낌에 따뜻했다.

"똘똘이 짝꿍에게 예쁜 이름 지어줄까?"
그는 나의 몸을 사랑한 나머지 나의 클리토리스(와 꽃잎들)에 적당한 애칭을 지어주고 싶어 했다. 자신의 페니스를 사랑하고 의인화하는 데에 골몰한 나머지, 그 짝도 당연히 예뻐해 줘야 한다고 주장했다. 그래서 그는 내 클리토리스에 애칭을 선물했다.

"우리 귀여운 보비는 잘 있어?"
전화로 그렇게 묻는다던가,

섹스를 나누는 날이면, 내 다리 사이에서 클리토리스에게 온갖 애교를 떨며 인사를 건네곤 했다.

"우리 예쁜 보비 안녕~? 오빠 왔어요~"

그런 그는 나의 사랑을 '명작 연애 소설'로 만들어 주었고, 그 애칭은 '황금 문장'으로서 책의 한 페이지에 소중하게 각인되었다. 당시에는 부끄럽기도 했고, 그의 행동이 엉뚱해서 웃기도 했지만, 지금은 그날을 떠올리면 빙그레 미소 지어진다. 컨닐링구스(오럴섹스)에 대한 나의 거부감이 줄어든 것은, 아마도 그의 그런 깜찍한 노력 덕분이었을 것이다.

당신은 알까……? 당신이 얼마나 사랑스러운 남자였는지 말이야.

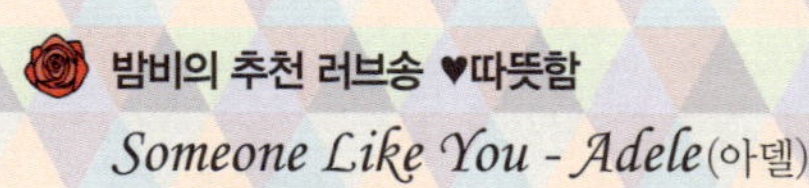

03

훈훈그래미상
남우주연상, 찬

"느꼈어요?"라고 물어봐준 파트너

그는 내가 부끄러워서 애매하게 대답하면, 오르가슴을 느낀 것이 맞는지 자상하게, 구체적으로 확인하곤 했다. 섹스의 목적은 여러 가지가 있겠지만, 그는 여자도 꼭 오르가슴을 느껴야 한다고 말했다. 마음뿐 아니라 몸도 행복해야 하는 건 당연한 거라며.

삽입섹스로 함께 절정 느끼기

그는 "느낄 것 같으면 알려 줘요." 라는 부탁도 자주 했다. 여자도 절정을 느낀 후에는 성욕이 완전히 사라지곤 한다고 그에게 알려준 이후, 그가 택한 대화법이었다. 컨닐링구스로 내가 절정 직전에 다다랐을 때를 인터코스의 시작 타이밍으로 잡아서, 그도 나도 거의 같은 타이밍에 절정을 얻곤 했다.

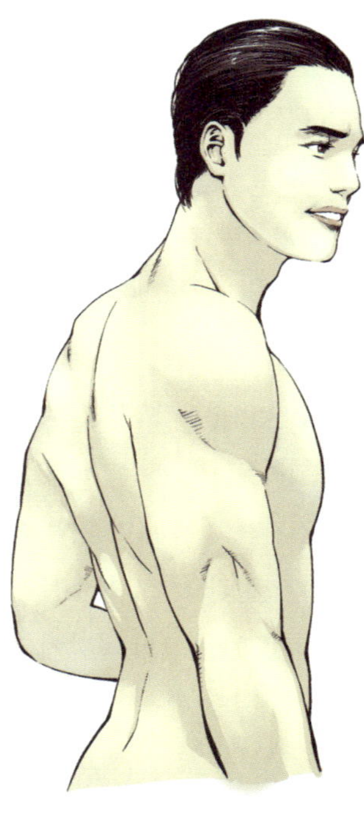

그는 백발백중 오르가슴을 느끼게 해주었다. 그는 ① 삽입섹스만으로는 여자가 오르가슴에 도달하기 어렵다는 사실을 인정했고, ② 정성스럽기 그지없는 컨닐링구스로 내가 먼저 절정에 도달하는 것을 좋아했다. ③ 그래야 마음이 편해져서 비로소 자신의 성감에 집중이 된다고 말했다.

그는 최소 30~40분 이상 피스톤 하는 타입이었다. 그래서 ④ 그는 펠라치오를 요청해 삽입섹스 시간을 줄이는 방법을 택했다. 펠라치오 후에는 다시 컨닐링구스로 내 성감을 절정 직전까지 차분히 끌어올리고 나서야 ⑤ 비로소 삽입섹스를 시작했다. 그러면 나는 반복해서 극치감을 느끼곤 했다.

동시에 함께 절정을 느끼거나, 반복 오르가슴이 가능했던 비법은 의외로 간단했다. 바로 ‘대화’다. 또 하나의 비법이 있다면 그것은 ‘타이밍’ 조절 능력이었다.

섹스의 타이밍 조절은 상대의 외적 반응 관찰에만 의존하면 빗나가기 십상이지만, 그는 타이밍을 맞추기 위해 대화를 나누려고 노력했고 이를 바탕으로 실천했다.

그가 빚어준 오르가슴은 화려했지만, 나의 사랑이 깊어지지는 않았기에 우리는 헤어졌다. 역시 여자에게는 사랑이 중요한가보다. **세월이 흐른 후 가끔은 그의 진가가 빛이 나며 기억 속에 ‘고왔던 별’처럼 떠오른다.** 어느 여자가 그를 데려갈지 몰라도, 그녀는 전생에 나라를 구했을지도 모르겠다. 언제나 사려 깊었던, 훈훈했던 그의 앞날에 축복을 빈다.

뿌잉뿌잉
연하남, 호

귀여움 주의!!

하얀 함박눈 펑펑 내리던 바닷가에서 호와 나는 첫날밤을 보냈다. 뫼비우스 커플링을 서로의 손가락에 끼워주고, 우리는 십이월 한겨울의 언 밤을 뜨겁게 녹였다.

키스를 유난히 좋아했던 그. 정열적인 삽입섹스로 사정을 하자마자 갑자기 나의 얼굴 옆에 고개를 묻고는 꼭 껴안은 채 침묵했다.

"자기 왜 그래?" 그의 고개를 들어 얼굴을 보려 하자 이번에는 얼굴을 확 침대에 파묻고는 엎드려 일어나지 않는다. 잠시 후에, 그가 내 쪽으로 고개를 돌려 새빨개진 얼굴로 웃으며 말했다.

"사정한 게 너무 수줍어."

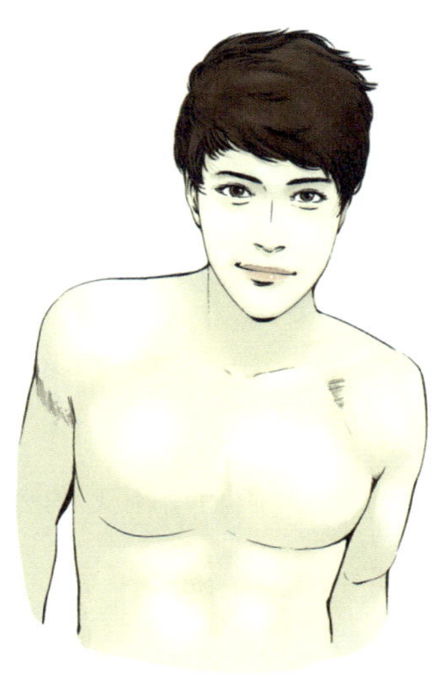

“뭐라고……?”
우리는 함께 미소 지었고, 나는 그의 사랑스러운 콧잔등에 키스했다.

왠지 모르겠지만 그날 그의 모습이 신선하고 귀엽게 느껴졌다. 때로, 그는 내가 연상이라 수줍어하고, 나는 그가 연하라서 수줍어한다.

지금도 그와의 첫 밤이 예쁜 기억으로 남아있다. 사랑하는 사람 앞이라서 이기도 했겠지만, 그가 아무래도 연하의 파트너라서 가능한 풋풋함이 아니었을까 싶다. 가끔 친구들에게 묻는다. “침대에서 수줍어하는 남자 본 적 있어?” 그 질문에는 다들 흥미로워한다. 그런 남자는 정말이지 희귀하니까!

그는 다소 여성적일 수 있는 교감도 자연스럽게 한다.
“내가 머리 말려줄게. 가만있어봐.” 아주 천천히, 로맨틱하게, 젖은 머리를 빗겨준다거나, 드라이어로 말려준다거나, 성적인 욕구를 채우려 하지 않고 함께 있는 시간 자체를 즐기려 한다거나, 기나긴 키스라던가……. 그런 시간들은, 섹스와 바로 이어지지 않는 애정 어린 ‘교감 그 자체’이다.

파트너와 열린 마음으로 교감이 풍부한 스킨십을 나눌 줄 아는 것. 그런 면도 연하남의 매력이다. 물론, 사랑에 빠지고 보니 ‘연상연하’였을 뿐, 연하 상대의 매력을 사전에 기대하고 그를 사랑하기 시작했던 것은 아니었다.

박력과 돌직구
섹스가 끝난 지 몇 시간 되지 않았는데 다시 다가오는 그에게 당황한 표정을 짓자 그가 섹시하게 콧잔등을 찡긋하며 윙크한다.
“어린 남자가 애인인데, 감당해야지?”

그런 말을 할 때 그의 자신감과 패기는 그 자체로 섹시하다. 가끔은 동생처럼 느껴지지만, 반전처럼 보여주는 그러한 ‘박력과 돌직구’가 자연스러운 매력으로 다가오는 것이다. 마치 '아기 치타' 같은 귀여운 야성적 매력이라고나 할까?

거부감 없는 수평적 태도

나에게 컨닐링구스를 해 주던 날 그가 물었다.

"좋았어, 자기? 나 어땠어요?"

"응……. 정말 너무 좋았어요."

수줍게 대답하자 그가 환해진 표정으로 말했다.

"하하하~ 앞으로 자주 즐겁게 해줄게요!!!"

동갑이나 연상도 할 수 있는 말이겠지만, 권위 의식에 아직 물들지 않은 어린 나이라서 그런 일종의 '충성의 말'을 거부감 없이 여자에게 할 수 있는 것 같다. 그와 있으면 귀엽고 듬직하고 즐겁다. 연하남 호는, '(볼을 꼬집은 후) 특급 칭찬*'을 해 주어야 마땅한 귀여운 야수다.

(볼을 꼬집은 후) 특급 칭찬* 한국 드라마 '밀회'에 등장했던, 특급 명배우 김희애 언니의 명대사.

05

아름다운
센스남, 훈

'한여름의 나무 그늘'을 닮았던 연상의 그 남자

미칠 듯이 사랑하지는 않지만 섹스를 나누어도 후회하지는 않을 것 같다고까
지 생각하게 한 그 남자는, 말보다 행동
이 앞서는 타입이었다. 가끔 나는… 그런
그의 '소나무'같은 품에 안겨 쉬고 싶다
는 생각을 했다. 첫눈에 반하는 사랑만
을 했고 열정만을 사랑이라 믿었던 나에
게, '정성'에도 연애 감정이 싹틀 수 있다
는 것을 가르쳐준 사람. 그의 진솔함은
천천히 가랑비처럼 내려 언제부터였는지
모르겠지만 내 마음을 촉촉하게 적시기
시작했다.

"말로 표현하지 않으면, 그게 사랑이야?"
"말 안 하면 난 당신 마음 몰라."
그를 알기 전까지는, 말로 표현하지 않는

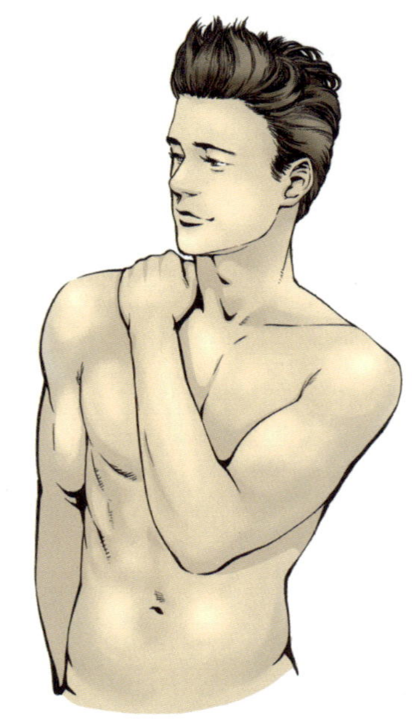

346

사랑에 냉소적이었다. 감미롭게 "사랑해." 속삭여주는 '보이는 사랑'만을 인정했다.

처음에는 몰랐다. 그가 나를 위해 한 일들이, 자신의 편리함과 욕구를 접어둔 채 상대방을 섬세하게 관찰하거나 양보해야만 가능한 행동들이었다는 것을. 함께 있으면 조잘조잘 아기 새 마냥 떠드는 건 주로 내 쪽이었는데 그럴 때면 그는 늘, 특유의 선해 보이는 미소만 날리며 묵묵히 듣곤 했다. 난 그런 그에게 가끔 종알댔다.
"당신은 내 말에 왜 그렇게 관심이 없어?"

그러나 그는 무심한 게 아니었다. 나의 행동 패턴, 나의 입에서 흘러나온 이야기들 속에서 취향, 꿈, 싫어하거나 좋아하는 것을 간파해 모두 기억했다가 하나둘 챙겨주곤 했다. 나의 평화와 행복을 지켜주는 것이 사명인 양 그는, 내가 좋아하거나 마음 편해할 것 같은 요소는 우선순위로 챙기는 배려를 베풀어주었다. 그것이 심리적인 요소든, 환경이든, 그 무엇이든지. 그렇게 몇 년이 흐르고 나니 어떠한 면에서 그는, 심지어 나를 나보다 더 잘 아는 사람이 되어 있었다.

그는 상대의 말과 행동에 집중하는 습관이 있었고, 상대방의 취향을 캐치해내는 센스가 있었다. 센스와 배려는 타고나기도 하지만, 상대에게 애정이 있으면 자연스럽게 생겨나는 것이기도 하다.

그는 나의 거울이다. 그를 만난 이후 나 또한 성장한다. 말보다는, 행동이 보여주는 신호의 깊이에 더 관심을 기울이는 습관이 생겨나고 있는 것이다. 또한, 상대방이 나에게 보여주는 진심어린 애정을 이용하지 않고, 베풀어준 예쁜 호의에는 더 예쁜 호의로 화답해주기 위해 나는 오늘도 노력한다. **진솔한 태도는, 이렇게 '사람'과 '관계'를 성숙시킨다.**

02

부끄러운 사례들

'특급눈물'을 흘려주고 싶은, 그녀들의 가슴속에 속상함의 기억을 남겨준 그들을 소개합니다. 당신이 만일 남자라면 이들처럼 살지 말아야 하고, 당신이 만약 여자라면 이런 파트너를 걸러내는 것이 행운일 겁니다.

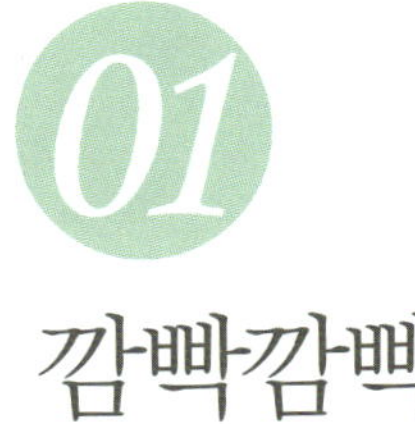

깜빡깜빡
간 큰 남자

크지만 노력을 안 하는 남자나, 작은데 노력도 안 하는 남자나 똑같다. 그들은 애정과 배려를 깜박한 '간 큰 남자'다.

간 큰 대물남

전희는 하는 둥 마는 둥 건너뛴 후 거칠게 삽입하고, 격하게 본인의 욕구만 충족하고 끝내는 남자. '파트너도 충분히 만족했는지?'는 못 본체 하거나 관심이 없다. 혹은, 꽂아준!! 것만으로도 파트너가 홍콩행 비행기에 탑승했을 것이라 어마어마한 착각을 하기도 한다.

이 무책임한 섹스 스타일이 우연처럼 오르가슴을 주기도 하지만 희박한 빈도일 것이다. 거친 섹스로는, 절정 선물은커녕 그녀의 연약한 곳에 상처를 입히거나 각

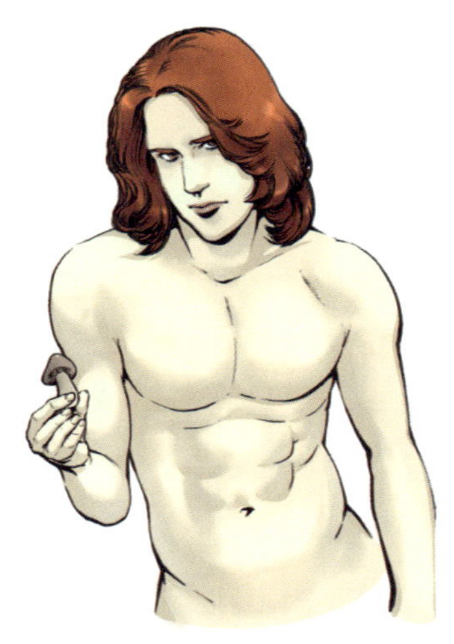

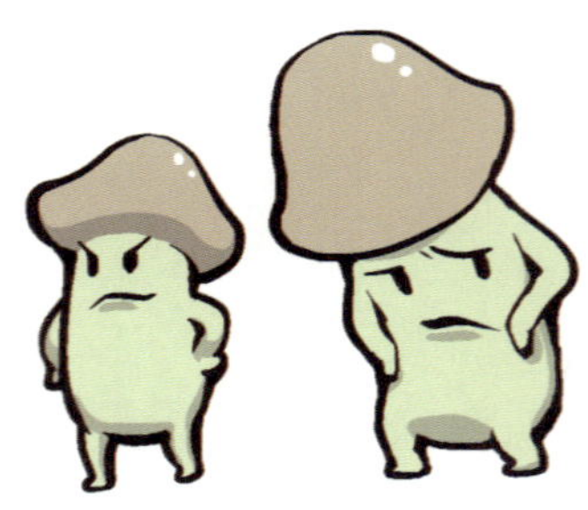

종 감염의 우려를 남긴다. 그리고 그녀는 여자로서의 자존감에 상처를 입을 수도 있다. 파트너에게는 건성의 애무만 던지고 **성급한 태도로 자신의 욕구만 채우는 남자는, 어떠한 식으로든 파트너와의 관계가 멀어지기 마련이다.**

간 큰 미니남

남자가 여자의 풍만한 가슴에 설레듯, 여자도 말은 하지 않지만 큼직한 페니스에 설렌다. 작아도 지장 없다고 각종 매체에서 전문가들이 이구동성 편을 들어주지만, 현실의 여자들은 내 남자의 '큼직, 듬직한 물건'을 은근히 자랑하고 다니기도 한다(대개, 크기가 자신이 오르가슴을 느끼기에 요긴해서 자랑하는 것은 아니고, 그저 우리 집 평수 크다고 자랑하는 심리와 비슷하다고 보면 된다). **뭐, 그렇다고 해서 페니스가 작은 남자분들이 기죽을 필요는 전혀 없다.**

서비스와 매너가 형편없는 '대물남'과, 사이즈는 귀요미지만 파트너와 함께 만족하기 위해 노력하는 '젠틀미니남'중 고르라면, 그녀들 중 열에 아홉은 일말의 아쉬움도 없이 대물남을 버리고 '젠틀 미니남'을 선택할 것이기 때문이다. 그리고 여성 건강을 위해서라면, 남성의 작은 페니스가 훨씬 안심이다. 그렇다고 해서 페니스가 귀요미사이즈 인데 침대에서 파트너를 위한 노력도 하는 둥 마는 둥이라면……. 그녀의 쓸쓸한 외면을 받을지도 모르겠다.

미스터 그레이

가끔 생각해. 섹스가 서커스도 아닌데, 왜 무리한 곡예를 해야 할까.
불편한 체위, 과격한 섹스, 건강에 위험한 섹스 방법.
<u>그래, 싫으면 싫다고 말하면 되는데……. 알아? 여자들은 말을 잘 못하고 그냥</u>
<u>섹스를 싫어하게 돼. 파트너인 당신이 싫은 게 아니라, 섹스가 싫어져.</u> 할 때마
다 부담스럽고 아픈데, 또 하고 싶어질 리가 없잖아.

알아. 당신이 파트너를 힘들게 할
의도는 없으리라는걸. 단순히 색다
르게 즐기고 싶거나 신선한 시도로
파트너에게도 잘 보이고 싶은 순수
한 마음이겠지. 그렇지만 그러한 침
대 위 '신의 한 수'는 부디 여성인
나의 몸이 고통스럽거나 마음이 불
편하지 않은 다른 방법을 찾아보는
것이 좋겠어.

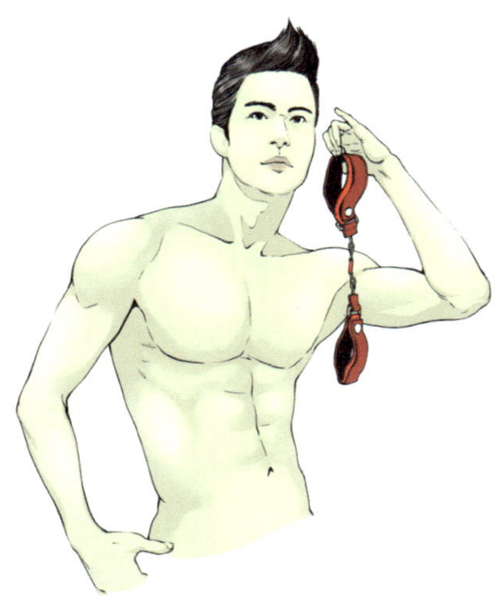

여자인 나는 침대에서 부담스러운 요구를 하는 남자의 태도가 싫어.

애널섹스(항문 섹스) 취향이 있는지 여자인 나에게 묻는다거나, 시도해 보기 원한다거나, 너무 잦은 체위 변경을 원한다거나, 아프고 불편한 체위를 원한다거나…….

몇 발자국 더 나아가서, 심각한 가학 피학 수준의 에스엠 플레이를 원하는 파트너는 다행히도 안 사귀어 봤지만, 만약 그런걸(M. 메저키스트, 피학 성향) 원하는 파트너라면? 그가 조각에서 갓 튀어나온 다비드라 해도, 뒤도 안 돌아보고 도망갈 거야.

내가 당신과의 섹스를 좋아하길 바란다면, 소설, 그러니까 허구 속의 미스터 그레이가 되려 하지 말고 '바닐라 섹스*' 라도 제대로 리드할 줄 아는 젠틀한 야수가 되어 주길 바랄게.

바닐라 섹스 * '향기와 맛의 기본'으로 통하는 향신료인 '바닐라(vanilla)'를 섹스에 빗대어 비유한 것으로, '기본기에 충실한 섹스'를 의미한다.

입술
난폭 운전자

그이를 사랑해요. 그런데 작은 고민이 있답니다. 힘이 세서 그런 건지, 마음이 앞서서 그런 건지, 그가 제 몸에 키스할 때면 너무 아플 때가 있어요. 젖꼭지를 세고 강하게 빨아들인다던가 해서요. 뭐 그건 괜찮아요. 그렇게 하지 말라고 하면 금세 고치는 편이니까요.

가장 싫은 건, 키스를 나눌 때에요. 진한 키스를 나눌 때 그가 하도 제 입 주변을 '침 범벅'으로 만들어놔서, 키스가 정말이지 싫어지려고 해요. 키스 때문에 아예 잠자리까지 부담스러울 정도랍니다. 얼굴 아닌 곳들이야 불쾌한 걸 잘 모르는데, 입가와 볼 그리고 턱이 온통 침으로 미끌미끌 범벅이 되면 차갑고 축축한 느낌이 좋지는 않더라고요. 유난히 그이 침 냄새가 심하게 느껴지는 날도 있고요. 게다가 우리 그

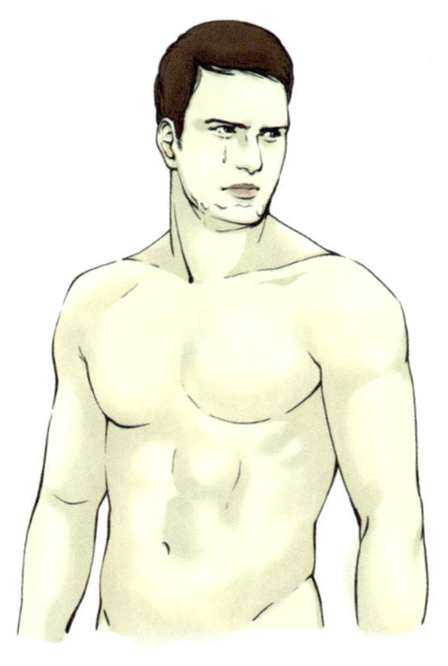

이는 담배도 피우고 양치도 잘 안 하거든요.

티슈나 수건으로 연신 침을 닦아내며 키스하기는 좀 그렇잖아요? 그이가 기분 나빠할 수도 있고요. 정열적으로 저를 사랑해주려 열중하고 있는 사람에게 "제발 침 좀 적당히 묻히고 키스해줘요."라고 말을 꺼내기는 민망해요, 분위기 깰까봐……. 이런저런 자존심을 상하게 할 수도 있는 이야기라 망설여지기도 하고요.

지금은 살짝살짝 키스를 피하는 식으로만 제 딴에는 눈치를 주는데, 그이는 눈치를 채기는커녕 제가 자기를 애 태운다고 생각하는 것 같아요.^^; 미안함을 무릅쓰고 사실을 말해야 하나요? 그이가 알아서 센스 있게 조절해주는 날이 오면 참 좋을 텐데.

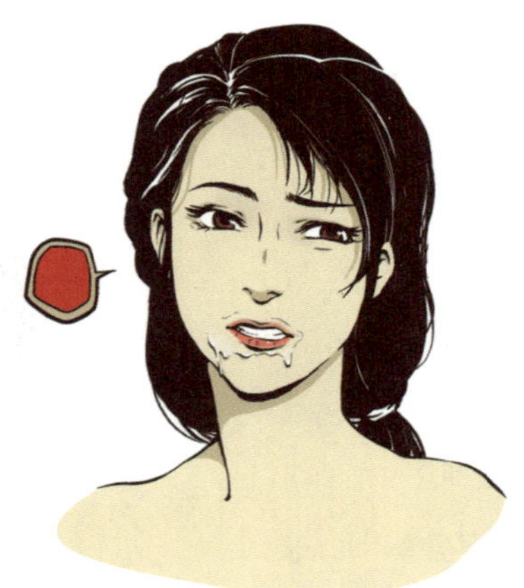

마라톤
금메달리스트

자네, 올림픽 출전할 생각인가……?

"나는 한 시간 두 시간도 피스톤 할 수 있어요. 대단하죠?"

마라톤에 출전해도 되는 그런 당신은 혹시, 자신이 정력가라고 착각하고 있지는 않은지, 혹은 '정력'과 '지루'의 구분은 하고 있는지, 파트너에게 성적 만족을 주기 위한 능력의 중요한 핵심이 밤을 하얗게 불태우는 삽입섹스라 생각하고 있지는 않은지, 정력제 광고의 세뇌라 생각해 본 적은 없는지, 포르노에 의한 가치관은 아닐지……?

만약 아내나 애인이 "우리 그이는 글쎄 한 시간씩 한다니까?"라며 자신의 사생활 정보를 은근히 자랑하거나 주위에 흘린다면 그 의미는? 자신이 섹스 때마다 홍콩에 다녀온다는(절정을 느낀다는) 의미하고는 상관없이, 그만큼 '파트

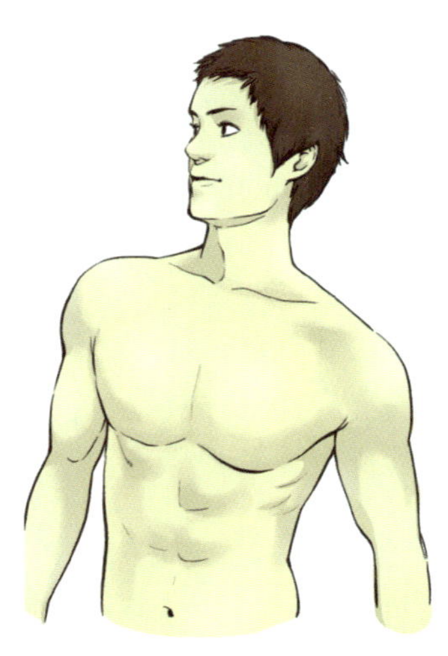

너가 자신을 여자로 봐주고 있으며 우리 커플은 이만큼 금슬이 좋다’는 심리가 그 ‘속내’인 경우가 많다.

위의 이야기와는 별도로 실상은 많은 여자들이, 한 시간 두 시간 동안 체위를 바꿔가면서 ‘삽입섹스 마라톤 대회’에 출전하는 상황을 안 좋아한다. 심지어 두려워한다. 또한, 그 때문에 섹스를 기피하기도 한다.
‘마라톤형 삽입섹스’를 한두 번 겪어 보면, 몸이 감당하기에 힘들고 정신적으로도 스트레스가 되어서, 자신의 건강에 무리가 된다는 것을 여자는 깨닫게 된다. 물론, 삽입섹스 이외의 애정 행위들로 채워지는 마라톤이라면 그것은 환영할 일이겠지만.

적당히 하려고 노력해도 사정이 안 되는 걸 어떻게 해요? 이 유형에 속하는 남자라면 심리적 문제가 있는지를 먼저 살펴보고 전문의를 찾아 상담하거나, 섹스 시 파트너와의 합의하에 마스터베이션 또는 펠라치오를 곁들이는 등 특단의 조치가 필요하다.

05

실험하는
남자

드문 케이스들이지만, ① 섹스를 나누는 동안 파트너를 '실험동물 임상관찰'하듯 한다거나, ② 파트너에게 '사정지연 콘돔'이라 알리지 않은 채 착용 후 섹스를 나누거나, 사정지연 크림을 페니스에 바른 사실을 파트너에게 알리지 않거나(이러한 케이스들은, 그녀의 성기와 입안 점막에도 마취 성분을 유입시킬 수가 있다), ③ 음경만곡증 같은 본인의 페니스 상태로도 삽입섹스가 가능한지를 파트너에게 실험해 보는 남자들이 있다.

여기서 음경만곡증, 말하자면 심하게 휜 페니스로 여성 파트너에게 삽입섹스를 시도하는 사례의 위험성에 대해 소개한다.

음경이 휘었다고 부끄러울 일은 아니다. 차차 개선하면 된다. 자신이 원해서 그렇게 된 것이 아니므로 타고난 몸

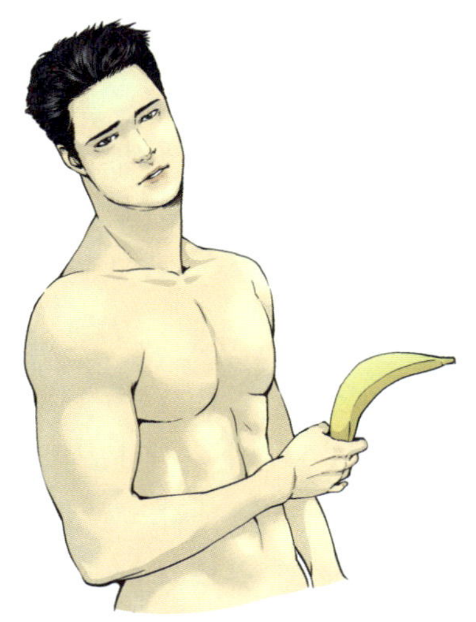

의 모습 자체를 조롱하는 행동은 당연히 옳지 않다. <u>다만, 휜 음경으로 질 삽</u><u>입섹스를 시도했을 때 생기는 문제점을 인지하지 못하거나 정상이 아니라는 사</u><u>실을 부정한 채, 파트너의 입장은 생각하지 않고 삽입섹스를 시도하는 일부 남</u><u>성의 '자존심'이 문제가 된다.</u> 현실을 정면으로 직시하고 문제를 해결해서, 좋아하는 사람과 편안한 마음으로 섹스를 즐겨야 하지 않겠는가?

발기 전에는 잘 모르지만 음경이 완전히 발기했을 때 대체로 곧은 모양을 유지하지 못하고, 좌우전후 방향으로 심하게 휘어있는 케이스들이 있다.

이 '**음경만곡증(페이로니병**, Peyronie's Disease)'은 본인에게

① 성적인 콤플렉스나

② 삽입섹스 시 통증을 줄 수 있고

③ 자신의 문제에서만 그치는 것이 아닌,

아무것도 모르는 파트너의 건강에도 위협이 된다.

페니스가 휜 것을 인지하고는 있으나 병원 찾기를 미루는 남성의 성적 콤플렉스는, 섹스를 피하게 되거나, 파트너의 잦은 교체와 같은 스트레스성 행동으로 나타나게 된다.

심하게 휜 음경은 일단 정상적 질 삽입과 피스톤이 어려움에도 불구하고, 어떤 남자는 자신의 페니스가 비정상이 아니라는 것을 확인해 보고 싶어서,

① 강박적으로 파트너를 여럿 바꾸어 보거나

② 섹스 체위를 다양하게 바꿔 삽입과 피스톤을 시도한다.

혹시라도 자신의 휜 음경과 '레고 블록'처럼 아귀가 딱 들어맞는 질을 가진 여자가 있지 않을까? 기대하면서 말이다(이것을 속궁합의 범주로 착각하면 곤란하다). 아쉽게도, 질 각도가 심하게 휜 사례는 만나보기 힘들 것이다. 음경처럼 몸 밖 돌출이 아니므로 체위를 바꾼다 해도 질의 각도는 여성의 몸 안에서 일정범위 각도 이내를 유지한다.

휜 페니스로 삽입을 시도하면 파트너에게 고통을 준다. 무리한 시도로 질 입구 점막에 미세 상처를 내는 것은 물론이고, 비명을 지를 만큼의 통증을 파트너에게 가할 수 있다. 피스톤은커녕, 몇 센티 삽입도 어려울 만큼 휘어있는 음경도 있다. **질 안이 탄력 있다 해도, 고통 없이 받아들일 수 있는 한계가 있는 법이다.**

삽입섹스 경험 자체가 별로 없는 여자와 남자는, 페니스 질 삽입이 원래 이렇게 아프고 힘든 건가? 하고 상황 분별을 잘 못할 수 있어서 더 무리한 시도를 하게 된다.

삽입섹스 시도 중에 '이러다 죽을 수도 있겠다.'는 아찔한 생각까지 들어 충격이었지만, 파트너의 자존심을 생각해 "병원에 가보는 게 어때?"라고 차마 말하지 못했다는 실제 경험담들을 토대로 이 주제를 언급하는 것이다.

자신의 페니스가 휘어 있다고 느낀다면 '정상, 비정상 여부'를 애꿎은 파트너에게 실험하지 말고, 의사 선생님들의 자상한 도움을 받자. 교정이나 수술에 긴 시간도 소요되지 않는다고 하니, 경제적인 이유로 당장에 교정이 어렵다면 삽입섹스만은 일단 피하자.

여성들의 입장은 고려하지 않은 채, 음경이 휘어있는 방향별 삽입섹스 체위를 가르치는 황당한 성 상담가도 있고, 휜 음경에 매력을 느끼는 여자도 있다는 지극히 남성 중심적인 발상의 콘텐츠들이 돌아다니는 모습을 보면 참으로 걱정스럽다. **휜 페니스로 혼자 속상해할 남자들의 마음을 깊이 이해는 하지만, 여성 파트너의 건강까지 담보로 하는 무리한 모험을 시도하지는 말아주었으면 좋겠다. 충분히 개선할 수 있는 문제라면, 개선하자.**

그녀들에게
묻고 싶은
19가지 19금 질문

대중적인 섹스 이슈 질문들을 다뤄본다. 페니스 삽입과 피스톤을 오래 하면 좋은지, 페니스가 크면 클수록 좋은지, 그녀들도 포르노를 보는 지와 같은 궁금증들은 아마 수많은 사람들에게, 생애에 걸쳐 '네버엔딩 스토리'로 풀어야 하는 숙제와도 같을 것이다. 이에 대한 여성 관점의 답변들을 정리하였다.

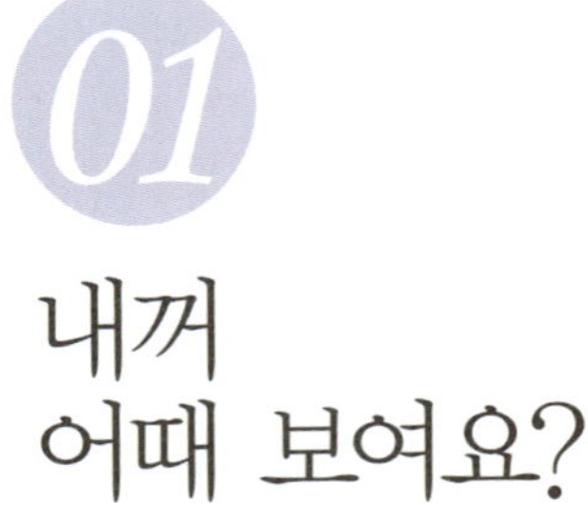

내꺼
어때 보여요?

멋있어?ㅎ 귀여워?ㅋ 징그러워?; 무서워?ㅜ.ㅜ

여자는 페니스를 볼 때 ♥ 흥미로움을 느껴. 왜? 일단, 움직이니까. ♥ 사랑스러움 ♥ 귀여움도 느껴. 오늘은 느낌이 어떨까? ♥ 설렘도 있어. 몸이 피곤한 날에는, 팽팽해진 녀석이 부담스러워 보이기도 해.

솔직하게 말해도 될까? 조금은 징그러움도 느껴. 페니스를 실제로 본 경험이 적을수록 그렇게 느끼기 쉬운데 나와는 다른 '낯선 생김새'와 크기가 주는 인상 때문이야. 그렇지만 안심해요, ♥ 사랑이 깊어질수록 당신에게 익숙해질수록 그런 거부감은 차차 사라지게 되니까요.

요술처럼 커진 페니스가 고개라도 '까딱' 움직이는 모습을 보면, 너무 귀여운 나머지 뽀뽀를 해 주거나, ♥ '깨물깨물' 예뻐해 주고 싶을 때도 있어. 단, 여자는 파트너를 사랑할 때만 그런 감정을 느껴요. 남자들은 그 점을 잊으면 안 돼요.

변신로봇 똘똘이에 대한 그녀들의 호기심

인간에게 두 눈이 있는 한, 그녀들 역시 시각에 지배되는 건 당연지사. 남성의

감촉

- ♥ 따뜻하다가 뜨거워진다.
- ♥ 말랑말랑하다가 단단해진다.
- ♥ 잘 휘어지다가 꼿꼿해진다.
- ♥ 귀두는 작고 말랑거리다가 팽팽해지는데, 윤기 나는 그 매끄러움을 아이스크림처럼 핥고 싶은 욕망이 샘솟기도 한다.
- ♥ 음낭도 동글동글 말캉말캉 쓰다듬는 감촉이 부드럽다.
  (남자의 숨겨진 '매우 연약한 부위'라는 것도 만져보면 느끼게 된다.)

크기

- ♥ 귀요미에서 빅 사이즈로 변신한다.
- ♥ 귀엽다가 듬직해지는 느낌?
- ♥ 음낭도 그 크기나 촉감이 변한다. 보들보들 축 늘어져 있기도 하고, 주름을 한껏 움츠려 몸 쪽으로 작고 단단하게 올라붙기도 하는데, 둥그스름한 그 곡선을 따라 감싸 쥐면 손안이 포근하다.

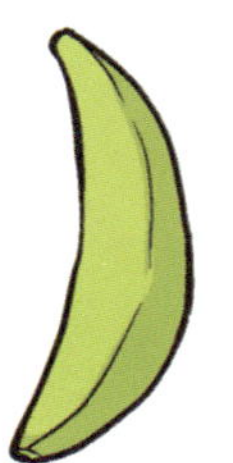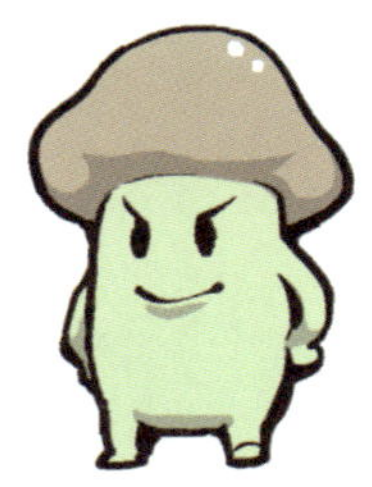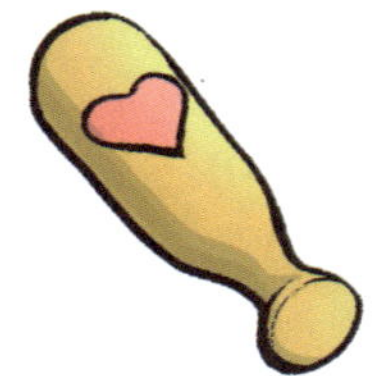

발기의 매력

씩씩하게도 녀석은 쓰다듬어도 주기 전에 혼자 힘으로 커지곤 하지만, 그렇지 않을 때에도 작고 말랑한 페니스를 천천히 쓰다듬으면 손안이 점점점 꽉 차온다. 심지어 요 귀염둥이는, 가만히 손만 얹고 있거나 손으로 감싸고 있기만 해도 커진다. 그 변화가 신기하고 재미있어서, 키운 후 작아질 때까지 기다렸다가 다시 키우기를 반복하는 놀이(?)도 재미있다.

흥미로운 점은, 페니스는 남자가 깊은 잠에 빠져있을 때 만지작거려도 곧잘 커진다는 사실. 그들이 곧잘 '텐트 치기 활동'을 하는 이른 아침이 아니어도 말이다. 남자들은 쿨쿨 잠이 든 동안에도 '야한 더듬이' 하나쯤 켜놓고 자는 것일까? 싶어 귀엽단 생각이 들 때가 있다.

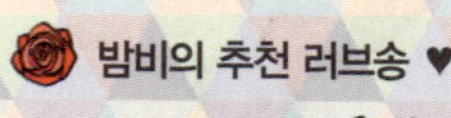

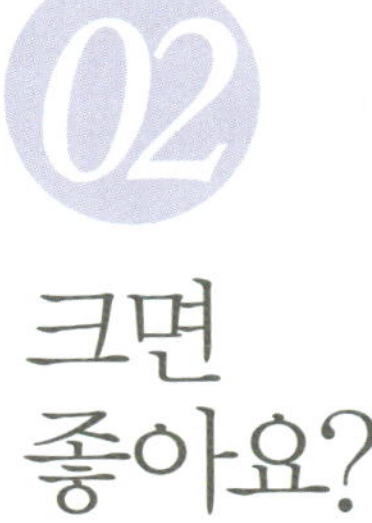

02

크면
좋아요?

큼직! 듬직? vs. 앙증! 실망?

그녀는 파트너에게 '콩깍지'가 쓰였다면 크기에 별로 신경 쓰지 않아. 사랑은 있는 모습 그대로를 좋아하게 만드니까. 그러니 여자도 그렇지만 남자도 좋아하는 사람과 섹스를 나누는 게 가장 좋아.

그래도 굳이 한쪽을 골라야 한다면? 여자는 큰 페니스를 약간 더 좋아해.

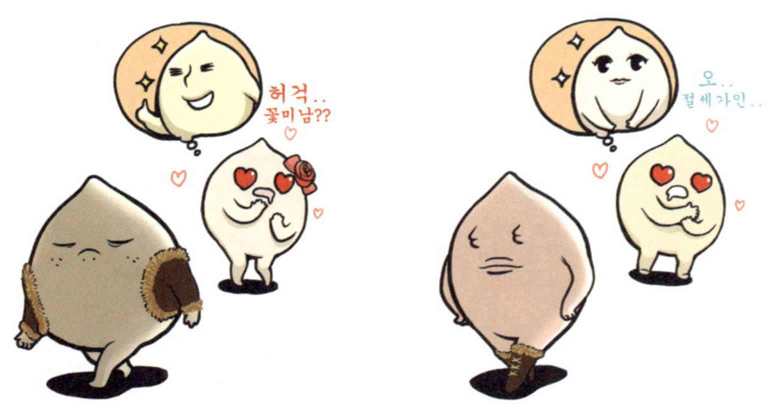

첫 번째 이유는 시각적 흥분 때문이야. 여성 파트너의 가슴 크기가, 섹스에 직접 '물리적인' 영향을 준다기보다 시각적 흥분과 얼굴을 파묻었을 때의 느낌, 그리고 손에 쥐는 촉감에 영향을 미치듯, 남자의 페니스 크기도 마찬가지야. 작은 페니스보다는 큰 페니스에 '시각적으로 매료'되는 것이지. '스케일 큰 예술작품'을 볼 때 압도되는 그런 느낌 정도랄까?

두 번째 이유는 손으로 쓰다듬을 때나 삽입섹스 때 채워지는 느낌이 드니까, 작은 분들에게는 미안하지만 솔직히 크면 좋아. "그녀의 질이 헐거워서가 아닐까요?"라는 '파트너에게 책임을 돌리는 질문'은 당신에게 되돌려 줄게. 남자가 페니스를 조여 주는 질을 좋아하는 거나, 여자가 질을 꽉 채워주는 두툼한 페니스를 좋아하는 거나 비슷한 로망 아닐까? 그래야 오르가슴을 느끼기에 좀 더 도움이 되니 둘 다 (자신의 입장에서는) 자연스러운 소망이겠지.

페니스가 '크면 클수록' 여자들이 좋아할까?

그렇지는 않아. '거유(巨乳, 거대 가슴)'에 대한 환상이 존재한다고 해도, 현실의 남자들은 그녀의 가슴 사이즈가 적당해야 아름답다고 느껴. 그와 비슷하게, 대물보다는 적당한 크기의 매끈한 페니스가 훨씬 섹시해. 물론 적당함의 기준은 개인 취향 차가 있겠지. 과도하게 큰 페니스는 그녀에게 삽입섹스를 지레 걱정하게 하기도 해. 작은 페니스도 거칠면 마찬가지겠지만, 큰 페니스는 삽입행위 시에 조심하지 않으면 여자를 여러모로 아프게 할 수 있거든. 그래서 여자는 자신의 몸이 받아들일 수 있을 만큼만 적당히 커 보여야 덜 부담스러워.

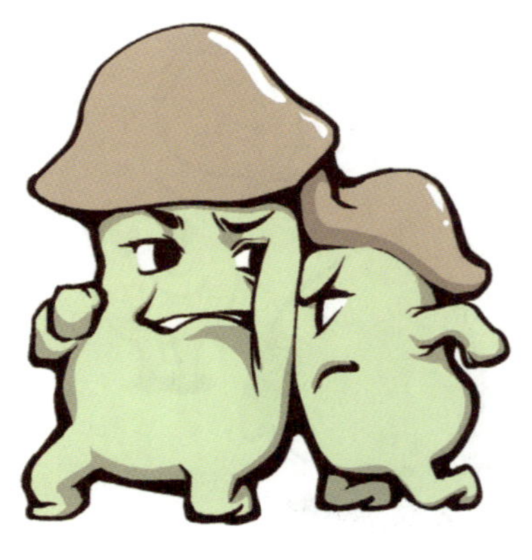

굵기와 길이. 뭐가 중요해?

페니스 둘레가 굵은 것은 그런대로 괜찮지만, 길이가 길면 삽입섹스 때 아랫배가 아플 수 있어서 부담스러워. 당장 아픈 것도 아픈 거지만 건강이 염려되는 것이 더 문제이기도 하고. 그러니 **남자들이 길이에는 집착하지는 않았으면 해. 길이보다는 굵기, 그러니까, 둘레가 더 중요하다고나 할까?**

작은 페니스를 선호하는 그녀?

몸에 부담스럽지 않은 부드러운 섹스를 원하는 성향이거나, 혹은 거친 섹스로 아팠던 기억이 있다면 작은 페니스를 선호할 수도 있어. 페니스가 큰데다 거칠게 섹스하는 타입의 남자는 우리의 그곳에 보이지 않는 상처들을 내서 며칠 동안 쓰리거나 따끔거리게 만들 수도 있거든. 그런 경험이 있다 보면(경험이 없다고 하더라도 충분히 예상 가능한 상황이지.) 그녀는 불친절한 큰 페니스보다는 '신사적이고 작은' 페니스를 좋아하는 취향이 될 확률이 높아. 이러한 취향이 뜻밖에 굉장히 많다는 것을, 특히 우리 남자 분들이 꼭 알았으면 좋겠네. 결론적으로, 크다고 좋은 것은 아니라는 말.

03

오래 하면
좋아요?

오래 달려야 떳떳한 남자가 될 것만 같아요

피스톤을 수십 분 넘게 지속하는 것을 여자들은 생각보다 좋아하지 않아.
이유는 단순해. '아프니까.'

혹은 몸이 감당하기에 무리가 되니까. 물론, 삽입 행위를 시작했는데 파트너가
내 만족에는 신경도 안 쓰고 너무 이르게 끝내버리면, 속상하기도 해.

30분 이상, 심지어 한 시간가량 격렬하게 이어지는 오랜 피스톤은?

✓ 마찰의 완충 역할을 하는 질액을 마르게 하고,

✓ 질 입구와 안이 충분히 흠뻑 젖어있
   다고 해도, 질 점막과 질 근육에 큰
   무리를 주기 때문에 통증을 느껴.
   허벅지도 마비된 듯 아파 와.

✓ 체위를 바꿔가며 페니스를 다시 삽
   입하느라 질 입구를 여러 번 건드리
   는 것도 통증의 요소야.

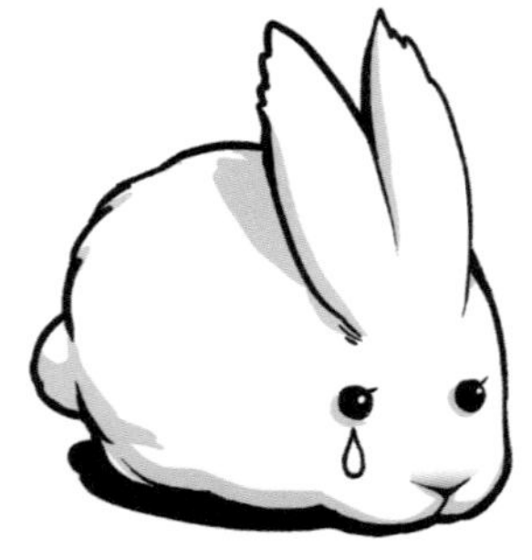

그러니 십여 분 전후로 피스톤 하는 체질의 남자라면, 더 오래 해야 상대를 만족시키는 게 아닐까? 굳이 고민하지 않았으면 해. **건강이 상할 판국에 오르가슴이 무슨 소용이겠어?ㅠㅠ**

삽입 전에 그녀의 몸에 정성을 기울인다면?

삽입섹스를 짧게 하거나 건너뛰어도 오르가슴을 느낄 수도 있기 때문에, 삽입 행위를 얼마나 지속하느냐에 그녀는 신경을 덜 쓰게 돼. 많은 여자들이 평균 10~15분 정도로, 길어도 20분 이내면 충분히 만족한다고 해.

반면, 당신이 삽입섹스로만 승부한다면?

그녀는 몸 밖에 있는 클리토리스 '간접 자극'에만 의존해 오르가슴에 도달해야 하기 때문에, 긴 시간의 삽입섹스를 갈망하게 될 거야. 그래서 페니스 삽입 전에 성감의 상승이 없던 상황이라면, 행위를 시작하고 5~10분 내에 당신만 느껴버리고 끝날 때에 그녀가 실망할 수 있어.

그럼에도 불구하고 롱롱타임 삽입섹스는 부담 백만%

어떠한 경우라 하더라도 수십 분 이상의 삽입 행위를 대부분의 여자들은 내켜 하지 않아. 심지어는 싫어해. 그 이유는 위에 설명했어, 아프고 몸에 무리가 되기 때문이라고.

그녀의 오르가슴을 지휘하는 클리토리스귀두는, 질 안에 없어. 질 밖에 있어.
삽입 행위를 해야 한다면,
① 삽입 전 클리토리스귀두를 충분히 마사지 받는 것과
② 그곳에 파트너의 치골이 밀착되어 자극을 지속해주는
③ 15분 전후의 페니스 피스톤.
이러한 스타일이,
현실 여자들이 원하는 삽입섹스 타임의 '정석'이야.

그러므로 '삽입섹스 중심의 섹스관'으로 오래달리기에 귀한 정력을 낭비하지 않길.

남자인 당신도 힘들고 여자인 우리도 힘드니까…….

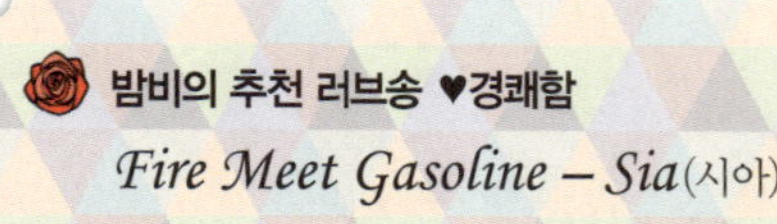

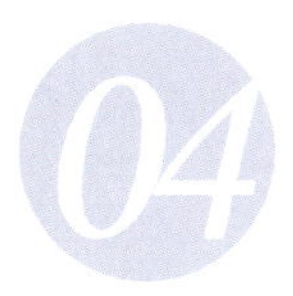

똑똑이 우유,
맛이 어때요?

'솔직히 맛있진 않죠. 그녀에겐 어떨지…….'

그녀가 맛본 똑똑이우유?

보통의 여자라면, 펠라치오는 즐긴다 해도 자신의 입안에 사정까지 허락하는 건 싫어해요. 마치 포르노 여배우 코스프레를 하는듯한 거부감도 일지만 '정액의 냄새'에 대해 듣거나 경험해 어렴풋하게라도 알고 있어 본능적으로 부담스럽기 때문이죠.

밤꽃 향과 닮았다는 정액 냄새는, 우리 코에
기분 좋은 향은 아니에요.
입은, 미각뿐 아닌 후각이 직결된 곳이잖아요?
정액의 촉감과 맛은 괜찮지만, 냄새가 후각과
비위를 건드리기 때문에 **혀로 음미해 보고 싶
다는 생각은??? 1%도 들지 않아요.**
(자기들에게도 맛있지는 않잖아요? ^^;;;)
포르노가 심어주는 환상 중 하나가 여자들이

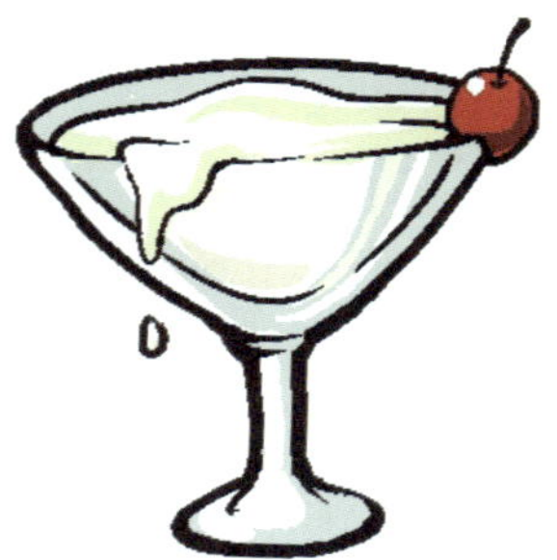

정액을 맛있게 음미하는 장면인데, 그건 어디까지나 남자들의 욕망만을 채워주기 위한 연출이죠.

실망했어요? 그렇지만, 그녀가 정액 냄새를 불편해하는 것이 당신을 싫어한다는 의미는 아니니 안심해요.

어떤 남자들은 항변하기도 하죠. 자신은 파트너를 사랑하기에 그녀의 질에서 흐르는 애액을 기꺼이 핥고 삼킨다고. 그러니 여자도 그래야 사랑 아니냐고. 그러나 질액과 정액은 기본적으로 고유의 냄새가 달라요. 건강하고 청결한 여자의 질액은 약간 시큼하거나 달달한 냄새 외에 역한 향이 없어요. 그럭저럭 견딜 수 있는 맛과 향이란 의미에요. 그에 비해 정액은 아무런 맛도 없지만, 냄새가 불편해요. 여자는 후각이 예민하니 좀 더 힘들죠.

<u>자신에게도 불편할 수 있는 정액의 맛을 파트너가 음미해주었으면 하거나 삼켜주었으면 하는 것은, 여자들의 입장을 존중할 정신적 능력이 안 되는 남자의 태도에요.</u> 남자인 당신이 자신이나 타인의 정액을 정말 맛있게 냄새 맡고 음미하고 삼킬 수 있다면? 그때는 파트너에게 한번 권해볼 수도 있겠죠.

똘똘이 우유, 한 번쯤은 맛볼까?

여자도 컨닐링구스를 받으면서 오르가슴까지 도달이 가능하기 때문에 이론상 남자가 펠라치오를 받을 때 사정까지(오르가슴) 가고 싶은 심정도 충분히 이해는 합니다.

그렇지만 안타깝게도 그 수준의 행위까지 허락하기에는 정액의 냄새가 너무 고역이랍니다.

그럼에도 불구하고 펠라치오 시 합의하에 입안에 사정하기로 했다면?(절정을 그렇게 경험해보기를 간절하게 원하는 현실의 남자들도 존재합니다.) 여자는 남자가 사정하는 순간에 숨을 몇 초 쉬지 않았다가 뱉어내는 것이 최선이에요.

이때 억지로 무리하게 삼키지는 마세요. 숨을 몇 초 멈춘 그대로의 상태에서 정액을 뱉어내고, 깨끗한 물로 입안을 재빠르게 여러 번 헹군 후, 다시 숨을 쉬는 것이 그나마 가장 견딜만한 방법입니다. 만약 뱉지 않고 정액을 삼키려 한다면? 반사적으로 들숨과 날숨을 쉬게 되면서, 코로 그 냄새가 올라와 비위가 상할 것을 감수해야 해요. 솔직히, 정액을 삼키는 행위를 한다면, 그녀가 토하지 않는 것만 해도 다행일겁니다.

'똘똘이우유 맛이 어때요?'라는 질문에는,
긍정적 대답을 은근히 기대하는 남자들의 판타지가 들어 있다.

그렇기에 여자들에게는 그 질문 자체가 부담스러워요. '긍정적인 대답을 해 줘야 하는 것이 아닌가?'하는 부담감에서죠. 하지만 솔직한 대답이 결국에는 서로의 행복에 유익할 것이라 믿습니다. **정액 냄새를 단 몇 초간 감당하기만도 여자들에게는 벅차요. 그런 분비액을 입안에 머금고, 혀로 음미하고, 목으로 삼키라는 것이, 파트너에게 얼마나 스트레스가 될지 생각해 본 적 있나요……?** 여자들은 그러한 '고행·수행'을 원치 않습니다. 차라리 섹스 없이 살아가는 게 나아요.

우리는 파트너가 불편해하지 않도록 배려할 책임과 의무가 있죠. 그런 것이 없다면 나머지 한쪽은 힘들어지게 돼요. 만약 그녀가 나의 정액을 맛있어하고 삼켜주는 것이 애정이라고 생각한다면, 자신의 그 가치관이 어디에서 비롯된 것인지 자신의 마음을 가만히 들여다보세요. 아마도 십중팔구는, 당신이 보아온 포르노와 같은 남성 위주 섹스 문화의 직·간접 영향일겁니다. 그건 당신의 마음도 아니죠.

불편한 수위까지 감수하며 섹스를 감행할 이유는 없어요. 그 이유를 '사랑이라는 감정'으로 포장하거나 정당화해서도 안 되고요. 다시 한 번 말씀드릴게요. 아니, 아예 외워 두세요,

그녀가 정액 냄새를 불편해하는 것. 그리고 당신에 대한 호감과 사랑. 이 두 가지는 전혀 상관이 없는 문제랍니다!

그녀도 마스터베이션을 할까요?

그녀는 자신들의 마스터베이션을 어떻게 생각할까?

압력이나 속도를 스스로 섬세히 조절할 수 있으니 오르가슴이라는 목적만 놓고 본다면 '에너지와 시간'을 아낄 수 있을 것이다. 페니스 삽입섹스를 거쳐야 하는 이성 파트너와의 섹스와 비교할 때 신체의 무리가 없고 사정 후처리, 임신 등의 '심리적 부담'이 없다.

이러한 '싱글 섹스, 셀프 섹스'로 얻는 오르가슴은 커플 섹스로 얻는 오르가슴보다 강렬함이 비슷하거나 더 진하다. 커플 삽입섹스에서는 비교적 얻기 어려운 반복 오르가슴(롤러코스터 오르가슴)도 간단하게 가능하고. 다만, 파트너와의 섹스로 얻는 장점(정서 교감, 체온, 키스와 포옹, 살결이 맞닿는 실크 같은 부드러움, 오럴섹스와 삽입섹스의 욕망)이 워낙 많기에 여자들은 커플 섹스에도 매력을 느끼는 것이다. 뭐, 남자들도 마찬가지 아닐까?

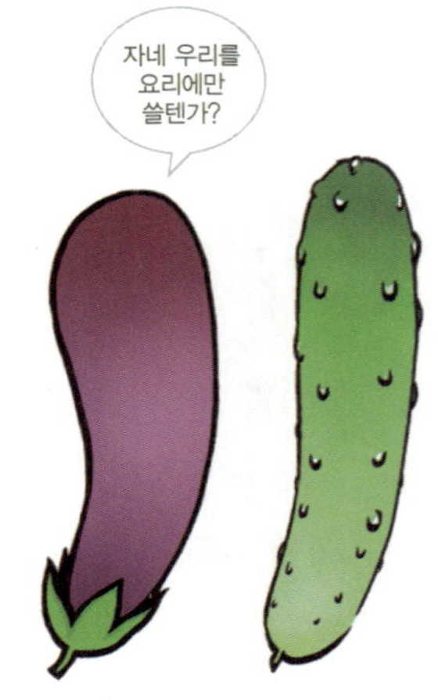

그녀도 마스터베이션을 하긴 할까?

개인 차가 있겠지만, 여성의 오르가슴 본능도 식욕과 같은 피할 수 없는 기본 욕구다. **당연히 풀어주는 게 좋고, 또 풀어줄 수밖에 없다는 것을 많은 여자들도 경험상 알게 된다.** 그럼에도 불구하고 여자들은 '습관이 될 까봐' 자제하려는 경향을 보인다.

이는 성 문화가, '여자가 남성을 통하지 않고 독립적으로 성을 해소하는' 행위를 여전히 잘 인정하지 못하기 때문이다. 그래서 남자와 달리 여자들은, 자신의 성적 욕망을 스스로의 능력으로 만족시키는 행위에 죄책감을 느껴 마스터베이션을 최대한 자제하거나, 하더라도 굳이 타인에게 말하지 않는다. 또한, 여자들은 무의식적으로 자신의 성적인 리비도를 소소한 다른 일상의 일들로 승화(?)시켜 버리고, 관심을 섹스에서 다른 데로 돌리는 식으로 마스터베이션을 대체하는 습관이 있다.

한다면 뭘로 하나요? 오이? ㅋ

남자들의 성적 상상에는 그녀들의 마스터베이션에 자신들의 자존심인 '매직스틱'을 빼어 닮은 딜도·dildo도 등장하고 '가지, 오이, 소시지'같은 식재료들도 열심히 출연하지만 현실은 좀 다르다. **많은 여자들에게 도구는 전혀 필요 없다.** 남자들과 같다. 대부분, 깔끔하게 '손(hand)'양만 계시면 된다. 특히, 먹을 것으로 클리토리스를 마사지하거나 질에 삽입하는 성인 여자는 거의 없다고 봐도 무방하다. 우리 여자들은, 식재료를 별로 그 방면에 사용하지 않는다……

페니스와 모양이 닮은 딜도가 시각적 흥분을 줄 수 있지만 여성들의 마스터베이션은 삽입섹스 스타일이 필요충분조건이 아니므로 삽입용 보조도구가 절실하지는 않다. 단, **진동 기능이 있는 바이브레이터나 딜도가 여성의 몸에 거의 100%의 확률로 극치감을 줄 수 있는 것은 맞다. (그러므로 채소과 소시지보다 매우 매력적이기는 하다. 어쩌면 페니스보다도. ^^;;;)**

손가락 삽입을 할까?

자신의 손가락을 질 내부에 넣는 행위도 실제로는 성인 여성들이 잘 즐기지 않는다(호기심에 어릴 적 경험이 있었다면 모를까). 그 행위의 동작이 야하기는 하지만, 오르가슴에 결정적인 도움이 되지도 않고(이는 마스터베이션 경험이 있는 일부 여중·고 학생들조차 알고 있는 사실이다), 깨끗하고 연약한 질 안을 손톱으로 행여 건드리거나 세균이 들어갈 것을 걱정하기도 한다. 결론은, 손가락을 질에 삽입하지 않아도 느끼는 데에는 아무런 지장이 없다는 것(게다가 마음이 편하다는 것).

얼마나 걸릴까?

그녀들이 마스터베이션으로 절정에 도달하는데 걸리는 시간은 1분~5분, 길어야 15분 전후로 이 역시 남자들과 비슷할 것이다.

시간이 허락한다면 영화「엘르, Elles」의 주연 '줄리엣 비노쉬' 연기를 참고로 감상하셨으면 한다. 1분 남짓한 마스터베이션 연기였지만, 적나라하고 '인간적인' 그러한 연기를 '포장 없이' 소화할 수 있는 여배우라니… 그 용기와 배우로서의 프로의식을 진심으로 존경한다.

 밤비의 추천 러브송 ♥에로틱

Want Love (Original Retouched) – Hysteric Ego (히스테릭 에고)

06

여자들도
포르노를 보나요?

본다면, 여자도 흥분되나요?

호기심이 들 때가 있지만, 적극적으로 검색하고 다운로드하려고 노력하는 편은 아니지. 포르노 감상에 '월정액' 같은 비용까지 들이는 여자는 더 없어.

포르노를 보게 되면 때에 따라서는, 감정 이입이 되기도 해.

① 포르노 배우의 육감적인 몸매와 움직임, 잘 빠진 페니스를 볼 때

② 여자 몸의 오르가슴에 도움이 될 법한 섹스를 보여줄 때

그녀들이 포르노를 보게 되는 경로

① 서핑 중 예기치 않게 창이 떠서 우연히,

② 색다른 분위기에 젖기 위해 파트너와,

③ 호기심이 발동하는 날 직접 찾아보기

여자는 왜 남자보다 포르노를 덜 볼까?

섹스에 무관심하지는 않지만,

① 일상적 관심사와 취미가 다채롭다.

② 남자들보다 현실적인 면, 이성적인 면이 있다. 그래서 허무한 시간에 잘 현

혹되지 않는다.

③ 성적 호기심과 욕망을 자제한다.

④ 본다고 해도, 남자들 취향이라 흥미가 떨어진다.

⑤ 보고 나면 기분이 불편하다.

포르노의 장점도 있더라?

살아가면서 타인의 나체를 다양하게, 자세히 볼 기회가 별로 없잖아? 그리고 같은 여자들 몸도 때로는 궁금해. 나와는 어떻게 다른가하고 말이야. 그러한 것들을 포르노에서 보여주잖아? 게다가 구석구석 '클로즈업'해서 보여주니 고맙기도 하더군……. 여기서 우리가 짚고 넘어가야 할 것이 있다. 성형으로 여성 성기의 모양을 잡아준 경우와(예를 들어, 육안으로 또렷하게 클리토리스귀두의 경계선이 식별되도록) 색 성형, 왁싱 등 많은 경우 일반적 현실과는 다를 수 있다는 것.

여자의 흥분에는 찬물을 끼얹는 '그들만의 잔치'

고통스러울 것 같거나 모욕적으로 보이는 섹스를 보여줘서 인상이 찌푸려질 때가 있어. 괴성을 내지르는 여배우를 보면 '여자는 침대에서 저래야 해?'라는 불편한 기분도 들어. 무엇을 보여주길래 남자들이 그리 몰입할까? 하는 호기심일 뿐 포르노를 본 경험이 있는 여자는, 대부분의 포르노가 여자를 매료시키는 능력은 떨어지고 허무한 찜찜함이 더 가슴에 남는다는 사실을 알고 있지.

여자들은 포르노를 전혀 안 보고 살아도 절실함은 잘 못 느껴. 그것이 의미하는 건, 남자들의 지대한 궁금증 중 하나인 "여자도 포르노를 보나요?"라는 질문 자체에도 그녀들은 별 관심이 없다는 거야. **여자를 위해주고 행복하게 그려주지도 않는 동영상에 관심이 가지 않는 건 당연한 거잖아?**

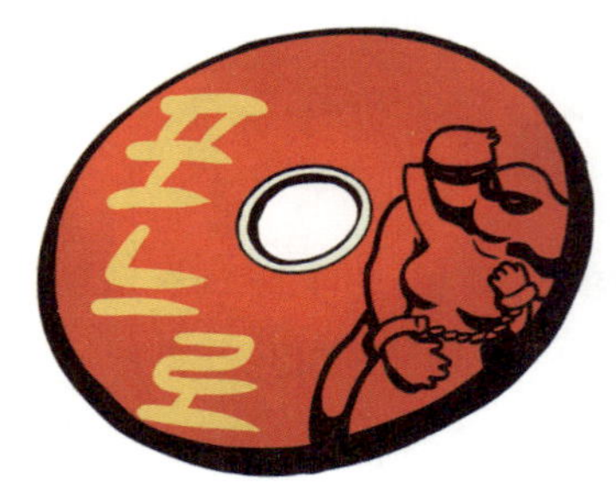

378

포르노 보는 남자,
어떻게 생각해요?

포르노 화면에서 본 것이 현실에서도 그럴 거라 생각하거나, 과장된 섹스 동작과 체위를 실제로 실천하려고 들지만 않는다면 나쁘게 생각하지 않아. 그렇지만 우려가 돼. 보면 볼수록 현실과 혼동될 수 있고, '해도 괜찮은 것'과 '하면 안 되는 것'을 구분하는 능력이 떨어질 테고, '포르노 여배우의 나체, 몸짓, 표정, 신체 반응, 신음'을 실생활에서 나와 비교할까봐 은근히 부담되기도 하고 말이야.

야동을 보는 동안 남자들이 자위행위에 몰두할 것 같아서, 파트너가 포르노를 보는 자체를 매우 싫어하는 여자들도 있어. '내게 매력을 못 느껴서 저런가?' 의기소침해진다거나, 마스터베이션에 몰두하면 커플 섹스에는 흥미를 잃을까 신경 쓰인다거나 하는 '애정 전선'의 문제를 그녀들이 걱정하는 것이지.

포르노를 보는 당신을 '변태'라 생각할 것 같아서 걱정돼? 너무 걱정하지는 않아도 괜찮아.
변태는 섹스에 있어서 비정상인 사람이 어떠한 부류인지의 의미로 묻는 질문일 텐데, 원칙적으로 변태라는 것은 없다고 생각해. '둘 사이의 평등한 합의'가 있다면 그 행위가 무엇이든지 간에 함부로 〈변태〉라고 낙인찍어서는 안 되는 것이 아닐까?

단, '개선해야 할 병적증상'으로 분류되는 경계는 있겠지.
① 파트너가 원하지 않는 불편한 성행위를 밀어붙이는 것
② 상대가 불편할 것을 '판단하고 공감하는 능력'이 없는 것
③ 고통이 느껴질 행위에 집착하고 쾌감을 느끼는 것
④ '건강'이 망가질 수도 있는 성행위에 문제의식을 느끼지 못하는 것
포르노를 너무 봐서 위와 같은 부작용을 겪는 사람이라면 변태로 보일 수도 있겠네.

일반적으로 '의학적 치료가 필요한 비정상'의 기준은, '행위의 강박성과 치러야 할 대가가 큰가?'가 그 기준이 된다고 해.
① 행위의 강박성은, 원하는 행위를 하지 않으면 안절부절하는 긴장 상태가 되어 오직 그 생각만 하는 성향의 지속을 말해. 그 생각을 멈출 수가 없다면? 당신은 '마음이 아픈' 상태이니 의사 선생님을 찾아 상담을 받는 것이 좋아.
② '대가가 큰가?'의 경우, 섹스 행위를 위해 자신의 능력 이상으로 과도하게 돈을 쏟아부어대는 성향이나, 법이 금지하는 범죄에 해당하는데도 그 선을 넘어서는 경우를 의미해(성추행, 강간, 성희롱 등의 성폭력). 단지 포르노를 보는 자체로 비난받을 이유는 없고, 위에 설명한 것처럼 '병적 증상'이나 의학적 치료가 필요한 '비정상의 범위'에 들어섰다면 한 번쯤 자신을 진지하게 돌아봐야겠지.

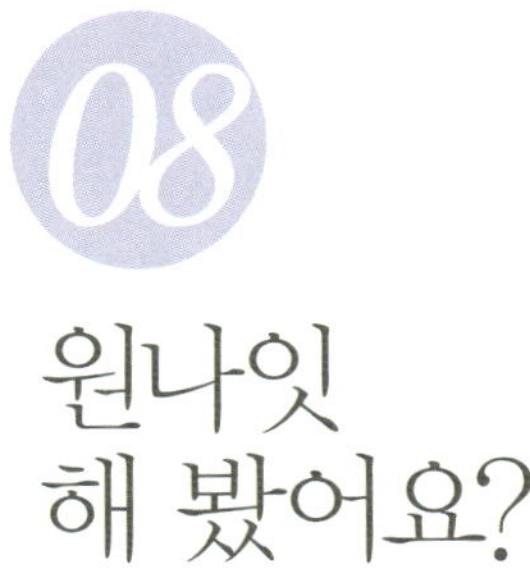

08

원나잇
해 봤어요?

'원나잇' 경험이 있는지, 혹은 그런 방면에 그녀가 관심 있어 하는지에 남자들은 관심이 지대하다. 애인이나 아내가 아닌 낯선 사람과의 '위험한(스릴 있다고 말할) 정사'와 '다양한 성 경험' 자체에 대한 흥미인 것 같다. 여자들은 원나잇의 '정서적 느낌'에 더 흥미가 있다. (원나잇을 하던, 하지 않던, 원나잇의 이유가 무엇이던.) 사랑하는 사람과 섹스한다는 것, 사랑하지 않는 사람과 그냥 한 번 (또는 몇 번) 섹스한다는 것. 이 둘은 정서적으로 매우 다른 경험이다.

원나잇은 '허기진' 섹스다.

'내가 깊이 사랑하고, 나를 깊이 사랑해주는 사람'과 섹스를 나누는 경험을 해 본 사람이라면 원나잇에 별 매력을 느끼지 못한다. 오히려, 원나잇후 허무를 느낄 확률이 크다. 그러므로 **진실한 사랑에 빠져** 본 경험이 있는 사람은 원나잇의 유혹이 있어도 비교적 잘 이겨낸다.

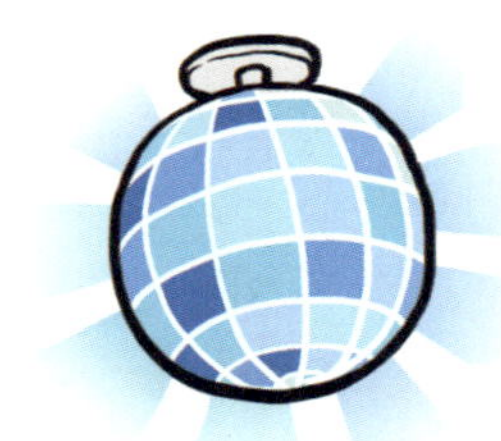

만약, ① 진솔한 사랑 경험이 적거나(진실한 사랑에 배신당한 경험을 포함) ② 애정에 허기

졌거나 ③ 특정한 콤플렉스가 있거나 ④ 일상의 스트레스를 건강하게 해소할 마땅한 방법을 찾지 못한 사람이라면, 원나잇을 추구할 확률이 있다. 애정을 기반으로 몸과 몸의 커뮤니케이션을 나누는 평온한 천국 같은 느낌은, 영혼을 촉촉하게 적시는 '정신적 오르가슴'과 '진정한 자유'에 비견해도 좋을 행복의 절정이기에, 원나잇 같은 '일회용 쾌락, 인스턴트 쾌락'과는 그 충만함이 비교가 되지 않는다.

그녀의 원나잇, 그의 원나잇

그녀는 원나잇을 하더라도 상대에게 '호감과 신뢰'가 일정 정도 가야 허락한다. 그 호감이란, 외모일 수도 있고, 상대의 신뢰할 만한 좋은 매너와 태도일 수도 있다. 원나잇에서도 오르가슴은 있을 수 있다. 그러나 육체적 오르가슴이 밀려온 후라 해도 '죄책감, 후회, 고독감' 같은 정신적 허무가 연이어 파도처럼 밀려오기 쉽다. 인간은 섹스를 통해 단순한 생식기의 오르가슴만을 추구하지는 않기 때문이다.

좋은 섹스에는 늘 '정서적인 만족'이 함께 한다. 여자는 특히 그러한 면을 중시한다. 또한 단지 동물적으로 감정 없이, 섹스 자체에만 관심 있을 것 같지만, 많은 수의 남자들도 그렇다. 그들도, 마음이 허기져서 하룻밤을 보낼 상대를 찾아 방황하는 경우가 많다.

그러나 '하룻밤 불장난'의 속성상, 여자든 남자든 원나잇으로 욕망을 채운 후에는 급격하게 '가출했던(?) 이성'이 제자리로 돌아오면서 썩 좋지만은 않은 감정들이 밀려오게 마련이다.

정서적인 면도 그렇지만, 여자보다는 남자들이 섹스에 관한 한 '위험한 남성용 매춘 문화'의 어두운 경로를 들락거렸을 확률이 높다. 그러므로 평범한 여자들은 건강상의 이유에서라도 하룻밤 일탈을 그다지 매력적인 것으로는 생각하지 않고 살아간다. 꿈은 꾸어 보더라도, 실제로 실천할 확률은 낮다는 말이다.

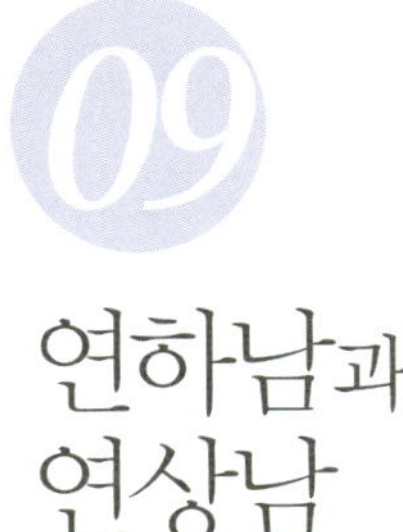

09

연하남과
연상남

맞는 명언이기는 하다. 사랑 자체는 그렇다. 섹스에 있어서는 미묘한 차이가 있는 것 같다. 물론 어떤 장점이든 단점이 될 수도 있으며, 단점도 장점이 될 수 있다. 그리고 '개인차가 우선한다.'는 법칙은 언제나 잊지 말자.

침대에서 연하 파트너의 장단점

♥ 섹스에 대한 '열린 대화' 그리고 '정서 교감'에도 적극적이다.

♥ 애교를 떨기도 한다.

♥ 섹스를 배우는 데에 있어 유연한 사고를 가졌다.

♥ 파트너가 싫어하는 것은 곧바로 고치려고 노력한다(부지런하다).

♥ 아무래도… 힘이 좋다…….

♥ 질문이 많다.

♥ 파트너를 공주님, 여왕님 모시듯 정성을 다해준다.

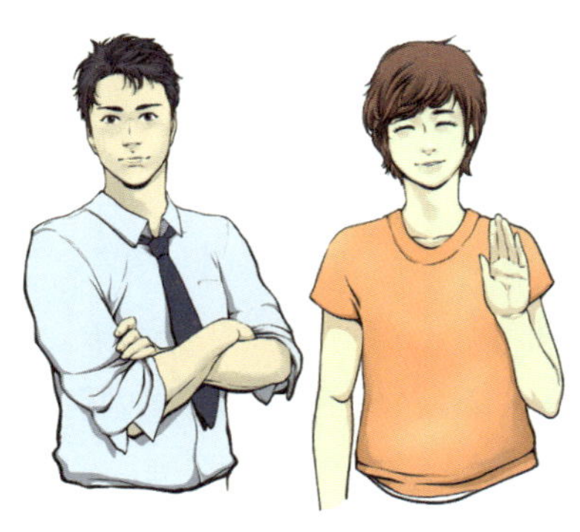

- 연하남이라면 연상녀들이 파트너로서 좋아하리라는 착각에 쉽게 빠진다. (누나들은 애송이 싫다…….)
- 상대를 읽어내는 센스(눈치)가 부족하다.
- 어린아이 같은 태도를 보일 때가 있다.
- 성숙한 매력이 떨어진다.
- 힘만 좋다…….
- 사정 타이밍 조절이 미숙할 수 있다.
- 관계에 대한 책임감이 부족하다.
- 자꾸 이것저것 가르쳐달라 귀찮게 한다.

침대에서 연상 파트너의 장단점

- ♥ '나이의 성숙' 및 '풍부한 경험'에 의해 파트너의 눈치를 읽어낼 줄 아는 '센스'가 발달했다.
- ♥ 침대에서 수평적인 정서 교감에는 익숙하지 않지만 '환경적인 부분'을 챙겨주는 것은 잘 한다.
- ♥ 연하보다 지적인 편이다(다양한 대화가 가능하다).
- ♥ 연하보다 정서적으로 안정되어 있다.
- ♥ 여유 있고 능숙하게 리드하는 모습이 듬직하다.
- ♥ 관계에 대한 책임감이 있다.

- 섹스에 대한 대화가 적다(수직적 커뮤니케이션 스타일의 추구).
- 일방적으로 섹스를 리드하는 편이다.
- 파트너가 싫어하는 섹스 방법을 잘 고치지 못한다.
- 오프라인 '밤 문화' 및 포르노물을 (맹신하고) 따라 하려는 경향이 있다.
- 다소 능글맞은, 느끼한 화법을 쓸 때가 있다…….

서툰 그와
능숙한 그

성 경험 횟수가 적은 남자는(주로 한 여자와 몇 번 정도의 경험이 있는) 침대에서 좀 다르다. 조금은 떨기도 하고, 어쩔 줄 몰라 하기도 하는, 풋풋한 면이 있다. 흔히 말하는 '천연기념물'류 남성은 자신이 섹스 리드에 서툴러서 침대에서 서로 어색하지는 않을지 걱정하지만, 그런 남자와의 섹스 경험은 여자에게 정서적으로 긍정적인 기억을 안겨주기도 한다.

♥ 스토리1. 남자의 생애 첫경험

성 경험이 생애 처음이었던 그는 내내 몸을 떨었다. 목소리도 상기되어 있었고, 키스와 포옹을 나누는 내내, 나의 몸을 어루만지는 내내, 내가 그의 몸을 쓰다듬는 내내, 떨리고 설레는 그의 마음이 몸짓에 투명하게 드러났다. 손끝에도 떨림이 있었고, 얼마나 떨었던지 그의 온몸에 닭살이 올라 있을 정도였다. 심장 박동도 그대로 전해져 왔다. 떨리는 목소리로 그가 말했다.

"아, 이런 느낌이구나……."

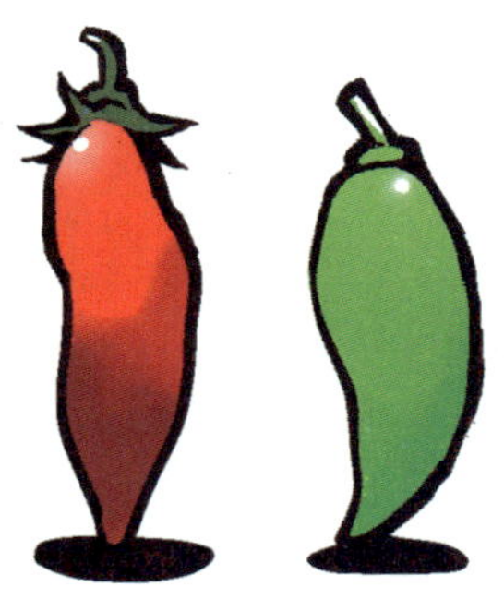

"아… 이렇게 좋은 거구나…….
좋아하는 사람과 따스한 체온을 나누는 기분이 참 행복하다며…….

그날 나는 서툰 그 때문에 몸의 오르가슴을 경험하지는 못 했다. 그러나 전혀
상관없었다. 남자 역시 태어나면서부터 섹스에 익숙한 '동물'이 아니며, 그들도
'정서'를 소중히 여긴다는 점을 알게 되었던 값진 경험이었기 때문이다. <u>남성이라
고 누구나 성에 능숙한 것은 아니라는 사실을 여자들이 인식하게 되는 것은 중
요하다.</u> 그러므로 남자들도 대개의 여자들처럼 자신의 '첫경험'을 소중히 치르고
싶다는 마음가짐을 가졌으면 좋겠다. 단순히 '총각 딱지'를 떼는 계기가 아니라,
자신의 첫 성 경험이 상대에게 그리고 자신에게, 풋풋했던 고운 추억과 긍정적
인식이 될 수 있도록 말이다.

♥ **스토리2. 남자가 성적인 경험이 적어도 여자에게 충분히 사랑받는다.**
그는 섹스 경험이 적은 남자였다. 사랑하지 않는 사람과는 섹스를 나누지 않는
것이 '정상적'이라고 믿는 그의 가치관이 나는 참 좋았다.

첫 잠자리를 나누고 헤어진 다음날, 그가 행복한 목소리로 전화를 걸어왔다.
그는 자신의 몸에서 나의 체취가 날아갈 것 같아 일부러 샤워를 하지 않았으며
"아직 손도 씻지 못하고 있어요."라고 말하며 웃었다. 그런 그의 순수함 덕분에
나는 지금까지도 '나의 체취가 나를 사랑하는 그 누군가에게는 샤넬 No.5일 수
도 있다'는 착각과 자부심(?)을 지니고 살아갈 수 있게 되었다. 보통의 데이트
때는 '마초'스럽기까지 했던 그가 보여주었던 '성적인 면에서의 지고지순 순수한
모습'은, 예상치 못했던 신선한 반전이었다. 남자가 섹스 경험이 적다는 것, 특
히나 그런 남자가 진심으로 사랑을 한다면 때로 그녀에게 특별한 행복을 전해
줄 수 있다. 그러니 성 경험이 없거나 횟수가 적은 남자 분들에게 말해주고 싶
다. "기죽지 마요." (토닥토닥) ♥

민박집에서의 여름밤, 친구들과 진실게임이란 것을 했다. 사귄지 일 년을 넘겼던 내 남자친구에게 성 경험이 있다는 것을 이미 알고는 있었는데, 그날 구체적인 이야기를 듣게 되었다. '첫경험'에 대한 친구의 질문이 던져졌고, 솔직했던 그는 담담하게 이야기를 시작했다. 성매매촌에서 첫 경험을 했던 스무살 때의 이야기를……. 그때 여자친구였던 나에겐 예상치 못했던 감정의 흐름이 발생했다. 갑자기 눈물이 떨어지고, 가슴이 저려오더니, 급기야 대성통곡을 시작한 것이다(마치 급성 트라우마처럼). 어떻게 그런 곳에서, 좋아하지도 않는 사람과, 그렇게 쉽게, 일생 단 한번인 첫 경험을 치를 수가 있느냐며 나는 구슬프게 울었다. 새벽까지도 진정이 안 되어, 미안해하던 그의 품에서 끅끅 울다 지쳐 잠들었던 그해. 스물다섯의 여름밤.

능숙한 베테랑?

성 경험이 많은 남자가 침대 파트너로 좋은지, 적은 남자가 좋은지에 대한 질문은, 일부 남자들이 처녀를 따지는 것만큼이나 별 의미가 없을 것 같다. 성 경험 적은 남자의 스토리를 소개했지만, 파트너의 성 경험 여부를 알아보고 난 후에 '사랑에 빠질까 말까'를 정할 수도 없는 노릇이고, 또 늘 그렇게 풋풋함만 찾은들 무엇 하랴. 누구에게든 삶에서 섹스의 첫 경험 시기는 한정되어 있고, 노력하다 보면 누구나 언젠가는 베테랑이 된다. 그 방면에 취미(?)가 없거나, 노력을 하지 않는 사람은 예외지만 말이다. 테크닉이 서툴던, 베테랑이던, 경험이 적던, 많던, 중요한 것은 ① 파트너에게 정서적·육체적으로 기쁨을 주도록 성적으로 성숙해지되, ② 첫 경험 시절의 순수한 태도, 진심을 다하는 마음을 잊지 않고 현재에 충실하게 살아가는 일일 것이다.

남자들의 금발 미녀 판타지,
여자들은요?

남자들이 아름다운 금발 미녀와의 정사에 대한 로망을 한 번쯤 꿈꾸는 것처럼, 여자들도, 뛰어들어 헤엄치고픈 에메랄드빛 눈동자의 젠틀가이나 피부색이 다른 멋진 외국 남자와의 정사에 로망을 가지지 말라는 법은 없다(말라는 법이 있다고 주장하시려는 독자는 성차별주의자이시니 부끄럽게 생각하시기를……). 그러나 '**로망은 로망일 뿐**'이다. 일상에서 당신이 마주치는 대부분 평범한 여자들은, 현실에서 가까이 마주치는 자기 나라의 남자에 훨씬 관심이 있고, 그들과 사랑을 나누고 살아가며, 그에 충분히 만족하고 살아간다.

동·서양 페니스에 관한 속설

동양 남성이 서양 남성에 비해 페니스 크기는 작더라도 '발기 시의 단단함(강직도)'에서는 우월하다고 한다. 포르노물을 보더라도 이에 대한 간접 확인은 가능하다. 서양의 많은 포르노 남자 배우들은 발기 지속 시간과 강직도 유지

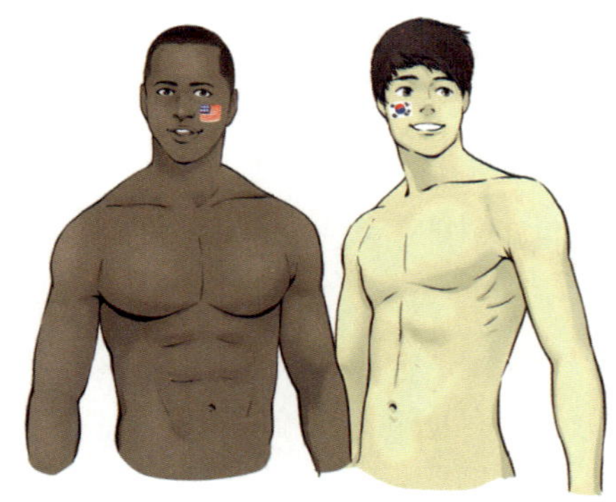

에 도움이 되는 약물을 복용하고 촬영하는 경우가 태반인데, 그럼에도 불구하고 페니스가 단단해 보이지 않는 경우를 볼 수 있다(물컹해 보인다).

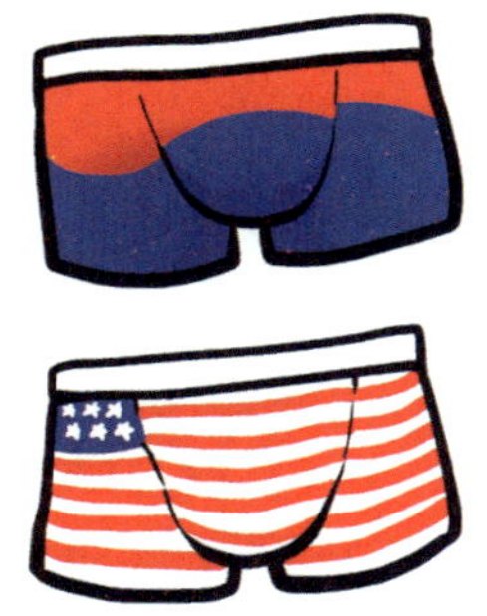

그것은 동·서양의 차이라기보다는, 상대적으로(동양인보다 보편적으로) 길고 큰 페니스의 조직 내에 혈액이 꽉 들어차 발기가 안정적으로 유지되기 어렵고(동원되어야 할 혈류량이 많아야 하므로), 무게 때문에 꼿꼿이 서 있기도 쉽지 않은 것으로 보인다. 무게를 지탱해 줄 뼈(지지대)는 없는데 비해, 크고 무거우니 쳐지거나 휘는 것이다.

여자들의 눈에는, 거대하지만 단단하지 못한 페니스보다는, 팽팽하고 단단하게 선 작은 크기의 페니스가 더 야해 보인다. 그리고 많은 여자가 파트너의 페니스 크기가 필요(?)이상 커 보이면 심리적으로 부담스러워한다.

포르노그래피에 등장하는 배우는 얼굴보다는 대개 페니스가 큼직한 남자들이 고용된다. 그러니 포르노물의 세계(과장, 허구)만 보고 서양 남자들의 실제 크기가 모두 다 그렇게 클 것이라고 믿어서도 안 된다. 그러므로 동양 남자들은 특별히 서양 남성들에게 위화감을 가진다거나 '크기 콤플렉스'같은 경쟁심을 느낄 필요는 전혀 없을 것 같다. **신체적 조건을 비교하는 태도보다는, 파트너를 존중하고 알아가려는 '좋은 성적태도'나 '좋은 침대 매너'같은 요소에 경쟁심을 가지는 편이 훨씬 발전적이지 않을까?**

여자는 언제 섹스를
원하나요?

여자는 생리 전후나 배란기 때에 하고 싶어진다던데?

생리 주기의 영향을 받는다는 말이 흘러 다니지만, 크게 상관없는 것 같아. 성적 욕망이 샘솟을 때 '내가 지금 배란기라서 이런 것인지' 그때마다 자신의 주기를 의식하고 계산해보는 여자도 사실 별로 없다구. 그건 그냥 그녀가 섹스를 원하는 하나의 상황일 뿐이지. 남자와 비슷하게 여자도 겉으로 드러내지 않을 뿐, 아주 다양한 스펙트럼의 상황에서 섹스를 원할 수 있어.

여자가 언제 남자와 섹스를 하고 싶어 하는지

가볍게 적어 볼까?

파트너의 강인한 턱 선, 떡 벌어진 어깨와 넓은 가슴과 볼 때, 뒷모습의 등 근육에 시선이 멈출 때, 구릿빛 팔뚝을 볼 때, 와이셔츠 브이존으로 목젖이 보일 때, 유머러스한 모습에 호감이 느껴질 때, 귀여워 보일 때, 터프해 보일 때, 목소리의 울림이 섹시하게 느껴질 때, 멜랑콜리한 날, 비가 내리는 운치 있는 날, 영화의 진한 장면을 보면서, 드라마의 달달한 키스신을 보면서, 음악을 듣다가, 외로울 때, 스트레스를 받은 날, 아무 생각도 하고 싶지 않을 때, 일하다가 문득, 심심할 때 문득, 샤워를 하다가.

'클리토리스' 요 녀석이 자기 마음대로 혼자 달궈져서는 '자기를 돌봐달라며, 놀아달라며' 나를 놀라게 하는 날도 있고…….

「**여자가 섹스를 하는 237가지 이유, Why Women Have Sex**」라는 책 제목이 **있을 정도야.** 그녀들이 섹스를 원하는 동기들을, '유사성'에 기초해 통계 내서 237가지로 분류한 책인데, 3,000명 이상의 피험자를 대상으로 몇 년에 걸쳐 대단위 연구를 진행했대. 임상 심리학자인 신디 메스턴(Cindy Meston)과 진화 심리학자인 데이비드 버스(David Buss)의 연구 프로젝트 분석통계 결과물인 이 책에 의하면, 여자가 섹스를 원하는 동기는? '세속적인 것'에서 '영적인 것', '이타적인 것'에서 '복수심에 불타는 것'까지 매우 다양하다고 해.

여자는 얼마나 자주 섹스 생각을 할까?

무의식적으로는 아마 남자들처럼 매일 할지도? 머리는 생각 안 하는데 몸이 자기 멋대로 생각할 때도 있으니까. 하지만 일에 몰두하거나, 가사 일에 몰두하거나, 공부에 몰두하거나, 취미에 몰두하면(알지? 여자들 관심사는 소소하게 복잡 다양한 것 말이야), 섹스에 크게 신경 안 쓰고도 잘 살아갈 수 있기는 해.

밤비의 추천 러브송 ♥경쾌함
You Belong With Me – Taylor Swift(테일러 스위프트)

가끔은 씻지 않고
섹스하고 싶은데…

깔끔한 남자들도 있지만, 어떤 남자들은 '씻지 않고 관계를 갖는 섹스 상황'에 개의치 않는 경향이 있어. 그것이 로맨틱하고 에로틱하게 느껴지나 봐. 그녀들은 보통 샤워한 후에 개운한 몸과 마음으로 섹스를 시작하고 싶어 하지만, **남자는 물오른 분위기 깨지 말고 당장 시작하자며 애타게 조르기도 하지.** 당신의 체취가 향기롭다며, 서로의 체취를 그냥 느끼자며.

샤워하지 않고 그렇게 몸 달아 성급하게 섹스한다면, 위생상도 서로에게 좋지 않고, 어쩌면 섹스 도중 서로의 몸 어디선가 풍겨오는 좋지 않은 냄새 때문에 분위기가 깨질 수도 있어. 한국의 인터넷을 보면, 섹스 도중 그녀의 그곳에서 냄새가 나 트라우마가 생겼다며 여자들을 무슨 냄새나는 동물로 한데 묶어 비난하는 비속어까지 난무해. 잘 관리하지 않으면 냄새가 나기는, 남자나 여자나 오십보백보인 것을……. 남자들은 씻지 않고 섹스하고 싶다며 조르는 한편, 인터넷에 떠도는 비속어들에 끄덕끄덕하는 이중성을 자신이 지닌 것은 아닌지 한 번쯤 돌아봐 주었으면 해. 그녀들은, 청결한 섹스를 원해. 그래야 건강이 지켜지기도 하고. **그녀가 샤워하고 섹스를 나누길 원한다면, 부디 철없는 소년처럼 보채지 말고 존중하는 매너를 갖춰주길……. ♥**

그녀는 왜 불 켜고 섹스하기 싫어할까요?

여자는, 좋아하는 파트너 앞에서 수줍어. 만약 당신이 남자라면 환하게 몸과 표정을 보며 섹스하고 싶을 거야. 조명은 신경 쓰이지도 않겠지. 그렇지만 섹스 관계를 가지게 된 초기에는 너무 욕심부리지 말자. 기다려주는 침착함과 인내심이 필요해. 수줍은 그녀가 잡념으로부터 벗어나 마음 편안히 집중할 수 있게 "조명 밝기 낮춰 줄까……?", "불 끄는 게 편해?"라고 물어봐줘.

불 밝기는, 그녀의 취향에 따라주는 것이 좋아. 섹스의 심리적 약자인 여자의 정서에 눈높이를 낮춰 맞춰주는 거지. **당신들처럼 그녀의 영혼이 섹스를 즐기는 데 아직 자유롭지 못해 그런 거니까, 그리고 당신을 좋아해 수줍어 그런 거니까,** 그런 면에서 조금 나은 처지에 있는 남자들이 감싸줘야 해. 언젠가 그녀의 마음 문이 자연스럽게 열릴 때까지! ♥

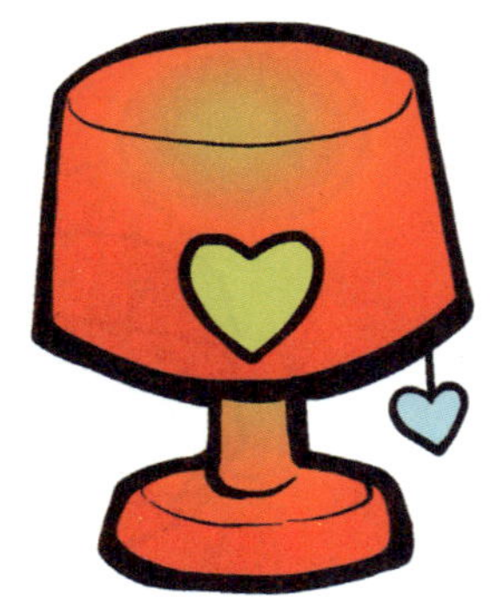

거칠게 당하고 싶은
욕망이 있나요?

가학적이고 피학적인 SM 행위를 하고 싶은 여성의 욕망에 대한 연구조사 결과가 있다. 세계적 심리학 전문지인 미국의 「사이콜로지 투데이, Psychology Today」 2000년 여름호에서는 단 1퍼센트(1%)의 여성만이 '그렇다'고 응답하였다. 1996년의 「킨제이 보고서」에서도 1,000명의 여성 중에서 1명만이 '강요되는 섹스에서 환희를 느낀다.'고 답했다.

여자가 무의식적으로 (가끔은 모르는) 남자가 강한 완력으로 자신의 몸을 덮치는 것에 욕망을 가질 수 있다는 관점을 보편적으로 적용하는 것은, 현실적으로 위험천만한 발상이다. '싫어하지만 속으로는 좋잖아!'라는 식의 곡해로, 피해자

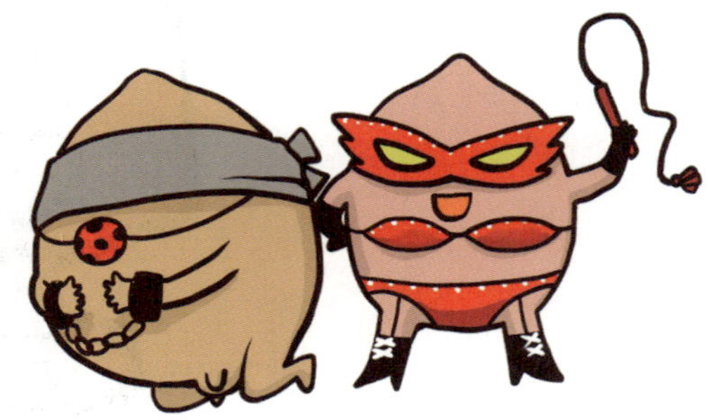

가 원치 않는 강간 범죄가 일어날 수 있는 ① 자기 합리화와 ② 왜곡된 성 문화의 암묵적 묵인에 그 근거가 되기 때문이다.

마음이 원치 않는 상황의 섹스는, 여자의 하나뿐인 신체에 심각한 물리적 훼손을 남길 수 있다. 또한 가슴에 새겨진 상처는 평생 도려낼 수도 없다.

갑작스럽지만 내 마음과 몸이 받아들일 수 있는 범위 안에서 '자신이 허락한 파트너, 자신이 좋아하는 파트너'가 터프하게 섹스를 리드하는 정도는 욕망하는 여자들도 있지만, 자신이 허락하지도 않은 남자가 갑작스러운 완력으로 거칠게 추행이나 섹스를 시도하는 강간 상황은, 정신적·육체적 폭력일 뿐이다.

여자는 심리적으로 공포를 느끼고 스트레스를 받게 되면 조건 반사처럼 질이 열리지 않게 된다. 그것을 '바기니즘'이라고 한다. 그러한 상황에서는 질이 젖거나 강제적으로 열려 삽입 행위를 당한다고 해도 클리토리스의 감각은 반응하지 않을 수 있다.

강간하듯 삽입 행위를 당하다 보면 여자가 속으로는 좋을 수 있을 거라는 생각은, 정신과적 교정이 요구되는 '병적 망상'이다. 어느 여자도 공포스럽고 아픈 섹스는 원하지 않으며, 대부분 여자들에게는 자신의 성적 자기결정권을 무시당한 채 강간당하고 싶은 욕망이 없다.

심각한 수준의 SM이나 강간 판타지에 의한 성관계는 정서적으로나 신체적으로나 여성에게 해롭다. 당신이 〈보통의 연애〉를 하고 싶다면, 〈보통의 성적취향〉을 파트너에게 기대하는 것이 좋다.

● 에스엠 플레이에 관심이 있다면, 아래 어플 정도로 만족해 보시는 것이 어떨까요?

Little Whipper, Virtual Whip, iLash(꽤 실감나는 '가상 채찍' 어플들이다. ⌒⌒)

16

노력하는데
젖지 않아요

"공들여 애무하고, 질 입구가 젖었는지 만져보고, 그녀의 얼굴 표정 살피기를 반복하며 노력하는데도 잘 젖지 않아요. 그냥 페니스 삽입을 감행했다가는 그녀가 아플 거고, 피스톤도 뻑뻑하겠죠. 제 능력이 부족한 것 같아 기도 죽고……. 도대체 그녀가 흥분하지 않고, 젖지 않는 이유는 뭔가요? 이럴 때에는 어떻게 진도를 나가야 하나요?"

그녀의 질이 젖지 않은 이유는, 그녀의 성적 쾌감 중심인 클리토리스귀두가 적절하게 자극되지 않았거나, '과도한 긴장' 같은 심리적인 이유에서 '혈액순환' 같은 신체적인 이유에 이르기까지 복잡 다양하며, 술이나 커피 같은 체내 수분을 고갈시키는 사전 행위가 있었다면 그 역시 질액의 분비가 적어지는 사유가 된다.

이러한 심리적 원인과 신체적 원인을 곧바로 해결하기는 쉽지 않다. 이때 가장 쉽고, 빠르며, 효과적인 해결책은 '컨닐링구스 섹스법'이다.
컨닐링구스를 통해 그녀의 클리토리스를 충분히 달구는 동시에, 질 입구를 청결한 타액으로 흠뻑 적신 후 삽입섹스를 진행할 수 있다(잘 관리만 되고 있다

면 '타액'은 시중에서 파는 전 성분을 신뢰하기 어려운 '러브젤'보다 우리 건강
에 안전할 수 있다).

클리토리스귀두를 정성스럽게 컨닐링구스로 달구게 되면, 그녀의 성기 내부로
비교적 신속하게 피가 몰리고(정확하게는 클리토리스 해면체에) 혈액 순환이 원
활해져 질 벽에서 분비되어 나오는 질액의 양을 늘리는 데에 '직접적으로' 도움
이 된다.
손으로 그녀의 클리토리스귀두를 애무하는 방법도 좋지만, 가장 효과적인 방
법은 당신의 신체 부위 중 최고로 부드럽고 촉촉한 혀로 그녀의 그곳에 진한
키스를 건네는 것이다.

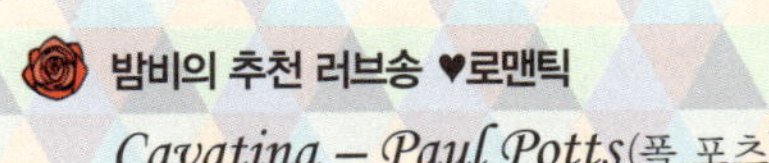

그녀에게
성 경험이 있어요

"좋아하는 여자가 생겼어요. 아니, 그녀를 사랑합니다. 그런데 그녀에게 성 경험이 있다고 해요. 나를 사귀기 이전에요. 그 이야기를 듣고는 마음이 복잡해졌어요……. 이전 남자와 내가 비교될까? 하는 마음도 들고, 내가 그녀에게 '첫 남자'가 아닌 것에 약간 실망스럽기도 해요. 그녀를 사랑하기 때문에, 이런 고민들이 힘들어요. 그녀의 과거 섹스 경험을 어떻게 받아들여야 하나요?"

이는, 파트너의 과거 성 경험을 대하는 자세에 관한 질문이다. 〈연애〉란 '서로를 얼마나 사랑하는가?'의 문제이기도 하지만, '상대방을 있는 그대로의 모습으로 받아들일 수 있는가?'의 문제이기도 하다.

일단 그녀는 어디까지나 '사랑의 대상'이지, '정복의 대상'이 아니라는 '올바른 가치관'을 가슴에 새겨야 한다. '사랑'은 '존중'을 포함한다. 방탕하기 그지없는 과거를 가진 것이라면 몰라도 그녀가 진심으로 누군가를 좋아하고 사랑해서 섹스를 경험했던 것이라면, 그 경험은 '그녀가 살아온 인생'의 소중한 일부로서 이해하고 '있는 그대로 받아들여 주는 것'이 성숙한 태도다.

만약 그녀의 성적인 경험이 '피치 못할 뼈아픈 경험'이었다고 하더라도, 당신은 그런 그녀의 가슴 아프고 속상했을 과거를 따뜻하게 감싸주어야 하지 않을까? 정도의 차가 있을 뿐, 인간은 그 누구도 완벽하게 생을 살아가지 못한다. 나는 신호를 잘 지키며 방어운전해도, 예기치 않은 '접촉사고'를 번번이 겪게 되는 도로 한복판과 같은 것이 인생이니. 상대의 상처나 실수를 너그러이 보듬어주고, 편이 되어주며, 치유해주려는 노력은, 사랑하는 사람들 사이에서만 일어날 수 있는 기적과도 같은 능력이다. 부디, 당신도 그 경험에 동참하기를.

'매력이 있는 사람, 아름다운 인생에 끌리는 것은 누구나 할 수 있다.
하지만 그것은 진정한 의미의 사랑이 아니다.
색이 바랜 누더기처럼 되어버린 인간과 인생을 버리지 않는 것이 사랑이다.
– 엔도 슈사쿠(Endo Shusaku)'

'이전 파트너와 내가 비교될까?' 하는 우려 아닌 우려는, 내가 진심을 다해 노력한다면 아무렇지 않게 극복이 될 만한 문제다. 또한, 먼저 부정적인 쪽으로만 생각하지 말자. 이전 파트너에 비해 내가 훨씬 훌륭하다고 그녀가 판단할 수도 있는 문제 아닌가?

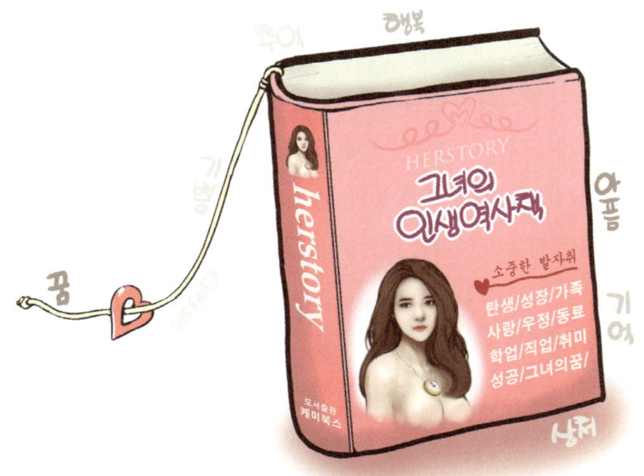

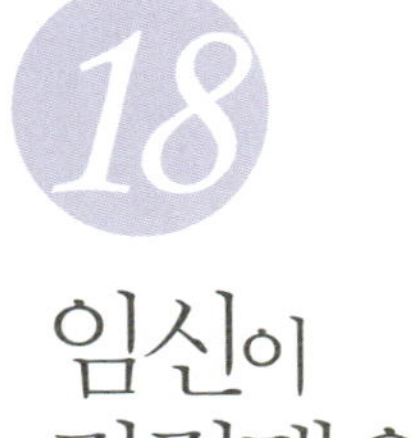

임신이
걱정돼요

임신을 의도하지는 않았던 섹스를 나눈 이후 그녀가 임신했다는 소식을 갑작스럽게 전해올 때, 남자는 출산, 결혼과 같은 먹먹한 책임감에 놀라기도 하지만 '자신이 여자를 실제로 임신시킬 수 있다'라는 사실로 인해 철없이 기뻐하기도 한다. '수컷'으로서 수태 능력이 있음을 검증한 것이라고 생각하는 것이다(어린 연령의 남성일수록 그렇다).
그리고 '제정신'은 그 이후에 돌아온다.

남자는 어찌 보면 임신이라는 중대 사건에 있어서 '심리적인 책임'만 지면된다. 심리적인 책임 외에는 '돈'으로 해결할 수 있다. 반면, 여자들에게는 그렇지 않다. **남성들이 상상할 수 있는 그 이상의 무게로, 여자들의 삽입섹스에는 '임신의 두려움과 책임감'이 납덩이처럼 매달려 일생을 따라다닌다.**

원치 않는 임신이 염려될 때에는, 곁을 지키고 함께 적극적으로 책임져야 한다. 그 상황에서는 '함께 책임진다'기 보다, 남자가 여자보다 더 큰 비중으로 책임져야 한다는 마음가짐을 가져야 한다. 원하지 않는 임신이라는 지극히 현실적이고 심각한 숙제에 당면하게 되면, 여자가 남자보다 육체적으로든 심리적으로든 훨씬 힘들다. 그러므로 남자는 여자가 감당해야 할 부분 이외에, 책임질 수 있는 모든 것들에 노력해야 그나마 책임이 공평하다.

원치 않는 임신이 걱정될 때에는 '다음 생리'를 기다려보는 소극적인 방법을 취하지 말고, 바로 산부인과를 찾아가거나 약국에서 임신 테스트기를 구입해 확인해보자. 부끄럽다거나 두렵다는 생각 때문에 차일피일 확인을 미루는 것은 문제만 키울 뿐이다.

임신을 했을 때 취할 수 있는 방법은 단 두 가지다. '낳거나, 임신중절 수술을 하거나.' 어느 쪽이 되었든 그녀의 몸과 마음에는 대단한 무리가 뒤따르는 중대 사건이다. 더욱이 '임신 중절수술(낙태 수술)'은 한국에서는 특별한 사유가 아닌 한 '불법'에 속한다.

우리 사회에 '미혼모'라는 말은 흔해도 '미혼부'라는 말은 희귀한 것만 보아도, 한국 사회에 얼마나 책임감 없는 남자가 많은지를 알 수 있다. 임신과 출산을 원하는 것이 아니라면 '피임'으로 원치 않는 고통을 사전에 예방하자. 또한, 임신이 아닌 '애정 교감과 성적 쾌감을 나누기 위한 목적'의 섹스라면 삽입섹스 위주의 섹스 패턴에서 탈피해보는 것이 좋다.

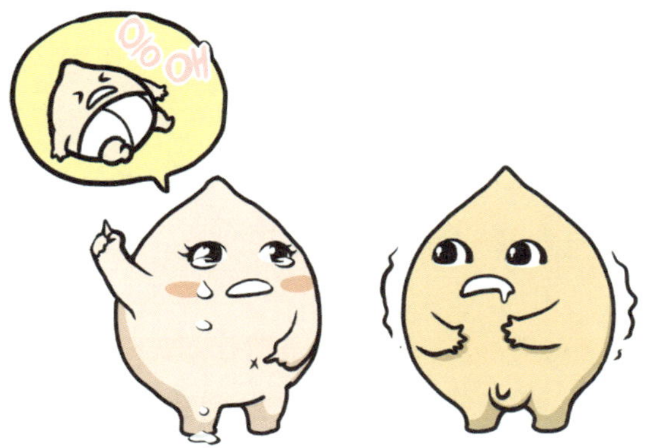

나는 원하는데,
그녀는 원하지 않아요

그녀가 섹스를 원하는 이유도 다양하지만, 섹스를 원하지 않는 이유 역시 복잡하고 다양할 수 있다. 원론적으로 돌아가, 그녀와 대화를 취하는 정공법의 기본적 자세를 택해야 한다는 조언을 하고 싶다.

그녀와 대화 전에 반드시 알아두어야 할 사항들은 아래와 같다.
일단, 이성 간의 섹스는 대부분 삽입섹스 위주이기 때문에 '낮은 여성 오르가슴 성공률'과 '원하지 않는 임신에의 염려'가 꼬리표처럼 붙어 다니며, 여자들에게는 타인의 신체 일부를 내 몸 안에 받아들여 격한 피스톤의 신체적 무리를 감당해내야 하는 심적·육체적 부담이 따르게 된다. 또한, 세상은 여자들의 섹스 문제에 관해 여전히 곱지 않은 시선을 보내고 있다. 그리고 문란하기 그지없는 각종 매춘과 성 문화의 홍수에 일상이 노출되어 있는 남자들을, 그저 사랑한다는 이유만으로 마냥 신뢰하기도 곤란하다.

여자들은, 그런 저런 복잡한 스트레스들을 감당하느니 ① 섹스를 원하지 않기, ② 최대한 섹스 기회를 줄이기, ③ 섹스의 파트너를 까다롭게 선택하기와 같은 방법들을 택하게 된다.

만약 당신이 그녀와 이미 섹스를 나눈 사이인데, 그 이후에 나는 자꾸 원하고 그녀는 섹스를 원하지 않는다면, 당신의 침대 위 태도와 매너, 청결, 성적 취향, 섹스 방법에 문제가 있었는지를 우선적으로 스스로 돌아보아야 한다. 그리고 눈치만 보지 말고, 고민만 하지 말고, 두려워하지 말고 용기 내어 그녀와의 솔직한 대화를 시도하자.

섹스란 '지극히 사적인 사건'이기 때문에, 당사자인 당신과 그녀가 서로의 성적 취향과 가치관에 대해 다양한 대화를 나누는 습관을 기르는 것이 최선이다.

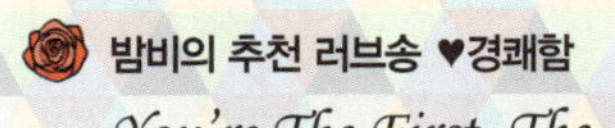

섹스를 글로 배워야 하는 이유

**섹스에도 '교양'이 필요하다.
심지어 그것이 섹스의 전부일 수도 있다.**

여기서 말하는 섹스 교양이란 ① 균형 잡힌 성 지식, ② 좋은 성적 태도, ③ 정보 선별 능력을 말한다. 교양 없는 섹스는 무지할 수 있다. 무지한 섹스는 파트너의 심신을 아프거나 외롭게 할 수 있다.

사람들은 '섹스 기술'과 소위 '정력'에 스포트라이트를 비춘다. 그러나 섹스에 입문하며 가장 먼저 배워야 할 것은 그러한 물리적 기반이 아니다. 섹스는 목적, 취향, 상황, 궁합을 비롯한 경우의 수가 백만 가지인 지극히 사적인 사건이자 개인적인 경험이다. 그러므로 파트너의 몸과 마음에 눈높이를 맞추어야 하고, 상대가 보내는 시그널을 읽어내는 센스와 화술을 습득해야 하며, 파트너에게 예의와 교양을 갖추어야 하지만, 우리의 가슴에는 대체로 섹스에 대한 '의지'만 불타오른다.

**인간을 얼굴을 붉히는 유일한 동물이다.
또한 그렇게 할 필요가 있는 동물이다. – 마크 트웨인**

인간이 '스스로 깨닫는다'는 것은 어쩌면 기적에 가깝다. 깨달은 것을 행동으로 옮겨 실천하는 것은 더더욱 기적이다. 그러므로 우리는 자만하지 말아야 하고, 성을 배우는 다양한 채널과 교양에 귀를 기울여야 하며, 분별력을 길러야 한다. '원나잇스탠드'가 아닌, 관계를 지속하고 싶다면.

'촌스럽게 누가 글로 섹스를 배워요?'

현대의 연인들은 자신들의 삶에 의례적 절차와 외부의 조력을 받아들이는 것을 아직도 주저하고 있다. 너무 많이 '생각'하면 '느끼지' 못할 수도 있다는 만트라·mantra가 여전히 효력을 발휘하고 있는 것이다. 부단히 그리고 아주 많이 생각하지 않으면 결국 서로를 파멸시키게 되리란 사실이 자명해졌는데도, 사람들은 이를 피할 생각이 없는 듯하다. ─알랭 드 보통, 「사랑의 기초」 중에서

간혹 다음과 같이 자조하는 사람들이 있다.
'오늘도 섹스를 글로 배웠습니다……'

활자와 글은 '소중한 타인의 경험'이 체계 있고 진정성 있게 전달될 수 있도록 해주는 인류의 지적 유산이다. 또한, 말이나 행동으로 표현하기 어려운 현실 경험들을 섬세하게 공유시키기에 적합한 방법이다.

우리는 포르노가 보여주는 섹스를 정보나 지식으로 받아들이면서, '섹스를 글로 풀어놓은 것'에는 왜 거부감을 가지는 것일까? 이는 말초 자극적인 정보로 손쉽게 섹스 지식을 습득하려는 게으른 태도에서 기인한다. 그리고 마음만 먹는다면 하룻밤쯤은 가볍게 실전을 연습하고 차버릴 대상을 찾기도 그다지 어렵지 않은 '무책임의 전성시대'다.

세상이 편리해지면서 우리는 점점 생각하기를 잊고 있다. 정보 과잉의 시대이니 정신적으로 지쳐 그렇기도 하다. 그렇게, '쉽고 빠른 것, 간략한 것, 감각적 직관'에 익숙해져 간다. 우리는 생각할 필요가 별로 없는 동영상이나 사진에도 익숙하다. '장문은 진부하고 단문은 쿨한 것'이라는 다분 'SNS 세

대적인 사고방식'도 현대인들의 습관이자 트렌드다. 그렇다 보니 '풀어쓴 긴 글과 깊은 성찰'의 귀찮음보다는, 포르노처럼 그저 아무 생각 없이 보기만 하면 되는 자극적인 영상물을 통해 성을 습득하려는 태도가 만연해 있고, 그 통로가 합리적 '섹스 학습채널'로 묶인되는 것이다. 그러나 성에 있어서는 분명 영상이나 사진 매체만으로는 표현할 수 없는 가치들이 있다. 보이지 않는 몸의 구조, 감각, 오르가슴의 발생 원리, 느낌, 마음, 가치관, 숨겨진 고충과 같은 것들 말이다. 그러므로 섹스는 글을 통해서도 접하는 편이 좋다.

섹스를 글로 배워야 하는 이유 2

'실전이 제일이라는 생각'

'준비 없는 섹스'는 '러시안룰렛(Russian roulette)'과도 같다. 탄창에 총알이 여덟 개쯤 장전되고 한두 개 칸만 비워져 있는 회전식 연발 권총으로, '파트너와의 관계'를 겨누어 방아쇠를 당기는 러시안룰렛 게임.
섹스라는 러시안룰렛 게임은, 결론을 예측하지 못한 채 시도하는 모험과 스릴의 매력이 있는 한편, 파트너와의 관계를 '구원'하기도, '파괴'하기도 한다.

나의 몸은 파트너의 몸이 아니다. 따라서 '직접 경험'만을 통해 성을 습득한다면 많은 시행착오와 무례를 파트너에게 범하게 될 소지가 있다. 나와 다른 '이성'의 몸을 상대할 때 더욱 그렇다. 더욱이 여자들은 성에 있어서 표현을 하지 않거나, 못하는 경우가 많다. 그러니 자칫하다가는 소중한 연애 기회나 세상에 단 한 명뿐인 귀한 그녀를 데리고 나누는 '실전'이, 오류와 에러만 남발하는 '연습 내지는 실험'이 되어버릴 수가 있다.

가뜩이나 치열해서 살아내기 힘든 시대에 완벽하고 피곤하게 살자는 이야기가 아니다. 다만, 파트너와 나의 몸, 그리고 생명인 우리에게 주어진 시간과 기회라는 것이 유한하기에, 최소한의 준비는 하자는 의미이다.

사랑 또는 열정이 있다면 고운 입술과 살결이 맞닿는 것만으로도 찰나는 황홀하게 빛날 것이다. 그리고 찰나가 아닌 '관계의 지속'을 위해서라면 여러 조건들이 맞아야 한다. 서툰 실전으로부터 배워가는 풋풋함도 아름답지만, '좋은 실전'을 위한 정성은 파트너와 나의 관계를 '성장'시킬 것이다.

성인 남녀를 위한 '신뢰할만한' 성 학습 경로가 적다 보니 동영상물이 그나마 가장 '실전'과 비슷해 보여 사람들은 포르노로 성을 배운다. 포르노 속의 여성들은 출연료를 받는 배우이지 평범한 여성이 아니다. 그러므로 그 배우들을 통해 현실 세계의 여성을 배우게 된다면 '필연적인 오류'를 동반하게 될 것이다. 포르노 장면들 역시 '연출, 연기'이지 '실전'이 아니다.

인생은 단 한 번이다. 실수가 있어야 인간은 성장의 자양분을 얻고, 만회할 기회는 또다시 오곤 하지만, 그녀 또는 그를 어처구니없게 반복해 잃고 싶지 않다면 실전만이 아닌 왜곡되지 않은 다양한 경로를 통해 성을 잘 익혀두어야 한다.

'원인과 과정이 선명하게 시야에 들어오는 것은, 인연이 이미 모래알처럼 손가락 사이로 빠져나간 다음. 그 순간에 할 수 있는 일은 오직 한 가지, 받아들이는 것뿐이다. 받아들이고 다시 걸어가는 것. 생에 같은 순간이 두 번 오는 것은 있을 수 없는 일이므로 파국으로 인한 교훈도 실은 불가능하다고 해야 하리라. 그러므로 누구를 원망하거나 스스로 돌아보며 후회하는 것은 가장 어리석은 후일담이다.'

—정아은, 「모던하트」 중에서

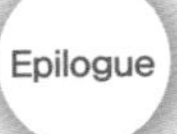

밤일비법
히스토리

밤비의 태동

밤비는 애플 앱스토어 앱으로(독립 애플리케이션) 태동하였습니다. 기획자와 그래픽디자이너가 직업인 필자는 2010년 스마트폰의 명불허전 '아이폰'을 처음 만났고, 이후 전 세계 어플들의 멋진 인터페이스에 반해 오랜 시간을 빠져 살았죠. 애플 앱스토어의 세련된 상품 진열 환경은 놀라움 그 자체였습니다.

그러던 어느 날 신선한 충격을 받게 됩니다. '섹스'를 다룬 앱 이름이 랭킹 상위권에 들어 있더군요. 교육, 뉴스, 날씨, 유틸리티, 게임, 라이프스타일 등 잘 정돈된 카테고리의 다양한 애플리케이션 상품들과 동등하게 섹스앱이 나란히 진열된 모습이 사뭇 인상적이었습니다. '갤러리아 백화점'에 어느 날 '섹스숍'이 입점 되어있는 풍경처럼 일종의 '컬처 쇼크'였죠. 한국의 성은 여전히 어두운 면이 많은데, 양지에서 블링블링 햇볕을 받고 있는 느낌이었다고나 할까요?

청소년들에게 '성인이 되면 즐겨도 된단다.'라고 설명해 주기에는 너무나도 미안하고 부끄러운 '일회성 섹스 문화, 성 상품화'가 우리 주변 도처에 독버섯처럼 피어 있습니다. 또한, 다양한 이런저런 이유들로 섹스에 대해 이야기하기란 어디서든 꽤 조심스럽습니다.
섹스라는 테마를 다룬 앱의 당당한 등장에 '우리도 이제 양지에서 성을 편안하게 이야기하고, 배울 수 있게 되는 건가?'라는 생각에 기뻤고, 해당 앱의 개발자와 애플에 고마운 마음까지 들었습니다.

그 후 해당 앱이 지속적인 인기를 끌면서 아류 앱들이 속속 등장합니다. 굳이 다운로드해본 적은 없지만, 호기심은 들더군요. '무슨 내용이 담겨있을까……?' 그러던 2012년 처음으로 그 앱들을 다운받아 보게 됩니다. 기대와 호기심, 그리고 고마움을 가졌던 그 마음 그대로 말이죠. 그리고 결과는, 예상치 못 했던 참담한 실망과 충격이었습니다. '뭐야 이거……. 왜 여자들 입장은 생각하지도 않는 거지……?' 고마움이 배신감으로 변하면서, 슬픔까지 느끼게 되었습니다.

그 이유는, 남자라면 모르겠지만 여자의 입장에서는 공감이 가지 않거나 불쾌하기까지 한 콘텐츠가 심심치 않게 눈에 띄었기 때문입니다. 예를 들어, 남성 정액의 '목 넘김'을 좋게 하려면 여성이 입안 한쪽에 '쁘띠첼'을(새콤달콤한 젤리 간식 종류) 머금고 있다가 정액을 받아 함께 씹어 삼키면 된다는 식의 내용이 그것입니다. 이 이야기를 들려주면 여자들은 하나같이 이야기합니다. "미친 거 아냐?"

그러한 섹스법을 아무렇지도 않게 가르치는 것은 당연히 남성입니다. 여성을 배려해주는 것 같지만, 실상은 여성의 몸과 정서를 거의 모르는 상태에서 '남성 관점의 한계'를 극복하지 못한 채 섹스를 가르치다 보니, 현실 생활에서 괴리와 충돌이 발생하는 것입니다. 그녀들도 사정을 한다는 선정적인 주제로, 지스팟 자극 중심의 섹스를 가르치는 콘텐츠 역시 그 대표적 예입니다.

한술 더 떠서 콘텐츠 제작자들의 이력을 대대적으로 홍보하는 앱도 등장했습니다. 픽업아티스트, 성인용품 개발자, AV(성인비디오) 제작자가 나서서 '사명감'을 갖고 개발했다는 앱이 그것입니다(부끄럽기는 했는지 여성도 집필에 참여했다고 한쪽에 써 놓기는 했더군요). 그 앱은 콘텐츠를 살펴보지도 않았습니다. '안 봐도 비디오'라는 말은 그럴 때 쓰라고 있는 말이니까요. 다행히 그 앱은 이목을 끌지 못하고 스스로 도태되었습니다.

단순히 마음에 들지 않는다고 '디스'하려는 것이 아닙니다. 상품에 접근하듯 여성과의 인간관계를 가르치는 픽업아티스트, 포르노 사업자, 성인용품을 개발하거나 파는 집단, 수백 명 여성을 정복해 봤다며 과시하는 남성. 그러한 부류의 사람들이 과연 제대로 된 성 지식을 제공할까요? 적어도 '여성의 만족을 위한 관점'에서라면, 그 대답은 예스가 아닌 '노우'입니다. 그들은 여성이라는 인간의 '성 상품화'를 답습하면서, 자신들을 '진정성'으로 포장하는 한낱 장사꾼들에 불과합니다. 아니면 그저 여자들에 대해 대책 없이 무지하던가 말이죠.

그렇게 '앱이라는 매체를 도화선'으로, 남성적 관점 및 섹스 사업자 이익 위주의 성 콘텐츠에 문제의식을 느낀 것이 밤비가 태동하게 된 '첫 계기'입니다. 실제로 우리 주변에는 부정확한 섹스 정보로 혼란을 겪고 있는 수많은 평범한 남녀가 있고, 그리하여 일반적인 여자들의 리얼한 현실을 담아낸 성 콘텐츠가 있었으면 좋겠다는 바람으로 '그 계기'를 실천에 옮기게 되었습니다.

밤비의 애플앱스토어 공개스토리
한국전체 '랭킹탑'에서 '금서'에 이르기까지.

저에게 밤비는 '크리스마스 선물'이었습니다. 애플이 크리스마스이브를 앞두고 첫 심사 통과를 시켜주었기 때문이죠. 집필과 제작에 꽤 인내심이 필요했었기에, 아주 행복한 겨울이었습니다. 그렇게, 책으로 출판하기 이전 초기작인 밤일비법을 2012년 크리스마스이브~ 2013년 봄까지 애플 앱스토어 '건강 및 피트니스(Health & Fitness) 차트' 유료앱 카테고리에 공개하게 됩니다. 공개하기까지는 일 년여에 걸친 콘텐츠 기획, 집필, 그래픽디자인, 삽화 작업, 프로그래밍, 다양한 경로의 모니터링 여정을 거쳤습니다.

콘텐츠에 대한 독자들의 반응은 다양했습니다. 야하지 않다고 '버럭'했던 남성분들(도대체 무엇을 기대하셨던 것인지 지금도 궁금하네요.ㅎㅎ), 섹스를 글로 배우냐며 비아냥대던 남성분, 클리토리스 위치도 모르는데 엉뚱하게 크리스마스트리 그림이나 있고 '여성의 성기 도면'이 없어 속상하니 업데이트 해달라고 하셨던 20대 남성분, 여성의 시각에서 성을 이야기해 좋았다는 남성분의 이메일, 남자와 함께 보기에 딱 좋은 내용이라는 여성분의 격려, 여자의 섹스 심리를 알려주어 고맙다는 피드백을 다수 받기도 했습니다.

그녀들이 전수하는 밤일비법은 애플 앱스토어에서, 2013년 3월 17일부터 3월 22일까지 카테고리 종합 1위(한국 전체 1위)를 차지했습니다. 또한, 건강 및 피트니스 유료앱 차트에서는 60일 이상 5위권 이내(카테고리 부문 랭킹 1위 22일간)의 최상위권을 기록했습니다.

'밤비'는(유저가 지어주셨던 애칭입니다.) 애플의 버전업 심사를 다섯 번쯤 받았습니다. 그중 단 한 번 리젝이 되었는데(rejected) 그 이유는 '페니스

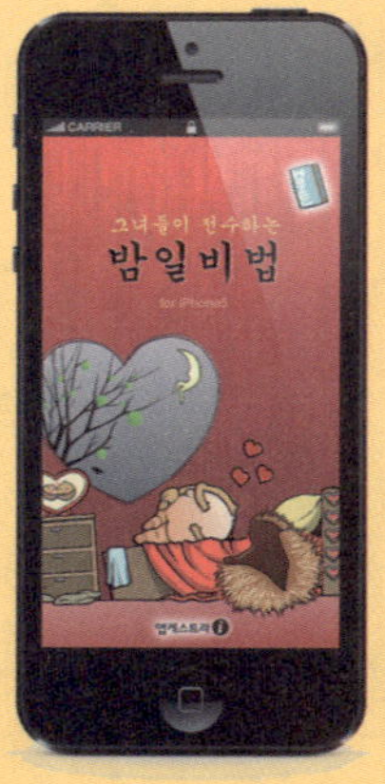

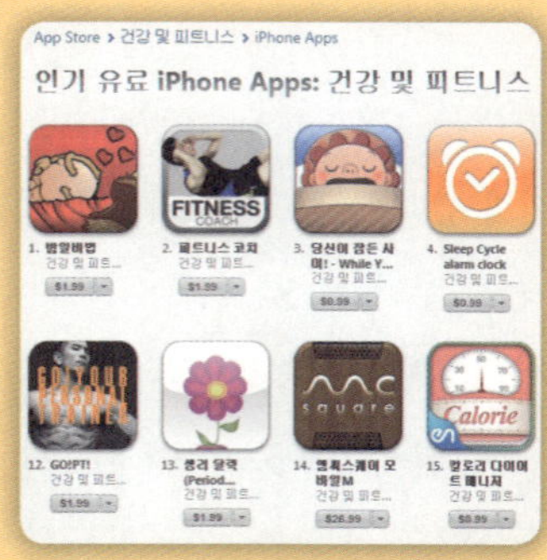

를 상징한 버섯 캐릭터와 바나나 캐릭터' 때문이었습니다. 성기를 상징하는 그림이라 그에 기분 상해하는 독자가 있을지 모르니 비슷한 사례의 그림은 삭제해달라는 것이 그 사유였고, 덕분에 귀엽고 사랑스럽게 그려 놓고도 앱에 일부러 싣지 않았던 삽화가 수십여 컷에 달했습니다.

그러던 4월을 앞둔 어느 날 아침, 미국 애플 본사에서 걸려온 국제 전화를 받았습니다.

'안녕? 밤비의 가장 최근 심사를 통과시키기는 했는데, 꼼꼼히 확인하지를 않아서 우리가 미처 발견하지 못한 게 있었어. 그 점 정말 미안해. 그래서 우리 심사팀이 그것 때문에 급하게 회의를 했어. 최근 버전업 심사 신청을 하면서 남녀의 마스터베이션에 대한 언급과 그림을 추가했던데, 그런 주제는 언급하거나 가르치거나 그림을 넣으면 안 돼. 너희가 이번 버전에 추가한 그런 부분들은 수정해서 재심사 받으렴. 그러면 우리가 최선을 다해 다시 심사할게. 오케이?'

그렇지 않아도 까다로운 애플의 심사 통과를 위해 생략한 내용들이 많았기에 아쉬움이 커서, 재심사 준비를 하지는 않았습니다. 그리고 앱보다는 출판을 천천히 준비하는 방향으로 선회했습니다. 그런데 '새옹지마'랄지……. 애초부터 먼저 애플리케이션 제작을 염두에 두고 집필했던 덕분에, 밤비의 콘텐츠는 '특별함의 원천'을 지니게 되었습니다. 앱 개발은 그 특성상 내용을 최대한 단문으로 축약해야 하는 제약이 있었습니다. 유저가 한없이 스크롤하면서 읽기는 피곤할 테니까요. 덕분에, 하나의 주제 분량을 길지 않게, 스피디하게 읽히는 장점을 갖추는 것에 초기 집필 포커스를 맞추었습니다. 출판용 원고는 이를 바탕으로, 축약해야 했던 내용들을 적절한 선에서 심화했으며, 결과적으로 앱에 공개했던 콘텐츠보다 진보한 완성도를 갖춰 선보이게 되었습니다. 또한, 버전업용으로 준비해 두었던, 애플리케이션에는 싣지 않았던 여러 소주제를 신규 추가하였습니다.

일 년여의 시간 동안 집필과 제작에 공을 들이고 애플 앱스토어에 밤비를 선보였던 백여 일의 시간은, 건강 및 피트니스 차트와 앱스토어 '전체 1위'에 등극했던 것으로부터 '금서'가 된 애플의 조정 권고에 이르기까지 모두 스펙터클하고 신선했던 값진 경험이었습니다. 또한, 덕분에 정식 출판에 필요한 고마운 피드백들도 다수 얻을 수 있었습니다. 아마 한때 앱스토어와 아이폰에 미치지 않았었더라면, 이제는 저 하늘의 빛나는 '파란별'이 된 故스티브 잡스를 존경하지 않았었더라면, 밤비라는 콘텐츠도 없었을 것입니다. 앱스토어는, 수십만 개의 훌륭한 애플리케이션들 속에서 그에 걸맞은 고퀄리티의 콘텐츠를 만들고자 자연스럽게 노력할 수 있었던 인프라였기 때문입니다. 더불어 이제 훌륭한 출판사를 파트너로 만나, 밤비의 특별하고 진솔했던 역사를 책으로 이어 승계해 귀한 독자들께 제공하게 되어 기쁩니다.

나의 성감대 지도 그리기

♥ 자신의 민감한 성감대를 표시해 보세요. 파트너와 함께 해 보시면 더욱 좋습니다.

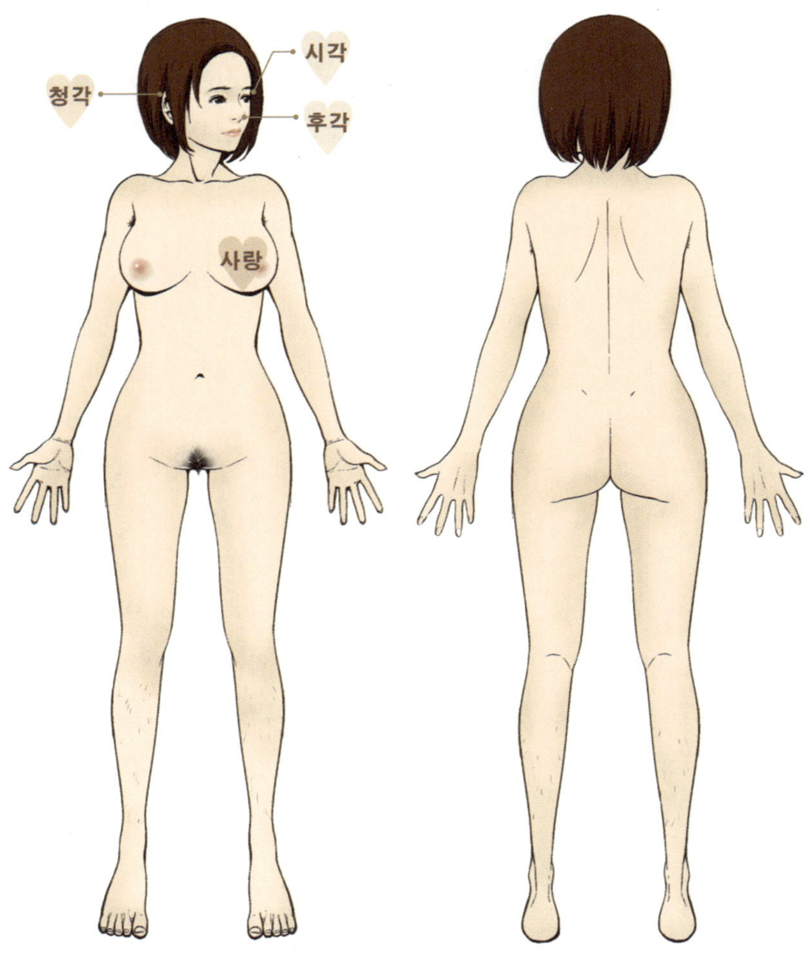

★ 다양한 색상의 형광펜을 활용합니다.
★ 파트너에게 사랑받고 싶은 지점을 표시해 보는 것도 좋겠죠.
★ 청각, 후각, 시각, 마음(심장/사랑)의 민감도도 표시해 보세요.
★ 온몸이 성감대일 수 있다는 점을 잊지 마세요.

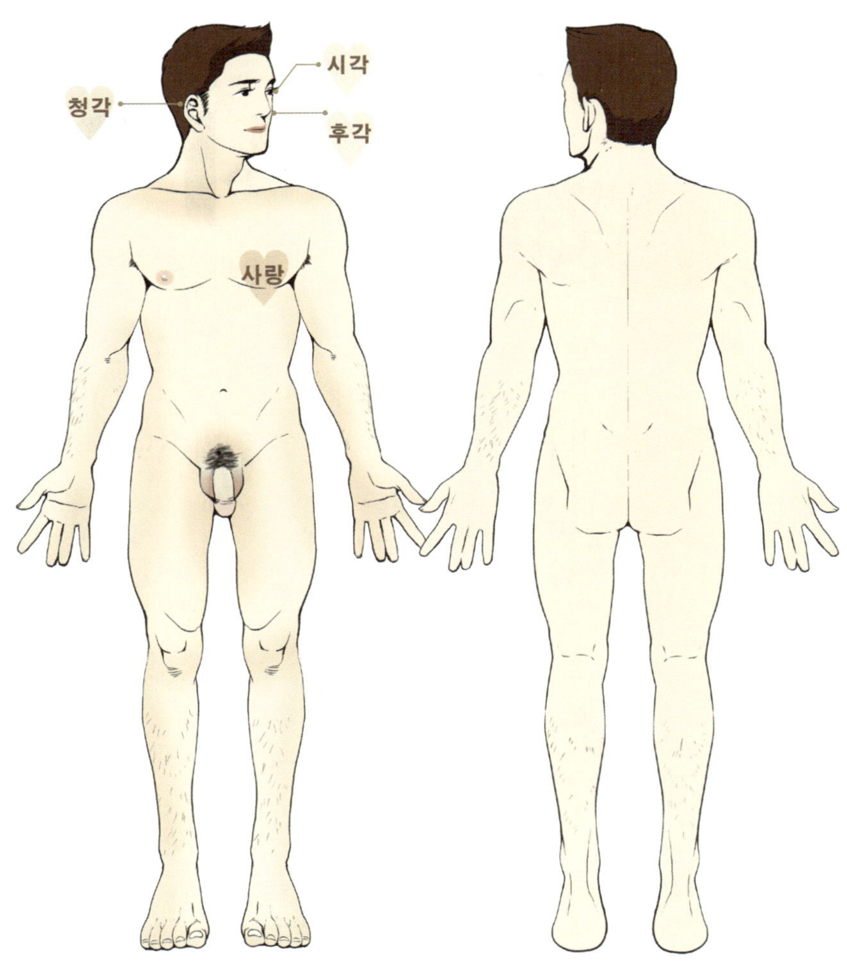

청각
시각
후각
사랑